NOUVEAUX CAHIERS DE L'INFIRMIÈRE

12

Rhumatologie, orthopédie et traumatologie

Soins infirmiers

CHEZ LE MÊME ÉDITEUR

L'OSTÉOPOROSE, par P.-J. MEUNIER, J.-F. BRANTUS, R. CHARPULAT, G. CHEVREL, E. FONTAGES, E. VIGNOT. *Consulter prescrire*, 2005, 248 pages.

SOINS INFIRMIERS ET DOULEURS, par C. METZGER, A. MÜLLER, M. SCHWETTA, C. WALTER. *Collection Savoir et pratiques infirmières*. 2004, 2e édition 320 pages.

GUIDE PRATIQUE DE TRAUMATOLOGIE, par J. BARSOTTI, C. DUJARDIN, J. CANCEL, avec la collaboration de Ph. ROSSET, J. LAULAN, B. DABO, J. ANDREU. 2004, 5e édition, 288 pages.

EXAMEN CLINIQUE DES MEMBRES ET DU RACHIS, par S. HOPPENFELD. *Collection de Rééducation Fonctionnelle et de Réadaptation*. 2004, 312 pages.

PROGRÈS EN MÉDECINE PHYSIQUE ET DE RÉADAPTATION. 3e série, par L. SIMON, J. PÉLISSIER, C. HÉRISSON. 1999, 320 pages.

OSTÉOPOROSE ET MÉDECINE PHYSIQUE, par L. SIMON, C. MARCELLI, M. REVEL. *Collection Pathologie locomotrice et médecine orthopédique*. 1998, 280 pages.

DICTIONNAIRE MÉDICAL DE L'INFIRMIÈRE, par J. QUEVAUVILLIERS, L. PERLEMUTER, G. PERLEMUTER. 2005, 7e édition, 1 184 pages.

DICTIONNAIRE MÉDICAL DE POCHE, par J. QUEVAUVILLIERS, 2005, 480 pages.

FICHES DE SOINS INFIRMIERS, par P. HALLOUET, J. EGGERS, E. MALAQUIN-PAVAN. 2004, 644 pages.

NOUVEAUX CAHIERS DE L'INFIRMIÈRE

sous la direction de

L. PERLEMUTER
Professeur émérite

J. QUEVAUVILLIERS
Professeur émérite

G. PERLEMUTER
Praticien hospitalier universitaire

B. AMAR
Cadre infirmier-formateur

L. AUBERT
Directeur d'école paramédicale

L. PITARD
Infirmière diplômée d'État

12

avec à l'intérieur un « cahier d'entraînement »

Rhumatologie, orthopédie et traumatologie
Soins infirmiers

André COHEN DE LARA

Ancien chef de clinique à la faculté, attaché consultant, service de rhumatologie, hôpital Ambroise-Paré, Boulogne

Avec le concours de

Philippe HARDY

Professeur des universités, praticien hospitalier, service d'orthopédie, hôpital Ambroise-Paré, Boulogne

Christine BERNARD (IDE), et des infirmières des services de rhumatologie et d'orthopédie de l'hôpital Ambroise-Paré, Boulogne

4e édition

MASSON

ISBN : 2-294-06376-7

MASSON S.A.S 21, rue Camille-Desmoulins, 92789 Issy-les-Moulineaux Cedex 9

Avant-propos de la collection

Le programme de formation en soins infirmiers articule les activités de soins avec la pathologie médicale et chirurgicale. L'ensemble de l'enseignement des Instituts de formation en soins infirmiers (IFSI) est donc harmonisé avec celui des autres pays de la Communauté européenne.

L'objectif de la collection des *Nouveaux Cahiers de l'Infirmière* est de répondre aux critères de formation et d'exercice de la profession d'infirmier. Nous avons donc respecté le découpage et le contenu des enseignements en modules, respectant ainsi la grande liberté pédagogique des IFSI.

Comment cette collection des Nouveaux Cahiers de l'Infirmière a-t-elle été réalisée ?

Elle a été confiée à des équipes d'enseignants, médecins, cadres infirmiers, connus pour leur compétence pédagogique et pour la qualité de leur travail en commun. Le but est de répondre aux besoins réels des IFSI. Les directeurs de cette collection se sont montrés particulièrement vigilants à cet égard.

Que contiennent ces Nouveaux Cahiers de l'Infirmière ?

On trouvera dans chaque fascicule l'exposé concernant *les connaissances* — le savoir — mais aussi, dans les modules de soins, des fiches concernant le savoir-faire (*actions infirmières*, *protocoles infirmiers*) et le savoir être (*comportements infirmiers*). Les cas concrets permettent au lecteur de se situer par rapport à des situations réelles.

L'utilisation quotidienne des médicaments par les infirmières et leur responsabilité de plus en plus grande dans la surveillance des traitements nous ont incités à inclure, pour chaque pathologie, des rubriques de *pharmacologie pratique* où sont indiqués non seulement les noms commerciaux des médicaments mais aussi leurs principales propriétés, contre-indications, effets indésirables et la surveillance.

La démarche infirmière fait l'objet d'un développement entièrement nouveau au début des cahiers. Sont ainsi développés : l'accueil du patient, les soins infirmiers spécifiques, le plan de soins infirmiers, les diagnostics prévalents, les transmissions, la sécurité sanitaire, les modalités de sortie du patient. La démarche de soins est illustrée par des cas cliniques.

La forme des Nouveaux Cahiers de l'Infirmière est entièrement nouvelle

Nous avons voulu que la lecture en soit agréable, et surtout que la mémorisation soit largement facilitée. L'impression en couleurs et en deux colonnes, la clarté de la mise en page et la disposition des schémas et des illustrations ont fait l'objet de tous les efforts du comité de rédaction et des éditeurs.

Nous désirons que cette collection soit *votre* collection. Nous serons donc attentifs aux remarques et aux suggestions que vous voudrez bien nous faire. Auteurs, directeurs et éditeurs de la collection des *Nouveaux Cahiers de l'Infirmière* ont travaillé avec enthousiasme pour que les lecteurs et lectrices disposent d'ouvrages qui leur permettent de réussir dans les meilleures conditions leur diplôme d'État. Il en vaut la peine !

Léon PERLEMUTER, Jacques QUEVAUVILLIERS, Gabriel PERLEMUTER,
Béatrice AMAR, Lucien AUBERT, Laurence PITARD

Mode d'emploi de la nomenclature anatomique

La nouvelle nomenclature anatomique française est de plus en plus utilisée dans les facultés. Il nous a donc semblé nécessaire de l'intégrer de manière progressive dans cet ouvrage.

- Chaque figure propose un double légendage : les légendes en ancienne nomenclature avec en-dessous de celles-ci, en italique et entre parenthèses, la nouvelle nomenclature, comme sur la figure ci-dessous.
- Au niveau du texte, nous avons décidé de laisser l'ancienne nomenclature, celle-ci étant jusqu'à maintenant la plus connue et de ne pas adopter le système de double nomenclature pour favoriser la lecture du texte.

Double légende ancienne et nouvelle nomenclature dans les schémas

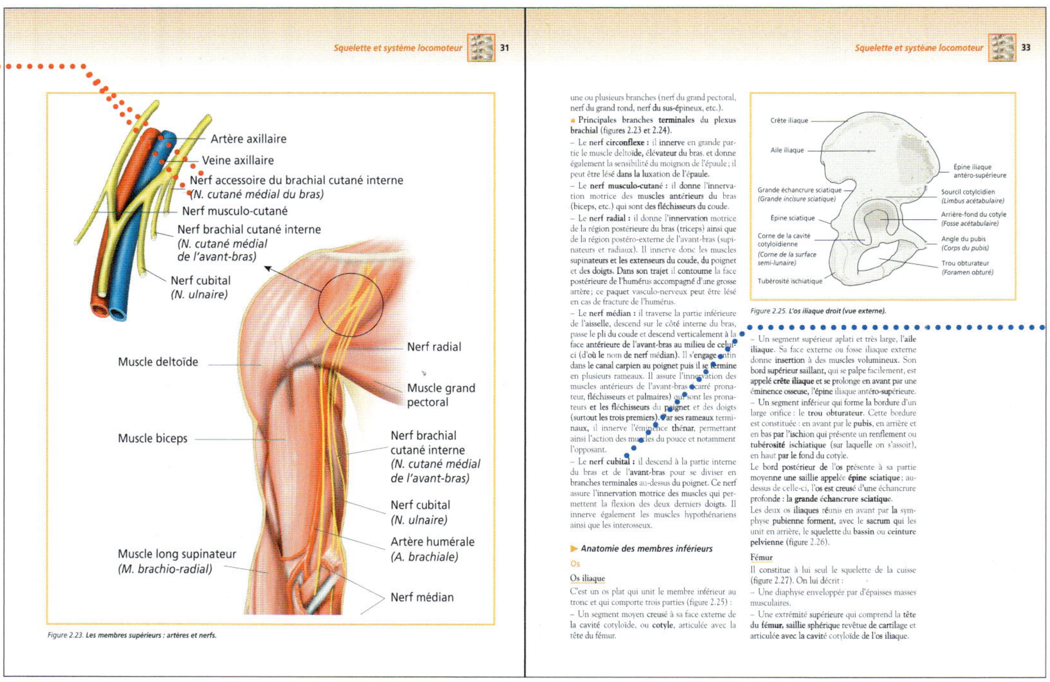

Ancienne nomenclature dans le texte

Table des matières

4. Anatomie descriptive ... 33

5. Moyens techniques d'exploration ... 61

10. Pathologie rhumatologique ... 147

Sommaire des fiches

DÉMARCHE INFIRMIÈRE

PROTOCOLE DE SOINS

PROTOCOLE D'EXAMEN

PHARMACOLOGIE

FICHE TECHNIQUE

Liste des abréviations

ALD	Affection longue durée
CIP	Chambre implantable pour perfusion
CRP	Protéine C réactive
EVA	Échelle visuelle analogique
IPAD	Interphalangienne distale
IPP	Interphalangienne proximale
IRM	Imagerie par résonance magnétique
MCP	Métacarpo-phalangienne
MTP	Métatarso-phalangienne
PPR	Pseudo-polyarthrite rhizomélique
RAA	Rhumatisme articulaire aigu
SIIPS	Soins infirmiers à la personne soignée
SPID	Syndrome polyalgique idiopathique diffus
THS	Traitement hormonal substitutif
VS	Vitesse de sédimentation

Accueil et prise en charge du patient et de son entourage

Admission

Le patient peut être hospitalisé en service de rhumatologie ou d'orthopédie selon différentes modalités d'admission :

- **sur convocation**, il s'agit habituellement d'un patient connu du service ou de la consultation du service ; il faudra dans ce cas récupérer son dossier médical et le programme d'hospitalisation qui a été préalablement défini ;
- **par le biais des urgences**, en particulier pour les traumatismes ;
- **par transfert d'un service à un autre** : rhumatologie vers orthopédie en vue d'intervention chirurgicale programmée, et retour dans le service d'origine.

Dans le cas d'un nouveau patient, il faudra apprécier le handicap éventuel dont il est atteint pour adapter l'accueil.

Selon la durée prévisible ou non du séjour, l'hospitalisation se fait dans le cadre d'une unité adaptée : hôpital de jour ou de semaine, ou hospitalisation traditionnelle.

Dossier administratif

Il est établi dès l'arrivée du patient, qui doit se rendre au bureau responsable des admissions, lorsque son état le permet, sinon c'est un membre du personnel qui s'en charge. Le dossier comporte en général :

- un billet de salle, où sont indiquées l'identité du patient, son adresse, sa situation familiale, sa couverture sociale, les personnes à prévenir s'il y a lieu ;
- un bulletin de situation que l'on peut remettre au patient s'il en a besoin ;
- une fiche de dépôt pour argent et objets de valeur ;
- une fiche d'autorisation de permission et de sortie définitive ;
- une page d'étiquettes autocollantes d'identification du patient, servant à l'identifier pour tous les examens pratiqués.

Toutes ces fiches sont reliées entre elles et constituent le dossier administratif.

Différents modes de prise en charge et règlements

Pour davantage de renseignements vous pouvez consulter : *Soins infirmiers I. Concepts et théories, démarche de soins*, par B. AMAR, J.-G. GUEGUEN. *Collection Nouveaux Cahiers de l'Infirmière*. 2003, 3e édition, 264 pages.

Prévoir le séjour du patient

Il s'agit de réaliser la préadmission et la programmation des rendez-vous, et de prévoir la sortie du patient (voir p. 2 et p. 17).

En pré-opératoire : lorsqu'on contrôle le dossier patient, on s'assure que ce dernier a bien pris connaissance, donc signé les fiches l'informant des risques liés à l'anesthésie, des conséquences potentielles de l'intervention. Infos revêtant un caractère médicolégal et obligatoire quant à la vérification par l'IDE.

Accueil dans le service

L'accueil personnalisé est la première étape, indispensable, de l'hospitalisation. Il faut souligner la nécessité, et l'intérêt, de l'écoute attentive du patient dès son arrivée, de la disponibilité du personnel et de la cohésion de l'équipe.

La personne qui accueille doit se présenter et doit pouvoir répondre aux questions éventuelles du patient.

Il est remis à chaque patient un livret d'accueil lui expliquant les modalités du séjour.

Le patient est accompagné jusqu'à sa chambre. Son installation dépendra de son handicap et de son autonomie, par exemple : réglage de la hauteur du lit, qualité du matelas quand un plan dur est souhaitable ; fauteuil roulant, réaménagement de la chambre, gênes occasionnées par une malvoyance.

Dans les services d'orthopédie et de rhumatologie la douleur est habituellement le symptôme le plus important pour le malade : elle doit être appréciée d'emblée (nous y reviendrons, page 6).

Lors de l'accueil, il sera fait le point sur le traitement en cours, qu'il s'agisse de la pathologie motivant l'hospitalisation ou de pathologies associées.

- **Certaines médications** pourraient empêcher des gestes prévus pendant le séjour, comme les anticoagulants, l'aspirine, certains anti-inflammatoires, en raison du risque de saignement.
- **Certains antécédents** devront être plus particulièrement recherchés en ce qui concerne la pathologie rhumatismale, en raison des précautions particulières qu'ils imposent : ulcère gastro-duodénal pour les anti-inflammatoires ; tuberculose, ostéoporose fracturaire pour la corticothérapie ; constipation pour les dérivés morphiniques ; mais aussi allergies médicamenteuses, hypertension artérielle.

Cas clinique

Hospitalisation en vue de perfusion de *Remicade*

Mme P., âgée de 48 ans, mariée, mère de 2 enfants de 20 et 18 ans, habite dans la région parisienne, au 2e étage sans ascenseur. Elle est secrétaire, et actuellement en arrêt de travail pour une poussée de sa maladie. Elle est en effet atteinte depuis plus de 5 ans d'une polyarthrite rhumatoïde sévère, et, à ce titre, elle est prise en charge par la Sécurité sociale à 100 %, au titre d'une affection de longue durée (ALD 30).

Elle est hospitalisée dans le service de rhumatologie pour y être traitée par perfusion de *Remicade*.

Mme P., suivie régulièrement à la consultation du service, a été examinée 3 semaines avant l'hospitalisation, et il a été constaté que malgré le traitement en cours (Methotrexate 15 mg/semaine et *Cortancyl* 10 mg/j.) sa maladie n'était pas contrôlée. Elle était alors réveillée prématurément vers 6 heures ; le dérouillage matinal était long, plus de 4 heures. Les articulations des mains et poignets étaient gonflées et douloureuses, ainsi que les chevilles et les pieds. Il a été alors décidé de renforcer le traitement en cours, en y associant un des traitements de fond récents de la polyarthrite rhumatoïde, du groupe des Anti-TNF α, en l'occurrence le *Remicade*.

Le médecin a expliqué à la patiente les modalités de cette prescription : perfusion par voie veineuse, qui sera renouvelée 6 semaines après, le rythme ultérieur étant décidé en fonction du résultat obtenu. Il l'a informée du fait que malgré une efficacité fréquente, il ne s'agit que d'un traitement suspensif de la maladie, comportant des risques, en particulier d'infection opportuniste et surtout de réveil d'une tuberculose, et du manque de recul, si ce traitement devait être prolongé. Ainsi informée, Mme P. a donné son accord et la date de l'hospitalisation de jour a été programmée.

Chez Mme P., qui n'a pas d'antécédent tuberculeux, pendant les 3 semaines qui ont précédé l'hospitalisation une radiographie pulmonaire a été faite (normale), et le médecin traitant a fait, et lu, une intra-dermo-réaction à la tuberculine, qui est restée négative.

Le jour de l'hospitalisation, Mme P. se présente à 9 heures dans le service avec son dossier d'admission.

Elle est accueillie par l'infirmier(e) (IDE) qui l'accompagne dans sa chambre et lui explique comment se déroulera la perfusion et l'hospitalisation : 24 heures, en général (voire moins ultérieurement, en hôpital de jour, si la tolérance a été bonne). À cette occasion, l'IDE s'enquiert de son état actuel (en l'occurrence nombre de réveils nocturnes, durée de la raideur matinale, nombre d'articulations gonflées ; absence d'infection récente ou en cours qui serait une contre-indication temporaire à la perfusion), et répond aux questions que peut se poser la malade : durée de la perfusion, rythme des perfusions, risques de ce traitement.

L'IDE vérifie avec la patiente que les renseignements donnés lors de la consultation sont exacts et les reporte sur la fiche d'identification. Il/elle s'assure que le dossier de la malade est bien disponible (dossier de consultation, et/ou dossier d'hospitalisation préalable). Il/elle vérifie que la radiographie thoracique est disponible et qu'il y a une trace écrite de la lecture de l'intra-dermo-réaction à la tuberculine.

Après recueil de ces données, l'IDE met à jour le dossier de soins, vérifie les prescriptions, prépare les prélèvements des examens biologiques éventuellement demandés et prépare la perfusion. L'IDE s'assure de la disponibilité des produits éventuellement nécessaires en cas d'intolérance pendant la perfusion (voir Protocole de soins : Perfusion de *Remicade*, page 4).

Soins infirmiers spécifiques

La séparation en soins techniques, relationnels et éducatifs est adoptée pour faciliter l'enseignement, mais il est évident qu'il s'agit en pratique d'un ensemble.

Dossier de soins

Ce dossier spécifique à l'infirmier(e) est habituellement établi et annexé au dossier médical. Les infirmier(e)s s'occupant d'un même patient vont y remplir un certain nombre de fiches, variables selon l'activité du service, à partir des données recueillies :

- fiche d'identification du patient;
- feuille de température;
- fiche de prescriptions médicales de médicaments;
- fiche de prescriptions d'examens complémentaires;
- fiche de transmission;
- fiche de surveillance des pansements;
- fiche de surveillance de régime;
- fiche de kinésithérapie;
- fiche « sociale », etc.

Soins techniques

Protocoles et gestes infirmiers spécifiques en rhumatologie

Il est possible de citer un certain nombre d'exemples.

ASSISTANCE LORS D'INTERVENTION DU MÉDECIN :

- **ponction articulaire évacuatrice** (voir p. 64);
- **injection intra-articulaire ou péri-articulaire** (voir p. 66);
- **synoviorthèse à l'acide osmique** (voir p. 155);
- **injection épidurale ou intradurale de corticoïdes (voir ci-dessous).**

PROTOCOLES THÉRAPEUTIQUES :

- protocole de perfusion d'un anti-inflammatoire non stéroïdien (voir p. 179);
- protocole de perfusion d'*Anafranil*;
- protocole de « bolus de corticoïde » (p. 161);

DÉMARCHE INFIRMIÈRE

À L'OCCASION D'UNE INJECTION DE CORTICOÏDE PAR VOIE ÉPIDURALE OU INTRADURALE

RAPPEL ANATOMIQUE (VOIR P. 178)

PRÉPARATION DU CHARIOT

Elle est pratiquement identique pour les 2 types d'injection, nous ne signalerons que les différences.

- ***En bas du chariot :*** haricot, boite de recueil des aiguilles.
- ***En haut :***

- compresses stériles, plateau;
- jeu d'aiguilles : aiguilles à PL, ou parfois aiguilles IM longues pour une épidurale, selon l'opérateur; aiguilles « pompeuses » et seringues pour prélever le corticoïde à injecter;
- très souvent 1 ampoule de 5 mL d'*Hydrocortancyl* 125 mg, pour une intradurale, dont une partie peut être injectée à la fin, en épidural; *Altim* ou autre corticoïde retard pour la voie épidurale seulement;
- gants stériles, de taille adaptée à l'opérateur (qui ne sont pas systématiquement utilisés par tous les médecins, et toujours après un lavage préalable très soigneux des mains);
- désinfectant cutané : généralement *Bétadine*, mais l'opérateur peut en choisir un autre aussi efficace;
- alcool pour enlever le désinfectant coloré après le geste;
- pansement adhésif;
- tubes stériles pour analyse du LCR, prélevé en cas d'injection intradurale.

PRÉPARATION DE LA PATIENTE

- ***Avant l'injection***

L'infirmier(e) lui conseille d'aller aux toilettes, du fait du repos suivant l'injection.

Il/elle peut utilement s'assurer qu'il n'y a pas eu de fièvre ni d'infection générale depuis la prescription de l'injection, et que la patiente ne prend pas d'anticoagulants (certains opérateurs évitent ces injections en cas de traitement par anti-inflammatoire, antiagrégant plaquettaire ou aspirine).

L'infirmier(e) rassure la patiente, lui explique la simplicité habituelle du geste et son déroulement, et l'installe assise au milieu du lit, le dos exposé à la lumière, avec un oreiller entre les bras pour lui permettre de faire « le dos rond ».

La hauteur du lit sera réglée pour simplifier le geste de l'opérateur, lui-même souvent assis.

En servant l'opérateur, l'infirmier(e) peut surveiller la réaction de la patiente et continuer à la rassurer.

- ***Après l'injection***

L'infirmier(e) va réinstaller la patiente en position allongée sur le dos, et lui donne quelques consignes :

- en cas d'épidurale, repos pendant 2 heures, puis autorisation de se lever; certaines injections épidurales peuvent se faire en ambulatoire;
- en cas d'intradurale, le décubitus doit être dorsal strict pendant 2 heures environ, et le repos couché plus long, jusqu'à 10 heures. Il sera conseillé à la patiente de boire beaucoup dans la journée (jusqu'à 2 litres d'eau). Ces précautions paraissent utiles pour diminuer le risque de survenue d'un « syndrome post-PL ».

L'infirmier(e) n'oubliera pas de mettre à portée de la patiente la sonnette d'alarme et certains de ses effets personnels.

La patiente sera revue dans l'après-midi par l'infirmier(e), et éventuellement par un médecin.

– protocole de prescription de morphine à la pompe ;
– protocole antiallergique avant certains examens (scanner avec injection, sacco-radiculographie) ;
– protocole avant biopsie osseuse.

Liste d'examens souvent demandés en rhumatologie et orthopédie :
– NFS plaquettes, VS et CRP ;
– profil protéique ou électrophorèse des protéines, immuno-électrophorèse sérique et urinaire des protéines ;
– réactions du latex et de Waaler-Rose ;
– facteurs antinucléaires, anticorps anti-DNA, anti-ECT ;
– calcémie, phosphorémie, phosphatases alcalines,
– bilan hépatique ;
– dosage de la 25 OH-vitamine D_3 ;
– marqueurs tumoraux : PSA, CA 15-3, en particulier ;
– coagulation et surveillance d'un traitement anticoagulant ;
– Doppler veineux des membres inférieurs ;
– échographies des muscles, tendons, etc. ;
– radiographies « standard », scanner, IRM ;
– scintigraphies osseuse et pulmonaire ;
– biopsies synoviale, osseuse, des glandes salivaires accessoires.

FICHE TECHNIQUE

PERFUSION DE *REMICADE* (INFLIXIMAB)

Il existe souvent dans le service un protocole d'administration, à suivre.

Installation de la malade

Elle est confortablement allongée, et détendue, après avoir été rassurée.

Administration de la perfusion

Utiliser uniquement une tubulure de perfusion en polyéthylène munie d'un filtre en ligne stérile, apyrogène, à faible liaison aux protéines. Les poches et tubulures en PVC sont contre-indiquées pour le *Remicade*.

La perfusion doit débuter dès que possible et dans les 3 heures qui suivent la reconstitution et la dilution (il n'y a aucun conservateur dans la solution).

Administrer la perfusion sur une période d'au moins 2 heures (2 mL/min au maximum).

Surveillance

Prise de la pression artérielle, du pouls et de la température avant le début de la perfusion, puis toutes les 30 minutes dans les 2 heures suivant la fin de la perfusion.

Noter les éventuels événements indésirables et les signaler à l'équipe médicale.

Si la perfusion a été bien tolérée, et si cela a été prévu, la patiente peut rentrer chez elle 2 heures après la fin de la perfusion. Dans le cas contraire, après traitement approprié, la surveillance sera prolongée jusqu'à régression et accord médical.

Effets indésirables

Pendant la perfusion ou les 2 heures qui la suivent :
– mineurs : rash cutané, urticaire, démangeaisons,
– plus sévères : douleur dans la poitrine, dyspnée, variations tensionnelles (hypo ou hypertension).

Un médecin doit assurer la surveillance pendant les 10 premières minutes.

Effet d'hypersensibilité retardé, dans les 3 à 12 jours suivant la perfusion : myalgies et/ou arthralgies, fièvre, rash, voire prurit, œdème facial, de la main ou de la lèvre, dysphagie, gorge douloureuse, céphalées.

Ces effets indésirables sont le fait de tous les médicaments qui contiennent des protéines.

Mesures à appliquer en cas de réaction pendant la perfusion

En cas de symptômes mineurs, on appliquera successivement les mesures suivantes : ralentir la vitesse de perfusion, arrêter la perfusion, administrer 1 g de *Paracétamol* et 1/2 ampoule d'*Atarax* 100 mg, par voie IM ou intraveineuse lente, reprendre la perfusion 30 minutes plus tard, à débit progressivement augmenté.

Si les symptômes sont plus sévères, il faut dans tous les cas : arrêter la perfusion, prévenir l'équipe médicale, administrer par voie parentérale 1 mg/kg d'équivalent *Prednisone* en 30 minutes, surveiller l'évolution du patient : la sédation complète permet de reprendre la perfusion 30 minutes après, éventuellement à débit progressivement augmenté.

Si l'état du patient reste préoccupant : prévenir le Service de réanimation, donner de l'oxygène par voie nasale, administrer du *Salbutamol* en spray, pour lever un éventuel bronchospasme, envisager l'administration d'*Adrénaline* (qu'il faut avoir à disposition).

Prévention des réactions, chez les patients en ayant déjà eu

Administration par voie parentérale de 1 mg/kg d'équivalent *Prednisone* une heure avant le *Remicade*, à perfuser en 30 minutes.

Débit de la perfusion progressivement augmenté, sur une durée totale de 2 heures au moins : 10 mL/h, puis 20, puis 40, puis 80, toutes les 15 minutes, puis 150 mL/h pendant 30 minutes et 250 mL/h les 30 dernières minutes.

Surveillance plus rapprochée du patient (pouls et pression artérielle notamment).

Préparation à certaines interventions

Qu'il s'agisse d'une intervention à visée diagnostique ou thérapeutique, dès lors qu'elle demande une attention particulière, psychologique ou médicamenteuse, un accompagnement étroit, en particulier si une anesthésie générale ou une prémédication est nécessaire :

- **préparation à une IRM** (voir p. 63 et 178) ;
- **préparation à une arthroscopie** (voir p. 122) ;
- **préparation à une prothèse de hanche** ;
- **préparation à une nucléolyse discale.**

En orthopédie, certains gestes ou protocoles sont plus particuliers :

- **participation à la confection d'un plâtre ou d'une résine** (voir page 75) ;
- **surveillance d'une immobilisation plâtrée** ;
- **prévention des complications de décubitus** (voir pages 79 et suivantes) ;
- **protocoles de surveillance post-opératoire** (ostéosynthèses, prothèses, etc.).

Soins d'hygiène et de confort

- **En plus des soins infirmiers communs,** certains soins sont rendus indispensables par le handicap des patients atteints d'affections de l'appareil locomoteur, en particulier :

– soins d'hygiène, aide à la toilette (dos, pieds, etc.) ;
– aide à l'habillage ;
– aide à l'alimentation (ouvrir les barquettes, couper la viande, le pain, etc.) ;
– mise à disposition de bouteille d'eau en plastique, paille pour l'aspiration ;
– ouverture des médicaments conditionnés.

- **Certains soins et moyens ergonomiques sont mis en place pour aider les patients :**

– orthèse : cet appareil immobilise ou stabilise les articulations, avec comme objectifs l'atténuation de la réaction inflammatoire, la correction d'une déformation, ou la facilitation d'un mouvement. Les orthèses des mains sont souvent prescrites pour la polyarthrite rhumatoïde ;
– lombostat : corset orthopédique, souvent confectionné sur mesure, nécessitant un suivi attentif pour apprécier la tolérance et l'utilité ;
– aides techniques : elles réduisent les contraintes articulaires et ne nécessitent pas d'investissement financier important : ciseaux à ressort, ramasse-objets télescopique.

Soins relationnels

Échange d'expériences

L'échange d'expériences entre patients peut être très enrichissant et l'infirmier(e) peut y contribuer, notamment en fournissant aux patients les adresses d'associations de malades ou d'associations scientifiques ou sociales concernant leur maladie.

Adresses des différentes associations (voir tableau 1.1)

Soins éducatifs

Il s'agit des conseils que l'infirmier(e) peut être amené(e) à donner aux malades dans le cadre d'affections spécifiques ou de situations temporaires, comme par exemple :

– patient atteint de crise de goutte (p. 163 et 165) ;
– patient atteint de sciatique discale (p. 176) ;
– patient devant être opéré de sciatique discale (p. 177) ;
– patient porteur d'une prothèse de hanche (p. 171) ;
– patient lombalgique chronique : conseils utiles à une meilleure compréhension de leur maladie et à une meilleure gestion de leur colonne vertébrale (voir encadré *Démarche infirmière*, p. 7).

Des brochures ont été rédigées par les membres de l'Institut de rhumatologie de l'hôpital Cochin et éditées par l'Assistance Publique-Hôpitaux de Paris, qui répondent aux questions le plus souvent posées par les patients, et qui sont facilement disponibles :

– *La Polyarthrite rhumatoïde en 100 questions.*
– *La Spondylarthrite en 100 questions.*
– *L'Ostéoporose en 100 questions.*
– *L'Arthrose en 100 questions.*

Tableau 1.1 Adresses des différentes associations.

APF : Association des paralysés de France 17-19, bd Auguste-Blanqui – 75013 Paris Tél. : 01 40 78 69 00 • Fax : 01 45 89 40 57 • http ://www.moteurline.apf.asso.fr//aspetsmedicaux/pathologies/osteoarti/
AFLAR : Association française de lutte antirhumatismale 2, rue Bourgon – 75013 Paris Tél : 01 45 80 30 00 • Fax : 01 45 80 30 31 • http ://aflar.unice.fr/
AFP : Association française des polyarthritiques 153, rue de Charonne – 75011 Paris Tél. : 01 40 09 06 66 • Fax : 01 40 09 03 25
ANDAR : Association nationale de défense contre l'arthrite rhumatoïde (section nationale) BP 7207 – 34086 Montpellier cedex 4 Tél. : 04 67 47 61 76 • Fax : 04 67 47 61 76 • http ://www.polyarthrite-andar.com/
ANDAR : Section Paris Ile-de-France Service de rhumatologie, hôpital Saint-Antoine 184, rue du Faubourg-Saint-Antoine – 75012 Paris Tél. : 01 48 57 80 16 • et 01 46 28 08 63 • http ://www.ophanet.infobiogen.fr/associations/ANDAR/
ARP : Association de recherche sur la polyarthrite 4, rue Berteaux-Dumas – 92200 Neuilly-sur-Seine Tél. : 01 46 41 41 00 • Fax : 01 40 88 37 80
AFS : Association française des spondylarthritiques **ACSAC : Association contre la spondylarthrite ankylosante et ses conséquences** 16, bd de Bulgarie – BP 56129 – 35056 Rennes cedex 2 Tél. : 02 99 64 73 84 • e-mail : afs@fr.st • site Internet : www.afs fr. st
Spondylis (ex-section Paris Ile-de-France de l'ACSAC) Service de rhumatologie, hôpital Henri-Mondor 51, av. du Maréchal-de-Lattre-de-Tassigny – 94010 Créteil Tél. et Fax : 01 49 81 97 01 http ://www.spondylis.org/
Kourir : association pour les enfants atteints d'arthrite chronique 7, rue des Chaufourniers – 75019 Paris Tél. et Fax : 01 42 00 40 43 • e-mail : kourir@wanadoo.fr • http ://www.france-asso.com/kourir/kourir.htm

Prise en charge de la douleur

Définition

L'IASP (*International association for study of pain*) propose de définir la douleur comme « une expérience sensorielle et émotionnelle désagréable associée à un dommage tissulaire présent ou potentiel, ou décrite en termes d'un tel dommage ».

Au cours des affections de l'appareil locomoteur, la douleur est souvent considérée comme la manifestation la plus importante, avant le handicap fonctionnel.

Analyse de la douleur

La prise en charge des patients, qui peut dans certains cas être le fait d'une équipe (médecins, infirmier(e)s, kinésithérapeutes, psychologues, aides-soignant(e)s), est différente selon l'expression de la symptomatologie.

Parmi les douleurs aiguës

La douleur articulaire aiguë, de l'accès goutteux, ou de la poussée de bursite calcaire, se caractérise par son caractère explosif, l'intensité particulière de la douleur et de l'impotence ; c'est une douleur d'origine inflammatoire.

La douleur rachidienne aiguë du lumbago se caractéristique par son intensité et par l'impotence qu'elle entraîne ; c'est une douleur mécanique dont la durée sera en général inférieure à 1 semaine.

Névralgies d'origine disco-rachidienne : la douleur y est excruciante ou lancinante ; elle subit des recrudescences mécaniques liées aux mouvements dans la sciatique, des recrudescences inflammatoires nocturnes au début des cruralgies et de nombreuses névralgies cervico-brachiales. Le traitement doit être adapté à l'intensité des symptômes, à leur horaire et dans le temps en fonction du temps d'évolution de la névralgie ; c'est la durée prolongée de certaines sciatiques, plus que l'existence d'un déficit neurologique, qui conduit à envisager un geste thérapeutique sur le disque (nucléolyse ou chirurgie).

Ostéalgies : la douleur de la fracture est localisée, mécanique, et son traitement est mécanique : immobilisation jusqu'à consolidation dans des délais habituellement connus.

La douleur du tassement vertébral ostéoporotique est celle d'une fracture, liée au mouvement, à la toux, etc. La consolidation se fait en 6 à 8 semaines, l'impotence douloureuse dépasse rarement 3 semaines.

DÉMARCHE INFIRMIÈRE

CONSEILS AUX LOMBALGIQUES CHRONIQUES D'ORIGINE DISCALE

EXPLIQUER LE MÉCANISME SCHÉMATIQUE

Le mécanisme **schématique** de la majorité des lombalgies dites communes correspond à divers degrés de la pathologie disco-vertébrale.

• ***Normalement***

Le disque intervertébral, qui sert d'amortisseur et de charnière entre les vertèbres (ici les 3 derniers disques, L3-L4, L4-L5, L5-S1), comporte deux parties : un anneau fibreux périphérique, très adhérent aux plateaux vertébraux adjacents, et un noyau central « gélatineux », le nucleus, qui est solide, mobile. Lors d'une flexion en avant le noyau se déplace en arrière puis reprend sa place lors du redressement; il en est de même dans les mouvements latéraux.

• ***À partir de la trentaine***

Les disques sont le siège de lésions dégénératives; l'anneau fibreux se fissure, ce qui permet l'issue de fragments du nucleus. Lorsque ces petits fragments du nucleus migrent vers l'arrière, ils le font selon plusieurs degrés :

– si le fragment reste bloqué sous le ligament vertébral postérieur (protrusion discale), c'est le tableau douloureux du **lumbago**, qui s'accompagne habituellement d'une contracture musculaire réflexe, elle-même douloureuse;

– ailleurs, il refoule ou rompt ce ligament (hernie discale) et entre parfois en contact avec une racine nerveuse. Le conflit disco-radiculaire réalise selon le niveau : une **sciatique** le plus souvent, une **cruralgie** parfois, ou exceptionnellement un syndrome de la queue de cheval, seule véritable urgence.

FAIRE COMPRENDRE AU PATIENT LES POINTS SUIVANTS

– Au cours d'un lumbago (qui ne durera que 1 à 2 semaines au maximum) le risque de passage à une sciatique (qui peut durer 4 à 6 semaines) est important; des précautions simples, de bon sens, peuvent limiter ce risque.

– Une bonne compréhension des mécanismes permet de mieux « gérer » sa colonne vertébrale.

– De nombreux conseils d'utilisation et d'hygiène de vie sont publiés par divers organismes, mais en pratique quelques gestes simples pourvu qu'ils soient appliqués de façon quasi automatique, sont suffisants. Les « écoles du dos » sont utiles, mais surtout chez des lombalgiques chroniques appartenant à des professions exposées.

RASSURER LE PATIENT SUR SON AVENIR

L'évolution ne se fait pas de façon inéluctable vers l'aggravation.

– Les manifestations aiguës (lumbago, sciatique) sont plus fréquentes au début de l'évolution de la détérioration discale; elles ne représentent, en quelque sorte, que des accidents de parcours.

– Ensuite, au cours de l'évolution, il existe un **risque**, certes accru mais pas inéluctable, de lombalgies chroniques, sous forme de manifestations traînantes d'intensité moindre, parfois entrecoupées d'accidents aigus de blocage. Ces manifestations sont habituellement de moins en moins fréquentes, au prix d'une accentuation de la raideur.

– Très souvent cependant, la détérioration discale, même associée à une ostéophytose des berges des plateaux vertébraux (becs de perroquets), n'entraîne **aucun symptôme.**

DOULEURS POST-OPÉRATOIRES qui, du fait qu'elles sont attendues et prévisibles, bénéficient souvent de protocoles adaptés de prise en charge.

La douleur chronique

Son évolution prolongée sur des mois ou des années, se fait souvent sur un mode cyclique, avec des ondes évolutives. Elle nécessite pour être correctement combattue de prendre en considération :

- **son intensité, et son retentissement psychologique**;
- **l'impotence** qui peut l'accompagner;
- **son évolution dans le temps** : on ne traitera pas de la même façon le fond douloureux permanent d'une gonarthrose et la poussée congestive qui en émaille souvent l'évolution;
- **son horaire et ses facteurs d'aggravation.**

La raideur matinale douloureuse des grands rhumatismes inflammatoires chroniques doit être combattue par la prescription d'un anti-inflammatoire à une heure telle qu'il ait son maximum d'efficacité à ce moment.

Les douleurs de démarrage, la limitation douloureuse de la marche des arthroses de la hanche et du genou, pourront bénéficier de la prescription ponctuelle d'un antalgique avant une sortie pour la faciliter.

La douleur fonctionnelle et l'influence des facteurs psychologiques

Nous donnerons 2 exemples.

LES LOMBALGIES CHRONIQUES.

Certains travaux ont confirmé l'importance des formes avec troubles psychopathologiques ou psychiatriques associés aux facteurs organiques et qui représentent près de 40 % des cas de lombalgies. L'analyse de ces formes permet de noter la fréquence des signes de dépression confirmée et de critères d'anxiété. Ces signes peuvent être la cause principale de la pérennisation des symptômes; ne pas en tenir compte, dès le premier contact avec le patient, exposerait à des échecs thérapeutiques, sans parler de la surconsommation de prescriptions et d'actes médicaux, voire chirurgicaux.

LA FIBROMYALGIE.
Également appelée fibrosite, ou syndrome polyalgique idiopathique diffus (SPID), elle correspond à un syndrome exclusivement clinique, fait de douleurs chroniques retrouvées à la pression de nombreuses insertions musculo-tendineuses (bilatérales et symétriques), et d'une fatigue musculaire, habituellement chez des femmes jeunes. Son étiologie n'est pas connue et sa pathogénie, encore incertaine, fait essentiellement référence à une perturbation psychologique car on retrouve souvent un état anxio-dépressif et des conditions de stress psychologique. Le traitement, en partie médicamenteux, comporte une psychothérapie élémentaire qui commence par une écoute attentive et patiente de la plainte et de ses facteurs de survenue et d'entretien. Elle est très importante dans la prise en charge des patientes, qu'il faut rassurer sur la bénignité de leur cas.

Évaluation de la douleur

Il existe différents modes d'évaluation de la douleur, adaptés à des circonstances ou même des patients différents.

LA SIMPLE OBSERVATION ATTENTIVE du patient apporte beaucoup d'éléments :
- masque de la douleur;
- position antalgique, mouvements évités;
- formulation de la plainte;
- comportement du patient.

L'APPRÉCIATION DU DEGRÉ D'ANXIÉTÉ est importante.
Plus l'anxiété est grande, plus la perception du trouble douloureux sera forte.
Cette perception peut varier selon les individus et en fonction de leur culture, de leur éducation et de la connaissance de leur pathologie; elle n'est pas toujours prévisible par l'équipe soignante.
L'image de l'hôpital peut faire peur et entraîner une anxiété qui est majorée selon le motif de l'hospitalisation et l'idée que le patient s'en fait. La souffrance psychologique ne sera pas la même selon que le patient doit subir un geste à visée diagnostique ou thérapeutique invasif ou non.

L'EMPLOI D'UNE ÉCHELLE VISUELLE ANALOGIQUE (EVA) de la douleur est fréquent et tente de chiffrer les variations de l'intensité de la douleur chez un même patient; cette échelle :
- **est utile pour l'appréciation de l'effet des médications antalgiques prescrites,** et dans ce cas le relevé sera fait plusieurs fois par jour (au cours des névralgies, des protocoles antidouleur postopératoires, de certains essais thérapeutiques);
- **n'est cependant pas toujours adaptée** (à certains patients, à de nombreuses douleurs chroniques) et ne doit pas être considérée isolément; certains travaux ont montré que malgré une faible diminution de l'EVA, les patients pouvaient néanmoins estimer que la prise en compte de leur douleur avait été satisfaisante.

Actions

Les médications

Il existe plusieurs classifications possibles de la douleur et des médicaments utilisés pour la combattre. Celle préconisée par l'OMS pour les douleurs chroniques cancéreuses, comporte 3 niveaux successifs :
- **le niveau I** correspond à des douleurs légères à modérées;
- **le niveau II** (II a et II b) correspond à des douleurs modérées à sévères et/ou à l'échec des antalgiques utilisés pour le niveau I;
- **le niveau III** correspond à des douleurs intenses et/ou à l'échec des antalgiques utilisés pour le niveau II.

Cette classification peut servir de référence en pathologie rhumatologique, mais elle doit en pratique être adaptée à chaque cas particulier.

Voir tableaux des traitements analgésiques p. 193 pour la liste des médications, leurs précautions d'emploi et leurs principaux effets indésirables.

Traitements adaptés à des situations ou pathologies spécifiques

Il s'agit des injections épidurales ou intradurales dans certaines névralgies, et des protocoles analgésiques post-opératoires.
Certains protocoles qui existent sont parfois difficilement applicables, en particulier chez les patients recevant déjà des antalgiques. C'est pourquoi il est alors important qu'une prescription médicale préalable et précise ait été faite, pour permettre à l'infirmier(e) de répondre vite à la demande, sans nécessairement avoir à faire appel à un interne de garde qui ne serait pas habitué à la prise en charge de tels patients.

Personnalisation de l'action infirmière à un patient donné

- **Horaire adapté des prises médicamenteuses :** anti-inflammatoires donnés au coucher, antalgiques donnés au cours de la nuit ou immédiatement au réveil, facilitant le lever des patients atteints de polyarthrite rhumatoïde ; antalgiques donnés peu avant des soins ou examens pouvant être douloureux.
- **Attention particulière pour les soins infirmiers :** toilette après le « dérouillage matinal », respect des positions antalgiques.
- **Matériel adapté :** hauteur du lit, confort du matelas, table de chevet à portée, etc.
- **Écoute attentive et éducation du patient** pour la prise en charge de sa douleur : lui rappeler de signaler sa douleur, que certains antalgiques dont il a l'habitude peuvent être autorisés en « auto-administration ».

Plan de soins infirmiers

Méthodologie de la démarche de soins

Définition

Il s'agit de la suite ordonnée des opérations. Elle vise à dispenser des soins individuels continus et adaptés aux besoins de la personne soignée (*Dictionnaire des soins infirmiers*, par R. MAGNON, G. DÉCHANOZ. AMIEC, Lyon, 2005, 368 pages).

Elle comporte plusieurs étapes :

- **recueil des données ;**
- **observation clinique ;**
- **projet de soins ;**
- **évaluation des actions et corrections éventuelles.**

Projet de soins

Il concerne la prise en charge globale du patient. Il s'applique à toute personne prise en charge en milieu hospitalier ou extrahospitalier et comporte 2 volets.

Les soins relatifs à l'application des prescriptions médicales

Ce sont à la fois les soins directs, c'est-à-dire les soins proprement dits, et les soins indirects (ex : la prise de rendez-vous). Ils comprennent :

- **l'application de la prescription médicale** (ex : la prise des médicaments par la personne, ou l'administration en IV ou IM par l'IDE) ;
- **l'appréciation de l'efficacité du traitement ;**
- **le relevé des effets indésirables des médications ou des soins prescrits** (également nommés, sur les notices pharmaceutiques, effets non souhaités ou gênants).

Les soins relevant du rôle propre infirmier

Ils sont regroupés sous le vocable plan de soins infirmiers et sont établis à partir des diagnostics infirmiers posés.

Le projet de soins sera complété et suivi à l'aide des transmissions, ciblées ou non.

Plan de soins infirmiers

Il comporte :

- **le diagnostic infirmier :** titre, étiologie, signes (ou facteurs de risque s'il s'agit d'un diagnostic infirmier de risque, comme par exemple risque de thrombophlébite post-opératoire après mise en place d'une prothèse de hanche) ;
- **les objectifs de soins :** formulant les domaines d'amélioration espérée (douleur, fonction, etc.), ils suggèrent les critères permettant l'évaluation de l'efficacité des soins dispensés ;
- **les interventions infirmières** (anciennement appelées actions infirmières) ;
- **le dispositif d'évaluation des soins prévus et/ou dispensés.**

La planification permet à l'IDE d'organiser les soins au sein d'une équipe pluridisciplinaire. Elle résulte de la programmation des soins prévus et regroupe :

- **les soins sur prescription médicale ;**

- **les soins relevant du rôle propre de l'infirmier(e) ;**
- **les soins relevant des autres intervenants** (aide-soignant, soins confiés en kinésithérapie, en diététique, au bloc, etc.).

La planification consiste à fixer des objectifs de soins et les délais pour les atteindre, à programmer les actes de soins infirmiers et à réorganiser leur mise en œuvre en fonction de l'évolution.

Exemple d'une démarche de soins en rhumatologie

Présentation du patient

M. P., 65 ans, a une polyarthrite rhumatoïde qui évolue depuis 20 ans. Il est hospitalisé en rhumatologie le 20/02/2005 à l'occasion d'une poussée de sa maladie.

Il est retraité, marié, père de 3 enfants mariés, habite un rez-de-chaussée.

Il est pris en charge par la SS à 100 %, au titre d'une affection de longue durée (ALD 30) et a une mutuelle qui prend en charge le forfait hospitalier.

Date d'entrée dans le service de rhumatologie

Le 20 février 2005 vers 10 heures.

Motif de l'hospitalisation

Hospitalisation pour une poussée de la maladie, responsable d'une augmentation des douleurs articulaires des épaules, des coudes, des mains et poignets, et plus particulièrement du genou gauche ; celui-ci a récemment gonflé de façon durable, et doit avoir un traitement local (synoviorthèse à l'acide osmique) pendant le séjour.

Diagnostic médical

Poussée de polyarthrite rhumatoïde.

Antécédents

Médicaux

La polyarthrite évolue depuis 20 ans. Pas d'antécédent d'ulcère gastro-duodénal, de tuberculose, ou d'HTA.

Chirurgicaux

Mise en place d'une prothèse du genou droit, 2 ans auparavant, avec un bon résultat fonctionnel.

Histoire récente de la maladie

Depuis plus de 15 jours, M. P. est réveillé par ses douleurs articulaires au milieu de la nuit vers 4 heures ; il se rendort difficilement, et lorsqu'il se réveille vers 7 heures, les douleurs sont présentes et s'accompagnent d'une raideur considérable, entraînant une impotence douloureuse qui va durer jusqu'au repas de midi. La raideur s'atténue un peu ensuite, mais après le repas une sensation de fatigue oblige M. P. à se reposer.

Les modifications du traitement (augmentation de la dose d'anti-inflammatoire et des antalgiques) n'ont pas eu d'effet suffisant.

Synthèse de l'hospitalisation

À l'arrivée dans le service

– M. P. est installé en chambre individuelle ;

– il est nécessaire de l'aider à se mettre au lit, à cause de la douleur du genou et de la fatigue ;

– un bilan biologique inflammatoire prescrit est prélevé, et des radiographies des articulations douloureuses sont programmées.

À l'examen clinique

On constate :

– un gonflement symétrique des coudes, avec épaississement des tissus de la face dorsale, et augmentation de la chaleur locale ;

– les doigts, déformés par la maladie « en coup de vent cubital », les poignets, sont douloureux et raides ;

– les épaules ne sont pas gonflées, mais raides et douloureuses ;

– le genou gauche est très gonflé, chaud, douloureux ; l'extension complète n'est pas possible (flessum) et la flexion dépasse à peine 90°. L'évacuation du liquide articulaire (épanchement de synovie) sera le premier temps de la synoviorthèse qui est prévue. Le genou droit prothésé est indolore ;

– la température est à 38 °C, du fait de la poussée, mais il n'y a pas de foyer infectieux.

À ce jour le 21 février 2005

– une aide est indispensable pour la toilette du matin et pour le lever du fauteuil, en effet malgré le changement d'antalgique et d'anti-inflammatoire la raideur douloureuse matinale n'a pas été raccourcie ;

– la synoviorthèse du genou gauche est prévue vers 11 heures, ce matin ;

– une infiltration de chaque coude, avec 1/2 ampoule d'*Altim*, sera faite vers 10 heures (ou le lendemain).

Objectifs

Les objectifs de ces traitements locaux sont : la diminution des phénomènes inflammatoires, dont découlera la diminution des douleurs, l'amélioration de la mobilité articulaire et en particulier l'assèchement du genou gauche.

Le patient pourra se lever plus facilement d'un fauteuil (genou) et être moins dépendant pour sa toilette matinale (coudes).

La douleur

Elle est évaluée dans son intensité grâce à une réglette d'EVA, d'une part pour les articulations des membres supérieurs, et ici en particulier des coudes, d'autre part pour le genou gauche.

On tentera de la limiter par la prescription d'antalgiques et anti-inflammatoires, et en étant préparé à l'accentuation transitoire possible de la douleur du genou juste après la synoviorthèse.

Le suivi du patient

– faire respecter le repos après la synoviorthèse du genou gauche, pendant 24 heures, avec immobilisation du genou par un bandage large, voire une attelle ;

– prévoir, en cas de réaction douloureuse locale, soit le refroidissement avec une poche glacée, soit la prescription d'un antalgique (*Di-Antalvic* : 2 gélules, 3 fois/j) et/ou d'un anti-inflammatoire (par exemple *Voltarène*, éventuellement en IM), voire l'évacuation du liquide articulaire le lendemain, si le gonflement du genou reste très important et très douloureux ;

– surveiller la température, qui peut monter transitoirement après ce geste ;

– surveiller le point de ponction au genou ;

– surveiller les articulations des coudes qui ont été infiltrées (mobilité, douleurs, points de ponction).

Diagnostics infirmiers prévalents

Définition du diagnostic infirmier

Un diagnostic infirmier est l'énoncé d'un jugement clinique sur les réactions aux problèmes de santé présents ou potentiels, ou aux processus de vie d'une personne, d'une famille ou d'une collectivité. Les diagnostics infirmiers seront la base pour choisir les interventions dont l'infirmier(e) est responsable (voir tableau 1.2).

Exemple de diagnostics infirmiers

Les diagnostics infirmiers sont abordés à partir du cas de M. P. dans les plans de soins infirmiers (voir p. 9).

La douleur chronique

Facteurs favorisants possibles

La douleur existe depuis longtemps, du fait des atteintes articulaires destructrices de la maladie, mais est accentuée depuis 15 jours du fait de la poussée inflammatoire.

Elle est présente dans la journée, accentuée par les mouvements, et l'est aussi pendant la nuit du fait de la recrudescence inflammatoire nocturne : le nombre des réveils nocturnes constitue un témoin simple de l'activité de la maladie.

Manifestations possibles

Plaintes douloureuses, comportements d'autoprotection, de retrait physique ou social. Baisse de concentration intellectuelle.

Tableau 1.2 Diagnostics prévalents en rhumatologie et orthopédie.

Diagnostics infirmiers prévalents. Perception et gestion de la santé.	***Pathologies courantes en rhumatologie et orthopédie entraînant des diagnostics infirmiers prévalents***
– risque d'accident; – risque de trauma; – risque d'infection; – constipation; – perturbation des relations sociales; – isolement social; – stratégies d'adaptation inefficaces; – stratégies d'adaptation inefficaces d'une collectivité; – prise en charge inefficace du programme thérapeutique; – mobilité physique réduite; – fatigue; – Déficit de soins personnels : - se laver, effectuer ses soins d'hygiène, - se vêtir et/ou soigner son apparence, - utiliser les toilettes, - s'alimenter. – image corporelle perturbée; – perte d'espoir; – connaissance insuffisantes; – douleur aiguë; – douleur chronique; – réaction post-traumatique; – anxiété.	*Traumatismes* : – accidents de la voie publique; – fractures, entorses, luxations; – intervention chirurgicale; – infections ostéo-articulaires. *Maladies responsables de destructions articulaires ou d'ankylose* : – arthrites et polyarthrites d'évolution chronique (polyarthrite rhumatoïde, spondylarthrite, etc.); – arthroses d'évolution sévère (aboutissant à la mise en place d'une prothèse). *Maladies rhumatismales entraînant une atteinte des organes extra-articulaires* : – collagénoses; – maladie de Horton; – polyarthrite rhumatoïde; – etc. *Maladies entraînant un handicap temporaire* : – crises d'arthrite aiguë, isolées ou au cours d'un rhumatisme inflammatoire; – poussées douloureuses d'arthrose; – lumbago, torticolis; – crises de névralgie sciatique, crurale ou cervico-brachiale; – tendinites. *Cancers métastasés à l'os et hémopathies* : – cancers du sein, de la prostate, du poumon, etc.; – myélome, leucémies.

Action

L'objectif de la prise en charge thérapeutique, en soulageant la douleur, est de permettre au patient d'accomplir au mieux les activités de sa vie quotidienne afin de faciliter le retour à domicile, où il n'aura pas nécessairement l'assistance qui lui aura été prodiguée pendant son séjour hospitalier.

On évaluera l'effet des infiltrations d'*Altim* dans les coudes et de la synoviorthèse du genou non seulement par l'appréciation du malade, mais aussi en s'aidant de l'EVA.

Vous pouvez vous reporter au cas concret p. 221 pour un exemple concret de douleur chronique.

Raideur et douleur sont intimement intriquées :

– la douleur constitue un facteur d'aggravation de la sensation de raideur articulaire;

– le caractère douloureux de la raideur articulaire conduit le patient à limiter ses mouvements;

– l'immobilité articulaire prolongée, comme c'est le cas pendant la nuit, devient douloureuse et réveille le patient; le dérouillage articulaire matinal est long et douloureux.

Altération de la mobilité physique

FACTEURS FAVORISANTS POSSIBLES

La raideur articulaire est surtout le fait des destructions articulaires et de l'intensité de la poussée inflammatoire, de la douleur, mais elle est aussi liée à la diminution de la force musculaire et parfois à une note dépressive.

La durée de la raideur matinale (dérouillage) constitue aussi un témoin simple de l'activité de la maladie.

MANIFESTATIONS POSSIBLES

- **Amplitude limitée des mouvements,** troubles de la coordination des mouvements, réticence à bouger et à avoir une activité physique.
- **Difficultés à exécuter les activités quotidiennes élémentaires :** toilette, alimentation, loisirs.

ACTION

Assistance pour les mouvements difficiles, simplification des gestes à effectuer.

L'objectif des infiltrations et de la synoviorthèse, en diminuant l'inflammation locale des articulations traitées, en plus de l'effet antalgique obtenu, est d'améliorer la mobilité articulaire et de freiner la tendance destructrice de la maladie.

Incapacité (partielle ou totale) d'accomplir des soins personnels

Elle est la conséquence des données précédentes.

Perturbation de l'image corporelle

FACTEURS FAVORISANTS POSSIBLES

- **Altération structurale et fonctionnelle du corps,** du fait des destructions articulaires avec déformations et limitations articulaires.
- **Incapacité à accomplir les tâches quotidiennes.**
- **Changement de mode de vie.**
- **Dépendance d'autrui :** famille, assistance paramédicale et domestique.
- **Focalisation sur les capacités et l'apparence antérieures à la maladie.**

MANIFESTATIONS POSSIBLES

Autodépréciation, sentiment d'impuissance, détérioration de la vie familiale et sociale.

Isolement social

Il est utile d'apprécier le degré éventuel d'isolement social du patient.

MANIFESTATIONS POSSIBLES

- **Absence de soutien de la part de son entourage** (famille, amis).
- **Humeur taciturne,** repli sur soi; état d'ennui ou de tristesse; manque d'intérêt.
- **Solitude, sentiment d'être rejeté.**
- **Sentiment d'insécurité.**

ACTIONS

- Noter les visites qu'il reçoit et ses réactions, qu'elles soient objectivement formulées ou simplement manifestées par un regard, une attitude, un comportement.
- Rechercher les personnes susceptibles de lui procurer un soutien : famille, amis, visiteurs de malades.

Il peut être utile de lui communiquer les adresses d'associations de malades atteints de la même affection que lui, ou d'organismes scientifiques (voir p. 6).

- Favoriser un environnement stimulant (radio, télévision, etc.)
- Dans le cas de M. P., retraité, un reclassement professionnel n'est pas de mise. En revanche une consultation auprès de l'assistante sociale peut se justifier.

Les transmissions

Transmissions écrites ou orales

DÉFINITION

C'est le compte rendu des actions réalisées auprès du patient. C'est également un compte rendu des observations, événements, incidents ou chutes, des imprévus ou changements survenus pendant la journée.

CONSIGNES

– respect du patient;
– écrire lisiblement;

– être logique ;
– utiliser un vocabulaire précis et professionnel ;
– proscrire les abréviations ;
– s'identifier, dater, signer.

BUT

– assurer la continuité des soins ;
– décrire l'état physique et mental du patient ;
– évaluer la charge de travail ;
– conserver et mémoriser les soins réalisés, ce qui contribue à la notion de « traçabilité » ;
– responsabiliser le personnel.

Transmissions ciblées

Cas général

Les transmissions sont ciblées pour attirer l'attention sur un point particulier de l'état du patient. C'est un énoncé concis de ce qui lui arrive, de ses réactions concernant ce point.

L'information est répartie sur des colonnes, ce qui permet de focaliser l'attention de l'infirmier(e) et de faciliter le suivi de l'état du patient.

Transmissions ciblées

Elles comportent 4 points : la cible, les données relevées, les actions entreprises, les résultats.

LA CIBLE peut concerner :

- une préoccupation de la personne soignée ;
- un changement de son état de santé ou de son comportement ;
- une réaction aux soins ;
- un diagnostic infirmier ;
- un événement au cours de l'épisode de soins ;
- l'intervention d'un autre service ou d'un professionnel de santé.

LES DONNÉES sont les observations, les examens physiques, les expressions du patient.

LES ACTIONS sont les interventions de soins dans le but de traiter un problème ou de modifier une situation.

LES RÉSULTATS sont les effets observés des actions entreprises. Ils doivent être évalués et permettent de réajuster les actions.

Cibles les plus fréquentes en orthopédie et rhumatologie

- **douleur essentiellement ;**
- **assistance, aide ;**
- **fatigue ;**
- **troubles du sommeil ;**
- **élimination ;**
- **repos ;**
- **surveillance des médicaments et des actes effectués ;**
- **mobilité physique.**

Cas clinique

Transmission après une injection intradurale de corticoïde

M. L.S., 40 ans, est hospitalisé dans le service de rhumatologie pour un geste thérapeutique : injection intradurale de corticoïde, pour une lombo-sciatique d'origine discale résistant aux différents traitements effectués.

L'injection a été faite le matin à 10 heures, sans incident, et a été bien tolérée. L'infirmier(e) peut expliquer au patient que l'effet de l'injection n'est pas immédiat et que l'amélioration escomptée de sa douleur sciatique pourra commencer le lendemain. L'utilisation d'une échelle de la douleur (EVA) est parfois demandée, dans le cadre de protocoles en général.

Un certain nombre de précautions et consignes sont à la fois données au patient et transmises aux équipes infirmières, qui ont pour objectif essentiel de diminuer le risque de survenue d'un « syndrome post-PL » (qui se manifeste par des céphalées, des nausées ou des vomissements, symptômes dont le patient sera avisé).

M. L.S. doit rester en position allongée stricte, sur le dos, sans oreiller, pendant 2 heures environ. Le repos en position couchée simple sera poursuivi pendant environ 10 heures.

Il lui est conseillé de boire beaucoup dans la journée (jusqu'à 2 litres d'eau, et éventuellement à l'aide d'une paille).

Il prendra ses repas en position allongée jusqu'au lendemain et la toilette sera faite au lit ; le personnel l'aidera à couper ses aliments et lui donnera un urinal ou un bassin si nécessaire.

L'infirmier(e) n'oubliera pas de mettre à portée du patient la sonnette d'alarme et certains de ses effets personnels.

Tableau 1.3 Fiche de transmission ciblée.

Date, heure, IDE	*Cible*	*Données*	*Actions*	*Résultats*
3/10/2005 8 heures AB	Douleur	Douleur lombaire et sciatique EVA 8/10 Mobilisation douloureuse	Médecin prévenu. Antalgique donné sur prescription médicale Injection intradurale prévue pour 10 heures	
8 h 45 AB	Soins d'hygiène et de confort	Ne peut se lever et ne peut réaliser sa toilette du fait de la douleur	Toilette complète au lit et réfection de lit faites	Se sent mieux Absence de rougeurs cutanées Mobilisation reste douloureuse
10 heures AB	Douleur Syndrome post-PL (post-ponction lombaire)	Se trouve un peu mieux Injection intradurale faite	Surveillance post-ponction Inciter à boire abondamment Surveillance du syndrome post-PL éventuel Repos strict 12 heures Sonnette et effets personnels à disposition	A bu environ 500 mL depuis 8 h ce jour A uriné
16 heures BC		EVA 8/10	Aide si besoin *Di-Antalvic* 2 gélules sur prescription Inciter à boire	Absence de céphalées
20 heures BC	Douleur Syndrome post-PL	EVA 6/10 Pas de fièvre – Pas de céphalées	Urinal donné Inciter à boire	A uriné Atténuation de la douleur sciatique
22 heures 6 heures BC CD	Douleur Syndrome post-PL	Dort Ne s'est pas plaint	Surveillance sans le réveiller	
4/10/2005 8 heures AB	Douleur Syndrome post-PL	Douleur moins forte EVA 4/10 Peut se lever Pas de fièvre Pas de céphalées	*Di-Antalvic* 2 gélules sur prescription A réalisé seule sa toilette au lavabo Aide pour dos et jambes	Douleur sciatique très nettement moins forte Se repose au lit

Sécurité sanitaire

Cas général

La matériovigilance, la pharmacovigilance, l'hémovigilance et la prévention des infections nosocomiales participent de la sécurité sanitaire de façon générale. N'étant toutefois pas des problématiques spécifiques à la pathologie de l'appareil locomoteur, elles ne seront pas développées ici. Certains aspects seront abordés au fil du texte.

Toutefois, pour davantage de renseignements, vous pouvez consulter les ouvrages suivants dans la collection des *Nouveaux Cahiers de l'Infirmière* :

– *Hygiène*, par M. Le Heurt, H. Gomila, S. Girot, M.-J. Rafaoui. 1995, 208 pages ;
– *Pharmacologie*, par P. Jolliet, M. Fontaine, B. Herlin et E. Chambraud. 2000, 200 pages ;
– *Urgences et réanimation*, *Transfusion sanguine*, par J.-P. Carpentier, 2005, 5e édition, 320 pages.

Rhumatologie

L'asepsie lors des ponctions et infiltrations intra-articulaires, lors des injections épidurales et intradurales, est fondamentale ; elle est envisagée dans le texte (voir p. 66).

Orthopédie

L'asepsie est également fondamentale en orthopédie, étant donné la gravité habituelle des infections osseuses.

Elle concerne, en plus des précautions indispensables observées dans les blocs opératoires (stérilisation, flux laminaire, etc.), les pansements post-opératoires, les soins infirmiers, comme par exemple chez les sujets ayant une infection urinaire, source possible de dissémination.

Lors de l'accueil d'un blessé ayant une fracture ouverte de jambe des précautions sont indispensables (voir p. 104).

Infections nosocomiales (du grec, *nosos = maladie* et *komein = soigner*).

Il s'agit de toutes les maladies infectieuses provoquées par des micro-organismes, contractées dans un établissement de soins :

- soit lors d'une hospitalisation, avec ou sans opération chirurgicale,
- soit au cours de soins ambulatoires.

L'infection est considérée comme nosocomiale lorsqu'elle était absente avant l'admission, ou, si l'état infectieux préalable du patient était inconnu, lorsqu'elle apparaît après un délai de 48 h d'hospitalisation.

Le régime juridique de réparation des conséquences des infections nosocomiales, fait intervenir plusieurs éléments, dont : la durée de l'incapacité temporaire, le taux d'incapacité permanente partielle (selon qu'il est supérieur ou inférieur à 25 %), le décès éventuel du patient, la responsabilité du praticien et de l'établissement de soins.

Le patient doit toujours être prévenu avant une intervention chirurgicale, en particulier orthopédique, du risque d'infection nosocomiale.

Le risque de survenue d'une infection nosocomiale peut être considérablement diminué par le respect des bonnes pratiques et de procédures concernant l'infection nosocomiale, telles que :

- la recherche préalable de foyers infectieux profonds (dentaires, urinaires, en particulier en chirurgie orthopédique),
- la préparation cutanée,
- la stérilisation des instruments et l'asepsie opératoire,
- les pansements post-opératoires,
- le suivi des patients.

Chambre implantable pour perfusion (CIP)

Utilisation

Il faut obtenir un reflux comme pour un autre cathéter, (sauf pour une CIP intrapéritonéale, ou avec valve antireflux). Si besoin, une compresse stérile est placée entre l'aiguille et la peau. Fixer avec un champ adhésif.

Après utilisation, rincer avec 5 mL d'héparine cathéter ou 1 mL d'héparine sodique + 9 mL de sérum physiologique.

La CIP peut être utilisée :

- pour les prélèvements sanguins, à condition de purger et hépariner après chaque prélèvement ;
- pour les transfusions, pour l'alimentation parentérale ;
- le jour de la pose, après vérification de la bonne position du dispositif grâce à une radio de contrôle.

Problèmes potentiels liés à une CIP

Absence de reflux

Il faut le signaler au médecin. L'absence de reflux avant l'utilisation de la CIP ne contre-indique par toujours l'utilisation de la CIP.

Lors de la première constatation d'une absence de reflux, un contrôle radiologique est nécessaire. Si ce contrôle radiologique est satisfaisant et que le débit de perfusion paraît satisfaisant, la CIP peut être utilisée.

En cas de doute, il est nécessaire de le signaler au médecin et si nécessaire, il faut retirer la CIP.

Fièvre

- Signalement au médecin ;
- arrêt de la perfusion ;
- hémocultures en périphérie ;
- hémocultures sur CIP (ne pas purger auparavant).

Obstacle

Il est repéré le plus souvent à l'occasion d'un reflux sanguin au cours de l'utilisation de la CIP. Il faut prévenir le médecin et appliquer, sur prescription médicale, le protocole suivant.

EN CAS DE NON-FONCTIONNEMENT D'EMBLÉE : *a priori* l'aiguille n'est pas en place ; il faut repiquer.

EN CAS D'OBSTRUCTION EN COURS DE PERFUSION : elle peut être due à un reflux.

Il faut essayer d'aspirer le caillot avec une seringue de 10 à 20 mL. En cas d'échec, il faut désobstruer en injectant une ampoule de 5 mL d'héparine sodique *Dakota*.

Si c'est à nouveau un échec, il faut désobstruer à l'urokinase, sur prescription médicale, selon la procédure suivante :

- reconstituer l'agent fibrinolytique *Urokinase* à 100 000 UI avec les 5 mL de solvant ; prélever 2,5 mL de la solution *Urokinase* et diluer dans 7,5 mL d'eau distillée ;
- utiliser une seringue de 20 mL : ne jamais utiliser de seringue de capacité inférieure à 10 mL, la pression pourrait provoquer une rupture du cathéter ;
- injecter 1 à 2 mL de la solution ;
- attendre 5 à 10 minutes et tenter d'aspirer le caillot.

Cette opération peut être répétée deux fois à intervalle de 10 à 15 minutes (ne jamais pousser).

En cas d'échec, contacter le chirurgien qui a posé la chambre[1].

1. Pour davantage de renseignements sur l'usage d'une CIP, vous pouvez également consulter : *Cancérologie et hémopathies*, par B. HOERNI, A. MORTUREUX, G. KANTOR. Masson, Paris, collection *Nouveaux Cahiers de l'Infirmière*, 4e édition, 2005, 312 pages.

Sortie du patient

Cas clinique

Myélome multiple

M. F. âgé de 66 ans, a été hospitalisé dans le service de rhumatologie du 12 février 2005 au 16 février 2005 pour le traitement de sa maladie, un myélome multiple (protocole « Alexanian »).

• **Au cours de ce séjour :**

– le traitement *per os* (*Cortancyl*, *Melphalan*) et la perfusion (*Aredia*) ont été bien tolérés, tant localement au point de ponction, que sur le plan digestif et général ;

– le patient n'avait pas de douleurs et était autonome.

• **Il quitte le service le 16 février 2005 :**

– pour rejoindre son domicile, par ses propres moyens ;

– accompagné de sa fille ;

– avec une admission différée, programmée 4 semaines après l'hospitalisation actuelle, soit le 12 mars 2005.

Un bilan est inscrit par le médecin sur sa fiche de prescription, qui sera effectué le jour de son admission, et qui comporte : NFS plaquettes, VS et CRP, TP et TCA, glycémie et ionogramme sanguin, calcémie, bilan hépatique, profil protéique avec bêta-2-microglobulinémie, LDH, protéinurie et ECG.

L'infirmier(e) s'assure que l'ordonnance établie par le médecin, pour les jours suivant la sortie, lui a bien été remise, ainsi qu'un éventuel courrier pour le médecin traitant.

Le dossier de soins infirmiers établi par l'équipe infirmière est joint au dossier médical de M. F. qui est gardé dans le service jusqu'à la prochaine hospitalisation.

Le dossier administratif peut être, selon les lieux d'hospitalisation, soit conservé identique, soit renouvelé lors de la prochaine admission. Un bulletin de situation est remis au patient.

Maladies à déclaration obligatoire

Il n'existe pas de maladie à déclaration obligatoire en rhumatologie, traumatologie, orthopédie.

Indirectement, les maladies suivantes peuvent être concernées :
- tuberculose,
- infection par le VIH,
- infection aiguë par le virus de l'hépatite B,
- légionellose,
- dépistage. Traçabilité de la maladie de Creutzfeldt-Jakob,
- tuberculose osseuse.

Soins infirmiers individualisés à la personne soignée (SIIPS)

Définition

Il s'agit de l'appréciation quantitative des soins infirmiers au cours du séjour d'un malade, donnant une information globale et synthétique.

Buts

- **Connaître la structure et l'intensité des soins** pour chaque séjour de chaque malade.
- **Visualiser l'évolution de l'activité de soins.**
- **Faire un complément à la codification MSI** (qui ne faisait pas apparaître l'activité infirmière).

Objectifs

- **Reconnaître et valoriser les soins infirmiers.**
- **Créer des moyens de gestion pour le service infirmier.**
- **Créer une réflexion objective sur la quantité et la qualité des soins.**

Méthode

Elle se base sur 3 grands principes :
- **La démarche des soins.**
- **Le dossier de soins avec :**
  - le diagramme de soins,
  - les transmissions ciblées,
  - le protocole de soins,
  - le plan de soins.
- **Le résumé de soins infirmiers.**

Procédure (ou diagramme d'activité)

Soins de base : alimentation, locomotion, élimination, hygiène et confort.

Soins techniques : prescription médicale, surveillance des traitements, applications thérapeutiques et aide avec actes diagnostiques.

À ces soins sont attribués 4 coefficients (ou cotations) :
- **coefficient 1 ou autonomie :** prédominance de soins légers de durée inférieure à 10 minutes ;
- **coefficient 4 ou dépendance modérée :** soins courts de 10 à 40 minutes ;
- **coefficient 10 ou dépendance majeure :** soins lourds de 1 à 2 heures ;
- **coefficient 20 ou dépendance totale :** tous les soins donnés en réanimation pour un malade intubé-ventilé.

La cotation des soins s'effectue au moment de la transmission de chaque équipe. Un relevé des cotations se fera une fois par semaine et à la sortie du patient, et il sera retranscrit sur des données informatiques.

POINTS CLÉS

1. ▶ Les **comportements infirmiers** ont une importance considérable et contribuent par leur qualité à améliorer la qualité de vie des malades atteints d'affections chroniques ou aiguës, souvent très invalidantes.

2. ▶ L'IDE :
- s'enquiert auprès du patient de son **état actuel**, de ses craintes éventuelles, et des questions qu'il peut se poser sur le déroulement de l'hospitalisation et la sortie, sur la maladie qui l'affecte ;
- apprécie la **douleur** qui est habituellement le symptôme le plus important pour le malade, ce qui relève de l'observation attentive du malade, de l'appréciation du degré d'anxiété et parfois de l'emploi d'une Échelle visuelle analogique (EVA) de la douleur qui les complète ;
- apprécie le **handicap** et les **moyens disponibles pour l'atténuer** : soins infirmiers communs, soins et moyens ergonomiques spécifiques, conseils éducatifs.

Santé publique et éducation 2

Épidémiologie en rhumatologie

Les maladies de l'appareil ostéo-articulaire sont le motif le plus fréquent de recours aux soins, à l'origine de 7 % des dépenses médicales françaises. À tout moment, 20 % de la population française souffre d'une affection ostéo-articulaire, et cette proportion est identique dans des pays comparables, comme le Canada et la Grande-Bretagne. La prise en charge est essentiellement ambulatoire : 20 % des patients rhumatologiques sont hospitalisés et 80 % sont soignés en ambulatoire.

Les lombalgies, les manifestations liées à l'arthrose et l'ostéoporose sont les pathologies les plus fréquentes, suivies par les affections périarticulaires. Plus rares, mais plus graves, sont les rhumatismes inflammatoires.

Toutes les affections rhumatologiques peuvent évoluer vers la chronicité. À l'âge de 20 ans, plus de 5 % de la population a une incapacité locomotrice, source de gêne fonctionnelle; la proportion passe à 10 % à partir de 50 ans et à plus de 50 % après 80 ans. *Ces chiffres, qui concernent tous les degrés de handicap fonctionnel et d'altération de la qualité de vie, doivent donc être interprétés avec prudence.*

Ostéoporose

L'ostéoporose est la plus fréquente des décalcifications diffuses du squelette. Elle est inégalement répartie dans la population et prédomine chez la femme, après la ménopause.

La fragilité osseuse qui en résulte expose à un risque important de fractures (tassements vertébraux, fractures du poignet et du col fémoral), mais celui-ci n'est pas inéluctable.

En France, on estime à plus de 50 000 le nombre de fractures du col du fémur par an, à 35 000 celui des fractures du poignet, et celui des tassements vertébraux est compris entre 40 000 et 70 000. Après 60 ans, le nombre de fractures du col du fémur double tous les 5 ans chez la femme et tous les 7 ans chez l'homme. Sur la totalité de ces patients, 15 à 20 % décéderont l'année suivante (les causes de décès étant liées à l'état clinique préfracturaire) et 50 % seront handicapés.

On conçoit donc que par ses conséquences économiques et sociales, l'ostéoporose constitue un problème de santé publique. Compte tenu du vieillissement de la population, l'incidence de l'ostéoporose a quadruplé au cours des 30 dernières années et son coût est important : on estime qu'une fracture du col du fémur entraîne environ 15 300 € de dépenses dans l'année de l'accident et un tassement vertébral environ 3 800 €.

Les facteurs de risque sont la carence en œstrogènes à la ménopause, le déficit d'apport calcique, l'inactivité en charge, le tabagisme et l'alcoolisme. La prévention, qui s'oriente vers l'institution d'un traitement hormonal substitutif au moment de la ménopause et les apports complémentaires vitamino-calciques chez les sujets âgés, devrait être élargie, dès l'adolescence, par l'activité physique en charge qui augmente puis entretient le capital osseux, et par la suppression des facteurs de risque connus.

Polyarthrite rhumatoïde

La polyarthrite rhumatoïde est la plus fréquente des polyarthrites chroniques, qui touche environ 0,8 % de la population en France et surtout les femmes (6 fois sur 10) autour de 50 ans.

Son origine est encore inconnue; des mécanismes auto-immunitaires entrent en jeu, mais d'autres facteurs de risque existent, familiaux ou hormonaux.

Elle entraîne un handicap fonctionnel qui peut être considérable (d'où le nom de polyarthrite chronique évolutive qu'on lui donnait auparavant) et va grever lourdement la vie des malades. Dans ses formes graves, elle relève d'une prise en charge à 100 % dans le cadre des affections de longue durée (ALD 30).

Il n'y a actuellement aucun moyen de prévenir l'apparition de la maladie.

Spondylarthrite ankylosante

La spondylarthrite ankylosante ou pelvi-spondylite rhumatismale est un rhumatisme inflammatoire chronique qui survient avant tout chez les hommes (80 %), jeunes, et atteint électivement les articulations sacro-iliaques, la colonne vertébrale et les enthèses.

La spondylarthrite ankylosante est beaucoup moins fréquente que la polyarthrite rhumatoïde. On ne connaît pas sa cause mais on sait qu'il existe une prédisposition génétique : plus de 90 % des sujets atteints sont porteurs de l'antigène tissulaire HLA B27, mais tous les sujets porteurs de cet antigène ne feront pas nécessairement une spondylarthrite.

DANS LE GROUPE DES SPONDYLARTHROPATHIES, rhumatismes inflammatoires qui évoluent selon un mode et un tableau voisins de la spondylarthrite ankylosante, certains reconnaissent des facteurs étiologiques particuliers, notamment infectieux. C'est le cas du syndrome de Fiessinger-Leroy-Reiter, affection de l'homme jeune due à une bactérie du genre *Chlamydia*, transmissible sexuellement, ce qui permet d'envisager une prévention efficace.

Arthrose

L'arthrose est une affection dégénérative du cartilage articulaire extrêmement répandue, mais il n'y a pas de parallélisme strict entre la présence des lésions arthrosiques et celle des manifestations douloureuses en rapport, ni en ce qui concerne leur intensité, ni en ce qui concerne leur rythme évolutif.

Entre 40 et 50 ans, 15 % de la population a au moins une lésion radiologique d'arthrose et ce chiffre passe à 85 % après 70 ans.

CLINIQUEMENT, l'arthrose des mains est la plus fréquente des localisations, suivie de l'arthrose des genoux, puis de l'arthrose de la hanche. L'arthrose de l'épaule, du coude, du poignet sont très rares, celle de la cheville exceptionnelle, et sont en général secondaires à un traumatisme local.

LES FACTEURS DE RISQUE, qui ne sont pas encore bien identifiés, semblent différents selon les localisations.

- **Dans l'arthrose des doigts,** on évoque une prédisposition génétique.
- **Dans la coxarthrose,** qui touche environ 1 % de la population française, le risque le mieux connu est l'existence d'une dysplasie de hanche ; ces malformations congénitales, de degré divers, sont recherchées dès la naissance, ce qui permet de prendre des mesures immédiates et de prévenir ou de retarder la survenue de l'arthrose à l'âge adulte.
- **Dans l'arthrose du genou,** si certaines formes sont manifestement secondaires à une déviation de l'axe du membre (genu varum, genu valgum), à une mauvaise adaptation des surfaces articulaires d'origine traumatique (fractures, entorse grave, lésion méniscale), plus souvent l'arthrose du genou est dite primitive ; on invoque les microtraumatismes répétés liés au surmenage, et même la surcharge pondérale mais sans preuve formelle.

Pathologie dégénérative du rachis

C'est la pathologie de loin la plus fréquente, mais il n'y a cependant pas de parallélisme, ni dans le temps ni dans l'intensité, entre les symptômes et les signes radiologiques.

LES MANIFESTATIONS CLINIQUES peuvent être aiguës : lumbago, sciatique, cervicalgie aiguë, névralgie cervico-brachiale, ou chroniques (lombalgies, cervicalgies). On estime que 50 à 70 % des sujets auront des manifestations cliniques, à un moment donné, et que plus de 80 % des sujets de 60 ans ont des images radiologiques d'arthrose du rachis.

En ce qui concerne les lombalgies, on estime que 80 % de la population française aura au moins un épisode de lombalgie dans son existence, surtout pendant la période d'activité professionnelle. Les statistiques de 1989 imputent aux lombalgies, aiguës et chroniques, 110 000 arrêts de travail par an et 3,6 millions de journées de travail perdues.

Les facteurs de risque sont mécaniques (mouvements inopportuns, absence de précautions, etc.), anatomiques (détérioration des disques, arthrose interapophysaire postérieure), mais aussi psychologiques.

Dans l'état actuel des connaissances on ne sait pas identifier préventivement les sujets à risque. Toutefois des mesures de prévention d'ordre général sont possibles : éviter la sédentarité, pratiquer un exercice physique dans de bonnes conditions, améliorer les conditions de travail (stations assise et debout prolongées, port de charges, etc.).

Pathologie périarticulaire

Sa fréquence est mal connue, mais on peut considérer que 3 % de la population, chaque année, se plaint d'une douleur attribuable à la pathologie périarticulaire. La prévention en est très difficile, même si elle passe certainement par le ménagement des structures tendineuses, dans le surmenage professionnel ou lié à une activité sportive excessive ou mal adaptée.

Accidents de la voie publique

Fréquence

Bien qu'il y ait une tendance à la diminution de la fréquence des accidents de la circulation et de la mortalité qui en découle, les chiffres restent élevés.

On estime qu'en France les accidents de la voie publique font chaque année 19,8 morts pour 100 000 habitants, contre 12,6 en Allemagne et 9,2 en Grande-Bretagne. En 1991, le nombre de blessés était supérieur à 200 000.

Les accidents sont plus graves sur les routes départementales : 34 % des morts, que sur les autoroutes : 5 %, et plus fréquents dans les agglomérations : 72 %.

Le coût socio-économique — qui inclut plusieurs composantes : coût médical, préjudices et indemnités, perte de production et coût matériel — en est considérable.

Principaux responsables

Le principal facteur de risque est lié à l'usager lui-même, et l'erreur humaine est en cause dans 65 % des cas. Les autres facteurs étant en relation avec le mode de locomotion et l'état des routes.

Facteurs liés à l'usager

- **Le risque est plus grand chez les jeunes :** 1 000 morts et 40 000 blessés chaque année entre 15 et 25 ans, en particulier dans le sexe masculin, mais aussi chez les personnes âgées.
- **La profession** joue un rôle puisque le risque est plus grand chez les commerçants que chez les enseignants.
- **Le comportement du conducteur** au volant est très important : l'alcool est à l'origine d'au moins 1/3 des accidents mortels, l'excès de vitesse étant très souvent en cause.
- **La mauvaise condition physique** du conducteur est très fréquente; fatigue liée à un manque de sommeil ou à une conduite trop prolongée, troubles de la vision mal corrigés et aggravés par la conduite nocturne, prise de médications altérant la vigilance (hypnotiques, psychotropes), somnolence après les repas.

Facteurs liés au mode de locomotion

- **Les piétons** sont particulièrement exposés : 2 000 morts chaque année, dont 15 % d'enfants.
- **Les utilisateurs de motos** sont plus exposés que ceux de vélomoteurs et de bicyclette.
- **Le mauvais état** des automobiles, des pneus et des freins, entre grandement en cause.
- **L'état des routes :** virages dangereux, chaussée glissante par temps de pluie ou verglas, chaussée dégradée, constitue un facteur de risque supplémentaire.
- **La mauvaise visibilité** également : brouillard, éclairage insuffisant.

Prévention

Elle doit porter sur plusieurs facteurs :

Réglementation

- **Taux d'alcoolémie** ≤ 0,50 g/L.
- **Vitesse limitée en ville :** 50 km/h ; **sur route :** 90 km/h ; **sur autoroute :** 130 km/h ; vitesses abaissées en cas de chaussée mouillée.
- **Port de la ceinture de sécurité,** obligatoire pour tous les passagers.
- **Dispositifs de retenue obligatoires pour les enfants :** nacelles et sièges.
- **Port du casque obligatoire** pour les usagers de véhicules à 2 roues motorisés.
- **Permis de conduire à points,** contrôle médical de certaines catégories de conducteurs (chauffeurs de poids lourds, de taxi, ambulanciers, etc.).
- **Contrôle technique automobile** avec réparations obligatoires.

Information de l'usager

- **Elle vise à modifier le comportement de l'usager de la voie publique** : enseignement du Code de la route, dès le plus jeune âge, de façon à limiter les accidents dans l'enfance ; sensibilisation aux risques que constituent l'alcoolisme, l'excès de vitesse, la somnolence.
- **Information** sur les mesures conseillées ou obligatoires.
- **La ceinture de sécurité** a réduit le nombre des traumatismes crâniens et faciaux, des enfoncements et volets thoraciques, des blessures du foie et de la rate, des fractures du bassin et du cotyle. Le port de la ceinture par les passagers arrière protège non seulement son porteur, mais aussi les passagers avant. Le siège pour enfants mis le dos tourné à la route protège l'enfant lors d'une décélération brutale, qui le plaque contre le dossier au lieu de le projeter en avant.
- **Les pare-brise feuilletés** ont réduit la fréquence et la gravité des lésions faciales et oculaires.

Facteurs liés au mode de locomotion

- Mesures techniques concernant les véhicules.
- **Aménagement et entretien** des routes, des carrefours, des passages protégés pour les piétons, etc.

Recours aux soins médicaux en urgence

- **Manœuvres prudentes dans le ramassage des accidentés de la route** (voir p. 114).
- **Appel téléphonique** privilégié aux services d'urgence, SAMU et SMUR, par l'intermédiaire du **15**.

Éducation des malades

Les infirmier(e)s sont un des acteurs essentiels de l'éducation des malades, en leur apportant les conseils utiles concernant la gestion de leur maladie, de son traitement et de sa surveillance, mais aussi dans le domaine de la prévention. Ils participent aussi à l'adaptation et à la rééducation de la personne présentant un handicap moteur.

Au cours des maladies rhumatismales

- **Dans les grands rhumatismes inflammatoires chroniques :** voir p. 151.
- **Au cours de la maladie goutteuse :** voir p. 163.
- **Dans l'ostéoporose :** voir p. 137.
- **Dans la pathologie dégénérative arthrosique lombaire :** voir p. 174.
- **Dans la pathologie arthrosique des membres :** voir p. 168.

À l'occasion d'accidents traumatiques

- **Fractures des membres, surveillance des plâtres :** voir p. 71 et suiv.
- **Fractures du rachis :** voir p. 108.
- Alitements prolongés.
- **Rappel des mesures de prévention des accidents de la voie publique :** voir ci-dessus.

Handicap moteur

Le handicap est un état de désavantage qui met un individu en position d'infériorité.

LE HANDICAP MOTEUR résulte d'une déficience liée à une lésion anatomique de l'organisme, passagère ou définitive, et de l'incapacité fonctionnelle qui en résulte. L'origine peut en être congénitale ou acquise, liée au vieillissement, à la maladie ou à un accident, voire à plusieurs de ces facteurs.

L'INVALIDITÉ est un concept social, qui se définit par la diminution des capacités d'activité professionnelle ou domestique, et qui ouvre un droit à des prestations de Sécurité sociale.

Les infirmier(e)s participent à l'adaptation et à la rééducation de la personne présentant un handicap moteur, comme par exemple :

- **À la phase aiguë,** lors d'un tassement vertébral ostéoporotique (voir p. 141) ou lors d'une fracture du col du fémur.
- **À la phase chronique,** chez une polyarthrite rhumatoïde ancienne.

DÉMARCHE INFIRMIÈRE

LORS DE LA PHASE AIGUË D'UN HANDICAP

M. F., 78 ans, s'est fracturé le col du fémur en tombant dans la rue. Il a été opéré (prothèse de la tête du fémur) 48 heures avant. Comment évaluer le handicap et assister le malade ?

APPRÉCIER L'IMPORTANCE DU HANDICAP LIÉ À LA FRACTURE ELLE-MÊME :

- choc opératoire;
- intensité de la douleur;
- durée de l'alitement, délai pour la mise au fauteuil;
- possibilités d'appui : date de la reprise de l'appui.

SE RENSEIGNER SUR LE DEGRÉ D'AUTONOMIE PRÉALABLE À LA FRACTURE :

- état de conscience, qui peut être temporairement aggravé en post-opératoire immédiat;
- physique : troubles de l'équilibre, de la vision et leur correction éventuelle, qualité de la marche et des déplacements, habillage, toilette, etc.;
- maladies antérieures et traitements en cours, qui devront être poursuivis dans la majorité des cas; se renseigner sur une éventuelle décompensation faisant suite à la fracture;
- psychisme, la chute et la fracture pouvant constituer un choc psychologique;
- conditions de vie et environnement familial.

EN DÉDUIRE L'AIDE NÉCESSAIRE :

- pour sa toilette : se laver, besoins naturels;
- pour se vêtir, se dévêtir;
- pour s'alimenter;
- pour la mise au fauteuil et la reprise de l'appui, au début avec un kinésithérapeute;
- pour la prise des médicaments;
- pour donner une aide psychologique : rassurer le malade sur la situation immédiate et son avenir, faciliter des distractions pendant l'hospitalisation : lecture, télévision, etc.; lui donner les conseils pour éviter les chutes; tenir la famille au courant.

DÉMARCHE INFIRMIÈRE

LORS DE LA PHASE CHRONIQUE D'UN HANDICAP

Mme P., 65 ans, a une polyarthrite rhumatoïde qui évolue depuis plus de 20 ans. Elle est hospitalisée à l'occasion d'une poussée de sa maladie. Comment évaluer le handicap et assister la malade ?

Apprécier l'importance de la poussée inflammatoire :

- durée de la raideur matinale;
- degré de l'impotence douloureuse;
- existence de réveils nocturnes;
- asthénie : nécessité d'un repos à mi-journée;
- fébricule.

Apprécier le retentissement fonctionnel de l'atteinte articulaire :

- aux doigts et mains : déformation et destruction articulaire, diminution de la force musculaire, perte de la force de préhension;
- aux épaules, retentissant sur les possibilités de se vêtir et de se dévêtir;
- aux articulations des membres inférieurs, hanches, genoux, pieds, entravant la marche.

En déduire l'aide possible :

- pour son lever;
- pour sa toilette quotidienne et ses besoins naturels;
- pour ses prises médicamenteuses; en particulier ne pas oublier de donner très tôt les antalgiques et/ou anti-inflammatoires qui permettront d'écourter la raideur matinale, aider à ouvrir les flacons de médicaments (certains ont des systèmes d'ouverture adaptés), à sortir les comprimés de leur conditionnement;
- pour son alimentation : couper la viande et les aliments, peler certains fruits;
- pour se vêtir et se dévêtir; enfiler les vêtements, aider au boutonnage, etc.;
- pour l'aider à mettre d'éventuelles attelles, le soir au coucher;
- aider à la marche.

Rassurer la malade et l'informer sur sa maladie :

- alors que le pronostic est difficilement prévisible au début, et qu'il existe des formes peu graves, même si la polyarthrite de Mme P. est manifestement évoluée;
- les possibilités thérapeutiques sont nombreuses, évoluent, et seront adaptées à chaque situation;
- une aide morale et affective est toujours importante;
- une aide sociale est possible : la maladie est prise en charge à 100 % dans ses formes graves; des associations de malades, des prises en charge pluridisciplinaires en milieu hospitalier existent.

L'appareil locomoteur. Généralités

3

L'appareil locomoteur représente un ensemble fonctionnel comprenant des **os** unis entre eux par des **articulations**, et **mis en mouvement** par des **muscles.** Ces derniers se contractent grâce aux **nerfs** qui les innervent, mais la bonne exécution du mouvement, c'est-à-dire la coordination de la **fonction locomotrice**, est sous la dépendance de l'ensemble du système nerveux central.

Os

Généralités

Ce sont des pièces dures résistantes qui s'articulent entre elles pour constituer le **squelette,** véritable **charpente de l'appareil locomoteur**. Ils donnent insertion aux muscles, tendons et ligaments. On distingue :

Dans le squelette

LA COLONNE VERTÉBRALE, ou rachis, formée par la superposition des vertèbres.

LE STERNUM ET LES CÔTES articulées avec les vertèbres correspondantes, constituant le thorax ou cage thoracique.

LA TÊTE articulée sur l'extrémité supérieure de la colonne vertébrale.

LES MEMBRES SUPÉRIEURS rattachés au thorax par la clavicule et l'omoplate, qui constituent la ceinture scapulaire.

LES MEMBRES INFÉRIEURS rattachés à la partie inférieure du rachis (appelée sacrum) par la ceinture pelvienne formée par la réunion du sacrum et des deux os iliaques. Ces os délimitent le bassin.

Suivant la forme des os

LES OS PLATS, caractérisés par la prédominance de la longueur et de la largeur sur l'épaisseur (omoplate) ; les **os courts** où les trois dimensions sont à peu près égales (os du carpe) ; les **os longs** dans lesquels la longueur l'emporte nettement sur les autres dimensions (humérus, fémur…).

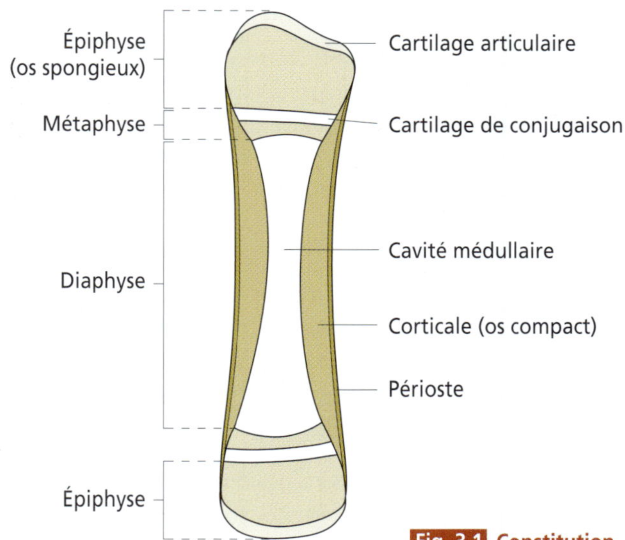

Fig. 3.1 Constitution d'un os long.

LES OS LONGS sont constitués de trois parties (figure 3.1).

- **La diaphyse** : cylindre de tissu osseux dur et compact, la corticale, dont la cavité centrale, la cavité médullaire, est remplie de moelle. C'est là que sont formées les cellules sanguines. Chez le petit enfant, tous les os sont remplis de moelle élaborant des cellules sanguines (moelle rouge ou tissu hématopoïétique). À partir de 6 ans, se produit une transformation progressive de la moelle rouge en moelle jaune graisseuse ne formant plus de cellules sanguines. Ainsi, chez l'adulte, la synthèse des cellules du sang est limitée à quelques os (sternum, vertèbres, côtes…).

- **Les épiphyses** situées aux deux extrémités de la diaphyse sont deux excroissances osseuses renflées et recouvertes de cartilage.
- **Les métaphyses** sont situées entre la diaphyse et l'épiphyse.

Les trois éléments sont vascularisés par des artères nourricières, métaphysaires et épiphysaires. Les nombreux petits orifices situés à la surface des os donnent accès aux canaux nourriciers.

LE PÉRIOSTE est une membrane fibroélastique qui recouvre tous les os, sauf au niveau des surfaces articulaires.

Tissu osseux

Histologie osseuse

Le tissu osseux est un tissu hautement spécialisé composé de cellules particulières capables de sécréter une substance protéique sur laquelle se déposeront du calcium et du phosphore, conférant à l'os sa dureté caractéristique.

Éléments du tissu osseux

LES OSTÉOBLASTES ET LES OSTÉOCLASTES sont des cellules respectivement responsables des phénomènes de construction et de résorption osseuse au niveau des surfaces de contact entre les travées osseuses et la moelle.

LES OSTÉOCYTES sont des cellules allongées qui se trouvent dans des cavités creusées dans la matière osseuse, et autour desquelles se produisent aussi une apposition et une résorption.

LA SUBSTANCE INTERSTITIELLE est faite d'une substance organique (*matrice*) composée essentiellement de collagène (corps contenant un acide aminé particulier : l'hydroxyproline). Cette matrice baigne dans une substance fondamentale faite d'eau, d'électrolytes, de protéines; *les sels minéraux*, calcium et phosphore, vont se déposer sur les substances précédentes sous forme de cristaux appelés cristaux d'hydroxyapatite.

Mode de formation du tissu osseux

LA FORMATION du tissu osseux comprend tout d'abord l'édification d'une substance dite pré-osseuse, le **tissu ostéoïde,** édifiée par les **ostéoblastes.** Sous l'influence de la vitamine D le tissu ostéoïde est alors très rapidement calcifié (on ne le retrouve pratiquement plus dans l'os normal) et devient le tissu osseux définitif. Les ostéoblastes sont capables de sécréter une enzyme particulière, la phosphatase alcaline, dont le dosage a un grand intérêt en pratique médicale courante.

LA RÉSORPTION osseuse est un processus qui aboutit à la destruction des différents constituants du tissu osseux normal. Elle est due à l'action des **ostéoclastes** et elle est stimulée par l'hormone parathyroïdienne. Le phosphore et le calcium ainsi libérés retournent dans les liquides interstitiels.

Ainsi, l'os est en perpétuel remaniement : *formation osseuse* d'une part, *résorption osseuse* d'autre part. Un **état d'équilibre** entre ces deux phénomènes est indispensable pour obtenir le maintien d'un os de bonne qualité.

Structure du tissu osseux

Le tissu osseux a toujours une structure lamellaire. Il est fait de lamelles osseuses accolées, mais l'agencement de ces lamelles est variable et permet de distinguer :

LE TISSU OSSEUX COMPACT, constitué de plusieurs lamelles cylindriques dont la structure d'ensemble est comparable à des tubes emboîtés les uns dans les autres. Le centre du système ainsi formé est un canal étroit, le canal de Havers. Le tissu compact forme la corticale de la diaphyse des os longs.

LE TISSU OSSEUX SPONGIEUX est aussi formé de lamelles osseuses, mais disposées irrégulièrement; ces travées limitent des espaces qui communiquent entre eux et qui contiennent le « tissu hématopoïétique », lieu d'élaboration des cellules sanguines. Le tissu spongieux occupe les métaphyses et les épiphyses des os longs (voir figure 3.1).

Croissance des os

Elle se fait en épaisseur et en longueur.

L'ACCROISSEMENT EN ÉPAISSEUR est assuré par les ostéoblastes qui occupent la partie la plus superficielle de l'os.

L'ACCROISSEMENT EN LONGUEUR est dû à la prolifération des cellules qui forment le **cartilage de conjugaison**, zone située entre la métaphyse et l'épiphyse. Le cartilage de conjugaison, à ne pas confondre avec le cartilage articulaire, une fois formé, va se calcifier et se transformer en os (cette ossification est alors visible à la radio).

Durant toute la croissance, les deux processus, prolifération des cellules et ossification, s'équilibrent.

Peu après la puberté, c'est le deuxième processus qui l'emporte, si bien que tout le cartilage de conjugaison s'ossifie et que la croissance s'arrête.

La transformation en os des pièces cartilagineuses du squelette (encore appelée maturation) obéit à une chronologie précise. Sur des radiographies, il est possible d'évaluer « l'âge osseux » d'un enfant.

Facteurs influençant la formation, la croissance et la maturation des os

Facteurs génétiques

On connaît des maladies osseuses d'origine génétique (comme l'ostéogenèse imparfaite, maladie de Lobstein), des chondrodysplasies génotypiques dont la plus fréquente est l'achondroplasie; dans cette maladie le trouble porte sur l'activité des cartilages de conjugaison et entraîne un nanisme micromélique (petits membres) et macrocéphalique (grosse tête).

Facteurs mécaniques

L'immobilisation favorise la diminution de tissu osseux (ostéoporose d'immobilisation, comme lors des fractures du rachis avec paraplégie; état d'apesanteur comme on l'a remarqué chez les cosmonautes). À l'opposé, la marche, l'activité physique en charge stimulent la formation osseuse.

Facteurs vasculaires

L'interruption de la vascularisation du tissu osseux entraîne une ostéonécrose (mort du tissu osseux). Il en est ainsi dans l'ostéonécrose de la tête fémorale qui complique certaines formes de fractures du col du fémur (fractures sous-capitales).

Facteurs métaboliques

Le calcium est indispensable à l'organisme en général et au tissu osseux en particulier. Les besoins sont généralement satisfaits dans nos contrées par les produits laitiers de l'alimentation. Ils sont de 700 mg/jour chez l'adulte, 1 000 mg/jour chez l'enfant, 1 200 mg/jour chez la femme enceinte et de 1 500 mg/jour chez la femme qui allaite.

Le calcium est absorbé dans le duodénum et dans l'intestin grêle; la vitamine D est indispensable à son absorption. La carence en calcium et en vitamine D chez l'enfant est responsable du rachitisme.

Le phosphore est indispensable au tissu osseux; il se trouve en abondance dans l'alimentation et sa carence d'apport ne s'observe pas. Il est absorbé dans l'intestin grêle sous l'influence indirecte de la vitamine D et du calcium.

Le défaut d'absorption intestinale du calcium et du phosphore, tel qu'on peut le rencontrer dans les suites de certaines opérations chirurgicales pour ulcère (gastrectomies avec exclusion duodénale, c'est-à-dire avec abouchement de l'estomac restant dans le grêle, sans passer par le duodénum) ou dans les stéatorrhées est responsable d'une grande partie des ostéomalacies de l'adulte.

La vitamine D ou vitamine antirachitique est fondamentale. Elle est formée principalement dans la peau sous l'influence des rayons ultraviolets (exposition solaire) : le 7-déhydrocholécalciférol est ainsi transformé en cholécalciférol ou vitamine D_3. L'apport alimentaire est faible (lait, beurre, jaune d'œuf, etc.). Dans l'organisme, la vitamine D_3 est ensuite métabolisée dans le foie en 25-OH-cholécalciférol, puis repasse dans le sang pour gagner ses organes cibles : l'intestin, les os, les reins. Dans les reins elle est encore métabolisée en 1-25-dihydroxycholécalciférol. Les deux métabolites ont une activité plus forte que celle de la vitamine D_3.

D'une façon générale, la vitamine D agit comme une véritable hormone; au niveau de l'intestin, elle favorise l'absorption du calcium et indirectement du phosphore. Au niveau de l'os, elle entraîne une calcification rapide du tissu ostéoïde, et elle exalte aussi la résorption osseuse.

Facteurs hormonaux

L'hormone parathyroïdienne est responsable de la résorption osseuse normale par les ostéoclastes. Son excès de sécrétion dans les adénomes parathyroïdiens (hyperparathyroïdie primaire) entraîne une décalcification du squelette.

L'hormone thyroïdienne est indispensable à la croissance et à la maturation du squelette. Dans l'hypothyroïdie du nourrisson (myxœdème congénital), le retard de croissance s'apprécie sur les radiographies osseuses.

La thyrocalcitonine a un effet opposé à celui de l'hormone parathyroïdienne et freine la résorption osseuse.

L'hormone somatotrope hypophysaire stimule la croissance en longueur et en épaisseur des os. Son excès de sécrétion est responsable des troubles morphologiques osseux de l'acromégalie. Sa carence favorise certaines formes de nanisme.

Les hormones surrénaliennes (cortisol, cortisone) et les médications dérivées de la cortisone favorisent une déminéralisation osseuse en freinant l'activité des ostéoblastes : ostéoporose cortisonique. Elles provoquent aussi, à forte dose, un retard de croissance ; leur emploi doit donc être limité chaque fois que possible chez l'enfant.

Les androgènes et les œstrogènes ont également une action sur l'os. L'ostéoporose post-ménopausique est très fréquente, liée à l'arrêt de la sécrétion œstrogénique (voir p. 137).

Articulations

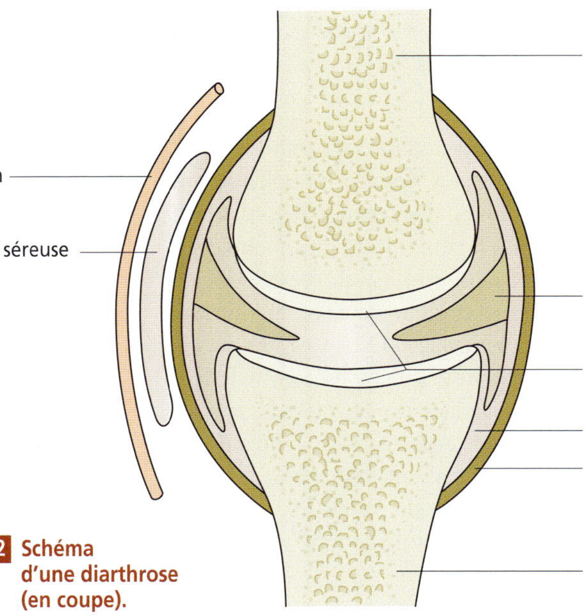

Fig. 3.2 Schéma d'une diarthrose (en coupe).

Une articulation est l'organe d'union de deux ou plusieurs pièces osseuses. Sa fonction principale est de permettre la mobilité entre ces pièces.

Description

Il existe plusieurs types d'articulations :

Les synarthroses qui n'ont aucune mobilité : articulation des os du crâne par exemple.

Les amphiarthroses ayant une mobilité restreinte : articulation entre les corps des vertèbres par exemple.

Les diarthroses (épaule, genou) ont une grande mobilité et contiennent un liquide appelé *synovie* ou *liquide synovial*.

La plupart des articulations des membres sont de ce type.

Elles sont constituées par des extrémités osseuses revêtues d'un **cartilage articulaire** lisse et brillant. Des **ménisques** (ou bourrelets) améliorent éventuellement l'adaptation des deux pièces osseuses lorsque celle-ci n'est pas satisfaisante (figure 3.2). La **capsule** articulaire renforcée par des ligaments puissants maintient en contact les deux os. La **membrane synoviale** recouvre l'intérieur de la capsule, délimitant une cavité remplie de liquide.

Les muscles et les tendons qui s'insèrent au voisinage de l'articulation en restent séparés par des **bourses séreuses** : ce sont des membranes limitant une cavité close ; leur rôle est de faciliter le glissement des muscles et des tendons (figure 3.2).

Structure histologique

Deux structures caractérisent les articulations : le cartilage articulaire et la membrane synoviale.

Cartilage articulaire

Il recouvre les extrémités osseuses au niveau de toutes les diarthroses, c'est un tissu blanc laiteux, brillant et lisse ; son épaisseur est variable suivant les endroits.

Le cartilage articulaire est un tissu très différencié, avasculaire, pauvre en cellules qui sont appelées les **chondrocytes** et dont le rôle est de fabriquer le tissu cartilagineux. Ce dernier se compose de

fibres collagènes et de la **substance fondamentale** (constituée de complexes d'hydroxyproline et de glycosaminoglycanes, les **protéoglycanes**), auxquelles le cartilage doit l'essentiel de ses propriétés physiques d'élasticité et de résistance mécanique. Au cours de la vie, le cartilage se modifie (notamment la substance fondamentale) avec, pour conséquence, une perte de son élasticité et de sa résistance.

UNE AUTRE PROPRIÉTÉ PARTICULIÈRE de ce tissu est que les possibilités de *réparation* (en cas de traumatisme par exemple) sont des plus réduites. Ceci tient au fait que le cartilage n'est pas vascularisé et que les chondrocytes ne se renouvellent que très peu à l'âge adulte.

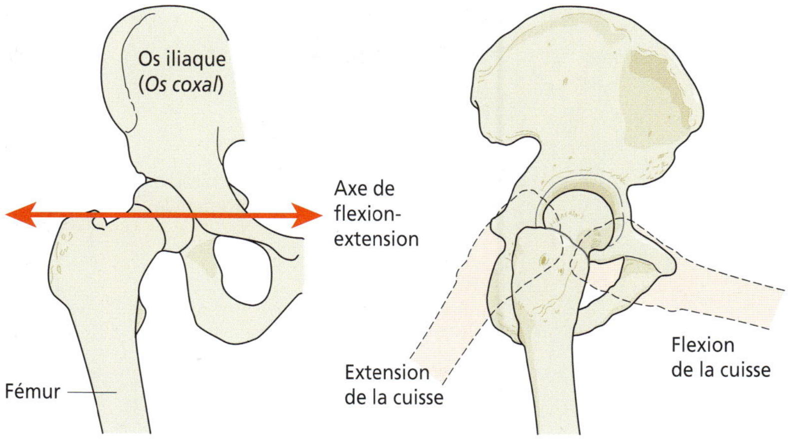

Fig. 3.3 Mouvements de flexion-extension de la hanche.

Membrane synoviale

Elle recouvre, à l'exclusion du cartilage et des ménisques, la totalité de la cavité articulaire.

Elle est formée d'une couche bordante, ou intimale, constituée de cellules limitant directement la cavité articulaire et d'une couche plus profonde, sous-intimale, composée de tissu conjonctif. La fonction essentielle de cette membrane est d'élaborer le **liquide synovial**, ou **synovie**.

LE LIQUIDE SYNOVIAL permet d'apporter des produits nutritifs au cartilage, et joue également un rôle de premier plan dans la « lubrification » des surfaces cartilagineuses en contact. Il est transparent, jaune pâle, et visqueux mais il ne coagule pas. Il contient un corps particulier (qui n'existe pas dans le sang), l'*acide hyaluronique*, responsable de sa viscosité.

Le liquide normal contient peu de cellules (10 à 200 par mm^3), constituées de polynucléaires ou de cellules de la couche bordante de la synoviale.

La membrane synoviale a aussi un rôle dans l'élimination des débris anormaux que pourrait contenir la cavité articulaire.

Mobilité articulaire

Les articulations et les muscles permettent l'exécution de certains mouvements. Ceux-ci s'effectuent dans des plans différents que l'on peut classer en :

MOUVEMENTS DE FLEXION-EXTENSION. Ces mouvements, comme le montre le dessin, se font autour d'un axe transversal (horizontal) passant par l'articulation : la flexion rapproche les deux segments de l'articulation, alors que l'extension les éloigne (figure 3.3).

MOUVEMENTS D'ABDUCTION ET ADDUCTION. Ces mouvements se font autour d'un axe sagittal (vertical) passant par l'articulation : l'abduction écarte le membre (ou le segment du membre) de l'axe médian du corps, c'est un mouvement de latéralité externe ; l'adduction est un mouvement inverse, c'est un mouvement de latéralité interne (figure 3.4).

MOUVEMENTS DE ROTATION. Ces mouvements se font autour d'un axe passant par la diaphyse de l'os. La rotation interne est le mouvement de rotation du segment du membre en dedans (c'est-à-dire vers l'axe médian du corps). La rotation externe est le mouvement opposé (figure 3.5).

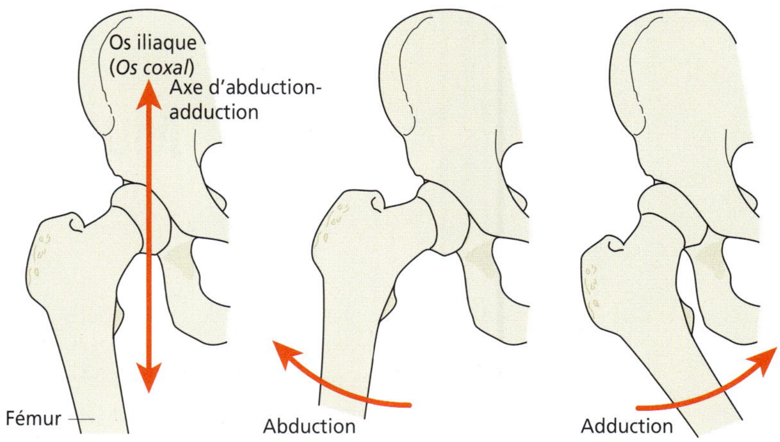

Fig. 3.4 Mouvements d'abduction et d'adduction de la hanche.

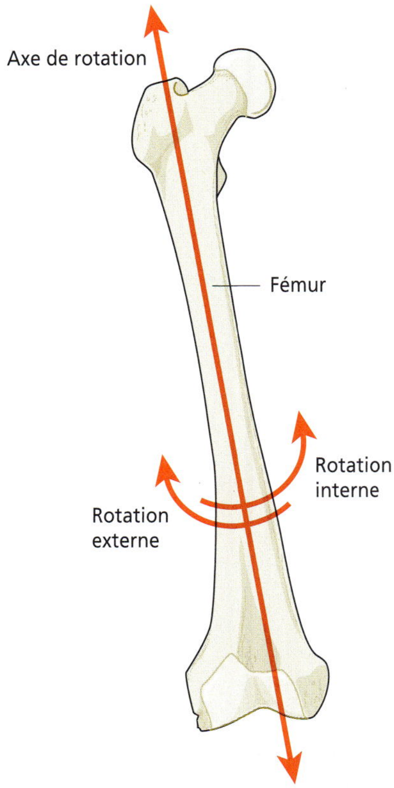

Fig. 3.5 Mouvements de rotation interne et externe de la hanche.

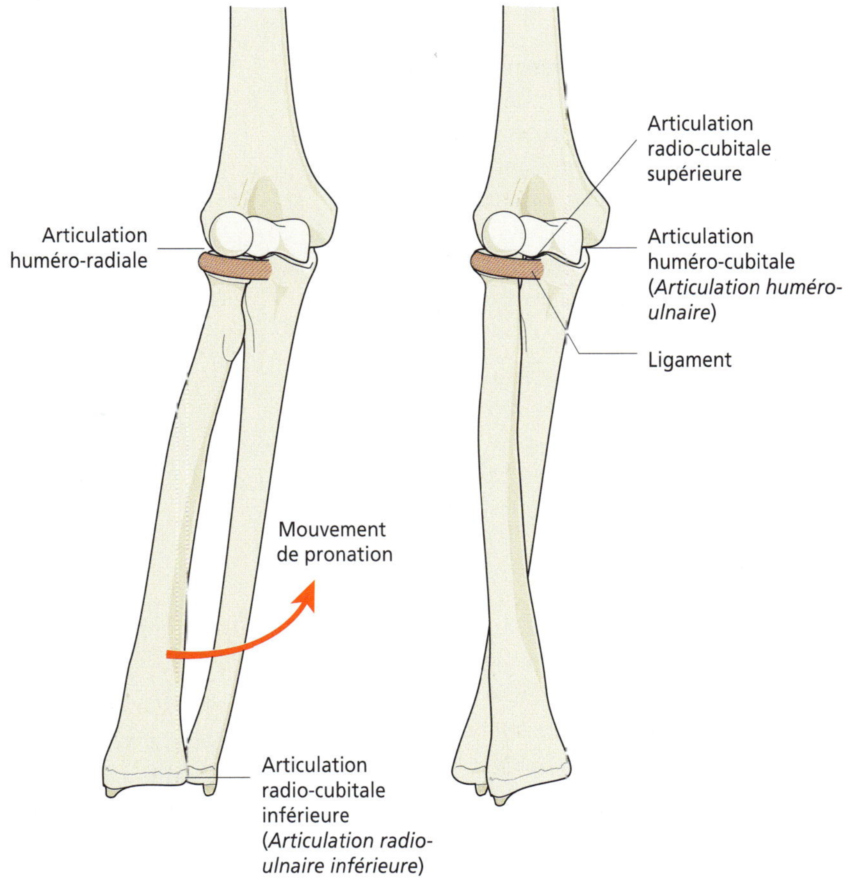

Fig. 3.6 Articulation du coude et mouvement de pronation-supination.

MOUVEMENTS DE PRONO-SUPINATION. Ils se font uniquement à l'avant-bras dans les articulations du coude et du poignet, autour d'un axe passant par la tête du radius et par la tête du cubitus. La pronation est le mouvement de rotation par lequel le pouce est porté en dedans et la paume de la main en arrière ; au cours de cette manœuvre, le radius croise le cubitus par en avant, entraînant la main avec lui. La supination est le mouvement inverse qui porte le pouce en dehors et la paume de la main en avant. Trois articulations permettent ce type de mouvement de la main : la radio-cubitale supérieure, la radio-cubitale inférieure et l'huméro-radiale (figure 3.6).

Muscles et nerfs

Muscles

Ce sont des organes doués de la propriété de se contracter. On les distingue en deux groupes : **les muscles rouges ou striés,** les seuls capables de se contracter volontairement ; et **les muscles lisses ou blancs,** muscles « involontaires ». *Les muscles de l'appareil locomoteur sont striés.*

ILS SONT COMPOSÉS DE DEUX PARTIES : l'une épaisse et charnue représente le segment contractile : c'est le **corps** ; l'autre, plus étroite, très résistante, s'appelle **tendon** et forme les extrémités du muscle (figure 3.7).

Certains tendons sont courts, d'autres sont très longs ; ils sont alors entourés par une gaine qui permet leur protection, mais aussi facilite leur glissement.

LES APONÉVROSES sont les gaines recouvrant les muscles et les séparant les uns des autres.

Chaque muscle, en se contractant, permet l'exécution d'un ou de plusieurs types de mouvements, en fonction de ses insertions et de son trajet.

Enfin, le muscle est composé d'une multitude de fibres dont chacune reçoit un rameau d'un *nerf moteur* en un endroit appelé *plaque motrice*.

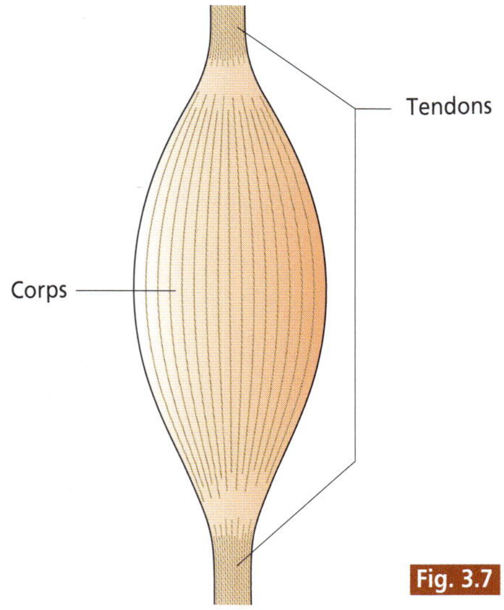

Fig. 3.7 Schéma d'un muscle rouge.

Nerfs

Les nerfs sont des cordons blancs qui relient les différentes régions de l'organisme à l'axe nerveux central (c'est-à-dire la masse nerveuse contenue dans la boîte crânienne et le canal rachidien). Les nerfs qui sont en continuité avec le cerveau sont les **nerfs crâniens,** les nerfs en relation avec la moelle épinière sont les **nerfs rachidiens.** Tous sont disposés symétriquement de part et d'autre de l'axe nerveux central, **par paires.**

LES MUSCLES DE L'APPAREIL LOCOMOTEUR sont commandés essentiellement par les nerfs rachidiens. On en compte 31 paires, numérotées de haut en bas (de la tête au coccyx) ; suivant la région à laquelle ils appartiennent, on distingue : les nerfs cervicaux (8), dorsaux (12), lombaires (5), et sacrés (voir *Anatomie du rachis*, p. 56).

CHAQUE NERF RACHIDIEN va sortir du canal rachidien par un défilé situé latéralement, entre deux vertèbres, appelé trou de conjugaison, et se divise alors en une branche postérieure qui se distribue à la région dorsale du corps, et une branche antérieure.

Toutes les branches antérieures des nerfs rachidiens naissant au niveau des vertèbres cervicales, lombaires et sacrées vont se réunir (on dit aussi s'anastomoser) pour former des **plexus**.

Ces plexus vont à leur tour se diviser en branches collatérales et terminales destinées à l'innervation motrice et sensitive des membres supérieurs et inférieurs (voir *Anatomie descriptive des membres*, p. 34 et suiv.).

Physiologie neuro-musculaire

LES NERFS sont formés, comme l'ensemble du système nerveux, par des cellules appelées neurones. Chaque **neurone** est constitué d'un corps cellulaire, de plusieurs dendrites et d'un seul axone. Le rôle physiologique des dendrites est de conduire les informations dont ils sont vecteurs en direction du corps de la cellule. Le rôle des axones est de conduire les messages dont ils sont porteurs du corps cellulaire vers la périphérie : par exemple la plaque motrice d'une fibre musculaire. Chaque cellule nerveuse permet ainsi la contraction d'un certain nombre de fibres musculaires qui lui appartient en propre : l'ensemble ainsi formé par le neurone et par les fibres musculaires qui en dépendent s'appelle l'**unité motrice**.

LES PHÉNOMÈNES QUI PERMETTENT LA CONTRACTION DE LA FIBRE MUSCULAIRE se produisent essentiellement au niveau de la plaque motrice.

L'excitation du nerf moteur produit, en effet, à l'intérieur de la plaque la libération d'une substance, l'acétylcholine, capable de produire, par l'intermédiaire de modifications électriques, la contraction de la fibre. L'acétylcholine est alors détruite par la cholinestérase ; une nouvelle contraction devient alors possible. Certains produits comme le curare empêchent l'action de l'acétylcholine ; la transmission de l'influx entre le nerf et le muscle est alors bloquée, entraînant une paralysie.

D'autres produits ont une action dirigée contre la cholinestérase et entraînent également un trouble de transmission entre le nerf et le muscle (produits anticholinestérasiques).

Anatomie descriptive 4

La description de l'anatomie utilise un certain nombre de termes topographiques qu'il est nécessaire de préciser pour une bonne compréhension du texte. En effet, les différents éléments de l'appareil locomoteur sont en majorité pairs et symétriques par rapport à l'**axe médian du corps** (figure 4.1).

C'est pour cela que la dénomination droite ou gauche est incomplète et amène à utiliser, selon le segment considéré, les adjectifs : externe-interne ou latéral-médical, ou dehors-dedans; haut-bas ou supérieur-inférieur; antérieur-postérieur ou avant-arrière.

La paume de la main (face antérieure ou palmaire) s'oppose au dos de la main (face postérieure ou dorsale), le bord externe est celui où se trouve le pouce, le bord interne celui du dernier doigt.

Au pied, la plante est encore appelée la face postérieure (ou plantaire), qui s'oppose à la face dorsale (ou antérieure) (figure 4.2).

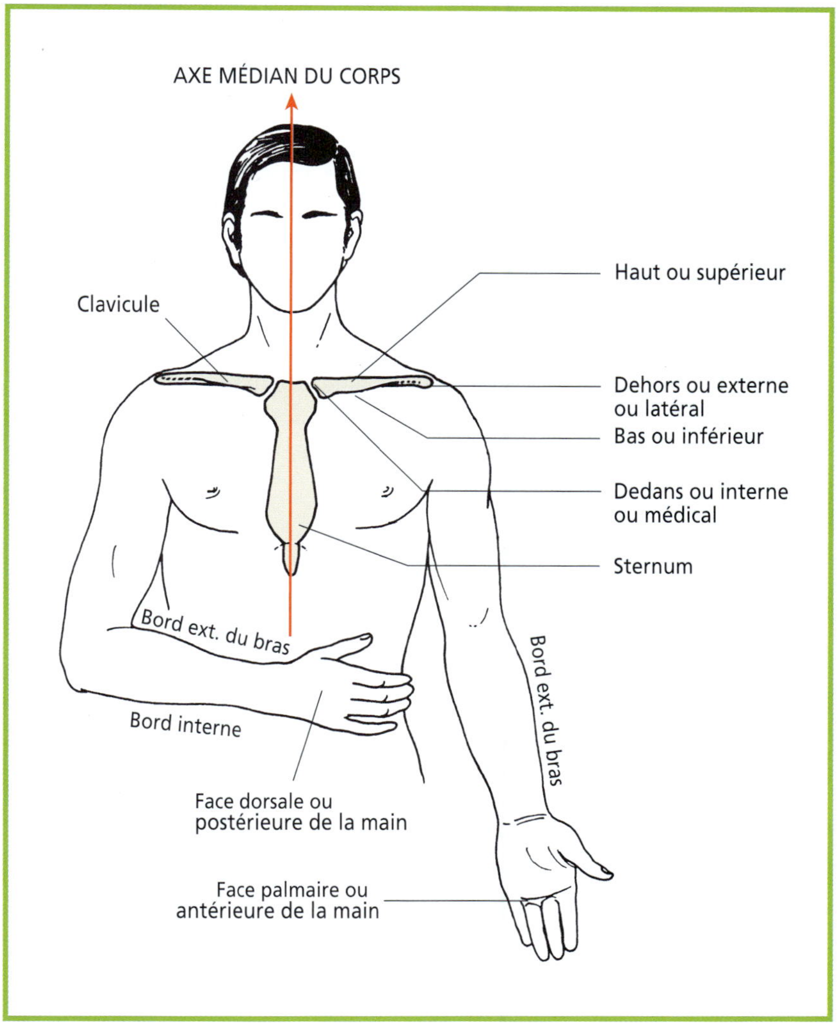

Fig. 4.1 Vue antérieure du thorax.

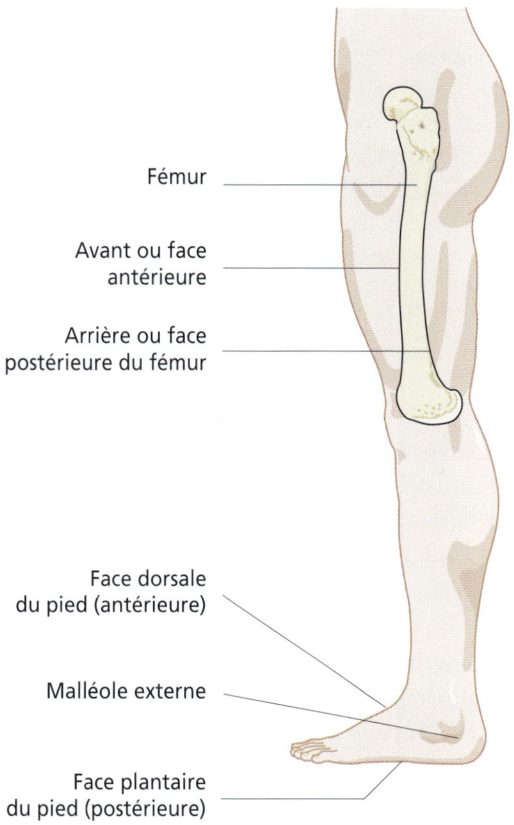

Fig. 4.2 Vue latérale externe du membre inférieur gauche.

Anatomie des membres supérieurs

Os

Omoplate

L'omoplate est un os plat, appliqué sur la face postérieure et supérieure du thorax en regard des 7 premières côtes. Sa forme est grossièrement celle d'un triangle, à pointe inférieure (figure 4.3). On lui décrit : une face antérieure qui porte le nom de fosse sous-scapulaire ; une face postérieure divisée en deux parties par une saillie transversale appelée *épine* de l'omoplate, qui se continue en dehors par une volumineuse apophyse appelée l'*acromion*, articulée avec la clavicule.

L'épine de l'omoplate divise la face postérieure en deux parties : au-dessus de l'épine se trouve la fosse sus-épineuse, au-dessous se trouve la fosse sous-épineuse (figure 4.4). C'est dans le tissu cellulaire sous-cutané des fosses sus et sous-épineuses que se font habituellement les injections de vaccins.

L'angle externe est constitué par la *cavité glénoïde* (ou *glène* de l'omoplate) ; c'est une surface articulaire concave, ovalaire, qui s'articule avec la tête de l'humérus. La cavité glénoïde est supportée par le col de l'omoplate sur lequel s'implante une pièce osseuse en forme de demi-doigt fléchi : l'*apophyse coracoïde*.

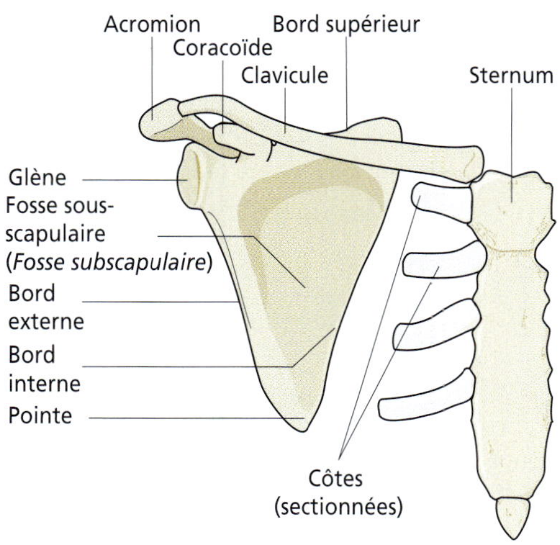

Fig. 4.3 Vue antérieure de l'omoplate.

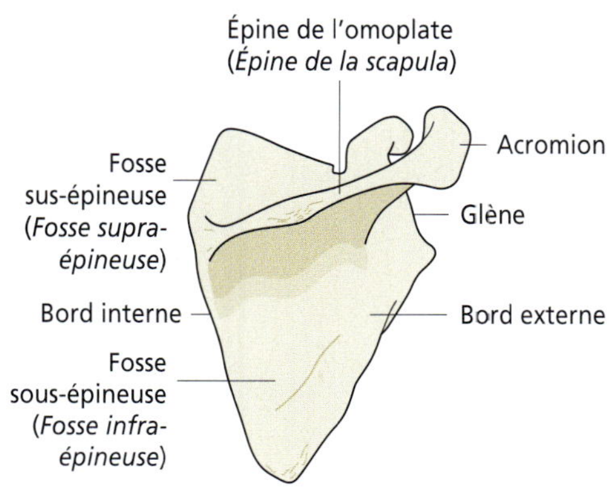

Fig. 4.4 Vue postérieure de l'omoplate.

Clavicule

La clavicule est un os long et plat situé à la partie supérieure du thorax. Elle est fixée au sternum en dedans et à l'omoplate en dehors par l'intermédiaire de l'acromion.

L'ensemble des deux omoplates, des deux clavicules et des articulations qui les unissent constitue la **ceinture scapulaire** (figure 4.5).

Humérus

L'humérus (figure 4.6) constitue le squelette du bras. C'est un os long articulé avec l'omoplate en haut, avec le cubitus et le radius en bas ; il est en contact étroit avec l'artère humérale et les nerfs radial et cubital ; tout traumatisme de cet os, qu'il s'agisse de la diaphyse ou des épiphyses, risque de se compliquer de graves lésions vasculo-nerveuses.

IL PRÉSENTE, COMME TOUS LES OS LONGS, UNE DIAPHYSE, point d'attache de muscles volumineux ; UNE ÉPIPHYSE SUPÉRIEURE comprenant quatre parties, de haut en bas :

- **La tête de l'humérus,** surface sphérique revêtue de cartilage s'articulant de façon très lâche avec la cavité glénoïde de l'omoplate.
- **Le col anatomique,** sillon circulaire suivant de très près le rebord cartilagineux de la tête, et séparant cette dernière de :
- **Deux tubérosités,** où s'insèrent les tendons mobilisateurs de l'épaule (coiffe des rotateurs) : le *trochin* ou petite tubérosité, le *trochiter* ou grosse tubérosité, qui sont séparés l'un de l'autre par une gouttière appelée coulisse bicipitale, dans laquelle

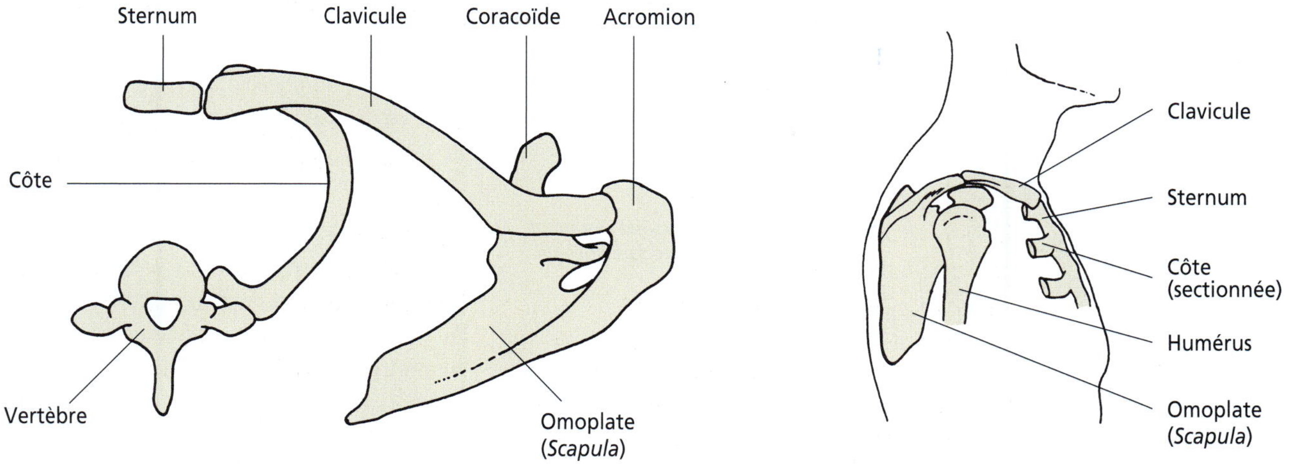

Fig. 4.5 Omoplate et ceinture scapulaire (vue supérieure et vue latérale).

passe le tendon du long biceps, à l'intérieur même de l'articulation de l'épaule.

- **Le col chirurgical** est une zone transversale un peu rétrécie, située au-dessous des deux tubérosités et unissant la tête humérale à la diaphyse proprement dite; c'est le siège le plus fréquent des fractures de la tête humérale.

UNE ÉPIPHYSE INFÉRIEURE qui comprend une partie moyenne articulaire et deux parties latérales saillantes sur lesquelles s'insèrent des muscles et des ligaments.

- **La partie moyenne articulaire** s'unit aux deux os de l'avant-bras. C'est une surface lisse revêtue de cartilage, comprenant un segment interne en forme de poulie : la trochlée humérale, qui s'articule avec le cubitus; un segment externe arrondi, le condyle de l'humérus, qui s'articule avec le radius.
- **Les saillies latérales ou apophyses,** sont appelées en dedans l'*épitrochlée* et en dehors l'*épicondyle*, où s'insèrent les tendons des muscles correspondants.

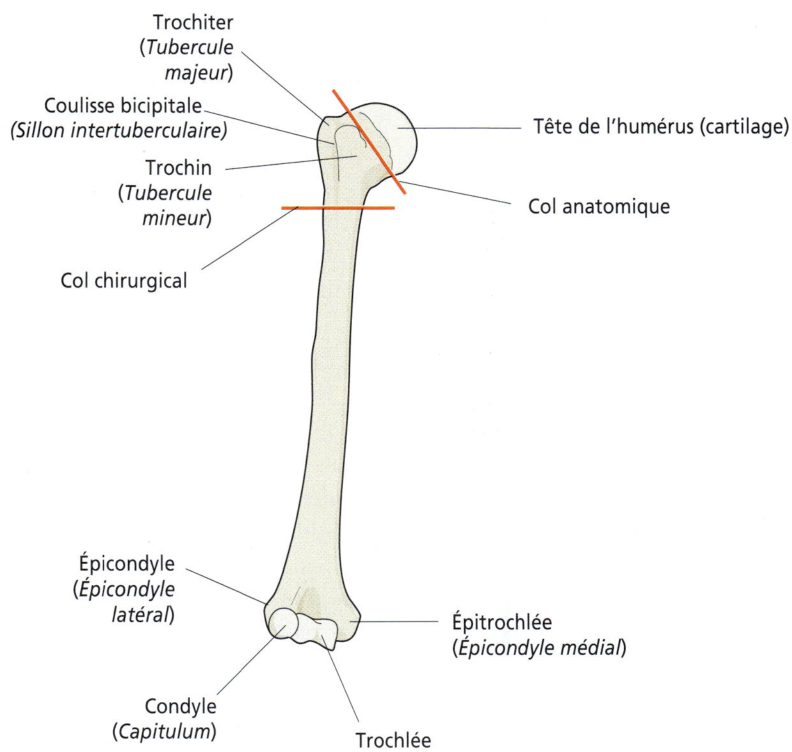

Fig. 4.6 Humérus droit (face antérieure).

Cubitus

Il constitue avec le radius le squelette de l'avant-bras (figure 4.7). C'est un os long situé entre l'humérus et les os du carpe, en dedans du radius (donc au bord interne de l'avant-bras).

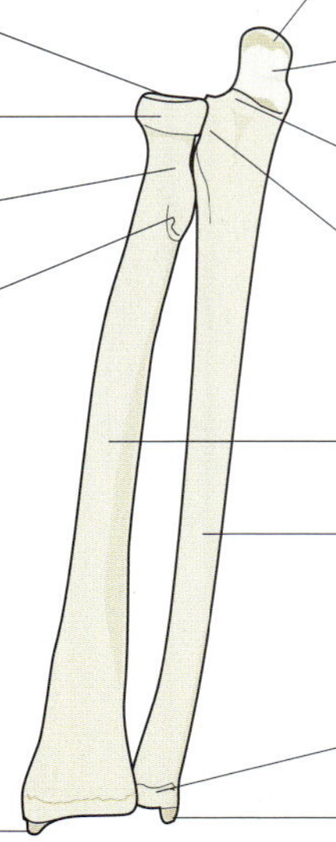

Fig. 4.7 **Radius et cubitus (face antérieure).**

▸ **L'extrémité supérieure** du cubitus est constituée de deux renflements osseux ou apophyses : l'une est verticale : l'*olécrâne*, perçue sous la peau à la face postérieure du coude ; l'autre est horizontale : l'*apophyse coronoïde*.

La grande cavité sigmoïde est la surface formée par les réunions des deux apophyses précédentes. Elle s'articule de manière parfaite avec la trochlée humérale.

La petite cavité sigmoïde est également une surface articulaire, mais de petite taille, située à la face externe du cubitus et s'articulant avec la tête radiale.

▸ **L'extrémité inférieure,** légèrement renflée, porte le nom de *tête du cubitus*. Elle s'articule avec l'extrémité correspondante du radius. Sa partie postérieure, saillante, est bien perçue à la palpation du poignet (région postéro-interne) : c'est la *styloïde cubitale*.

Radius

C'est un os long situé entre l'humérus et le carpe, en dehors du cubitus, donc au bord externe de l'avant-bras (figure 4.7).

▸ **L'extrémité supérieure** comprend :

– *La tête :* c'est une saillie de forme cylindrique, légèrement excavée à sa face supérieure, s'articulant avec le condyle de l'humérus. Par son versant interne, la tête radiale s'articule aussi avec la petite cavité sigmoïde du cubitus.

– *Le col*, partie rétrécie de l'os située immédiatement en dessous de la tête.

– *La tubérosité bicipitale*, saillie localisée à la partie interne de l'os, donnant insertion au tendon du long biceps (voir plus loin).

▸ **L'extrémité inférieure** est volumineuse et perçue à la palpation du bord externe du poignet. Sa face postérieure est creusée de gouttières pour permettre le passage des tendons extenseurs des doigts et du poignet. Sa face inférieure s'articule avec la première rangée des os du carpe.

Os du carpe

Ils constituent, avec l'extrémité inférieure du radius et du cubitus, le squelette du **poignet** (figure 4.8). Au nombre de 8, ils sont solidement unis entre eux par de puissants ligaments et constituent le massif carpien.

La rangée supérieure comprend, de dehors en dedans : le scaphoïde, le semi-lunaire, le pyramidal, le pisiforme. La rangée inférieure comprend, de dehors en dedans : le trapèze, le trapézoïde, le grand os et l'os crochu.

Les os du carpe réunis entre eux forment une espèce de cuvette concave en avant et recouverte par le ligament annulaire. Ainsi, un véritable canal est créé dans lequel s'engagent les tendons fléchisseurs des doigts et le nerf médian (figure 4.9). Le syndrome du canal carpien traduit l'irritation du nerf médian dans ce trajet.

Le massif carpien s'articule avec en haut l'extrémité inférieure du radius, et en bas les métacarpiens.

Métacarpe

Il constitue le squelette de la paume de la main. Il se compose de cinq os longs appelés les métacarpiens. On les désigne, en allant de dehors en dedans, sous le nom de premier, deuxième, troisième, quatrième et cinquième métacarpien.

Tous sont constitués d'un corps ou diaphyse, d'une extrémité supérieure, ou base, articulée avec le carpe, d'une extrémité inférieure, ou tête, articulée avec la première phalange de chaque doigt.

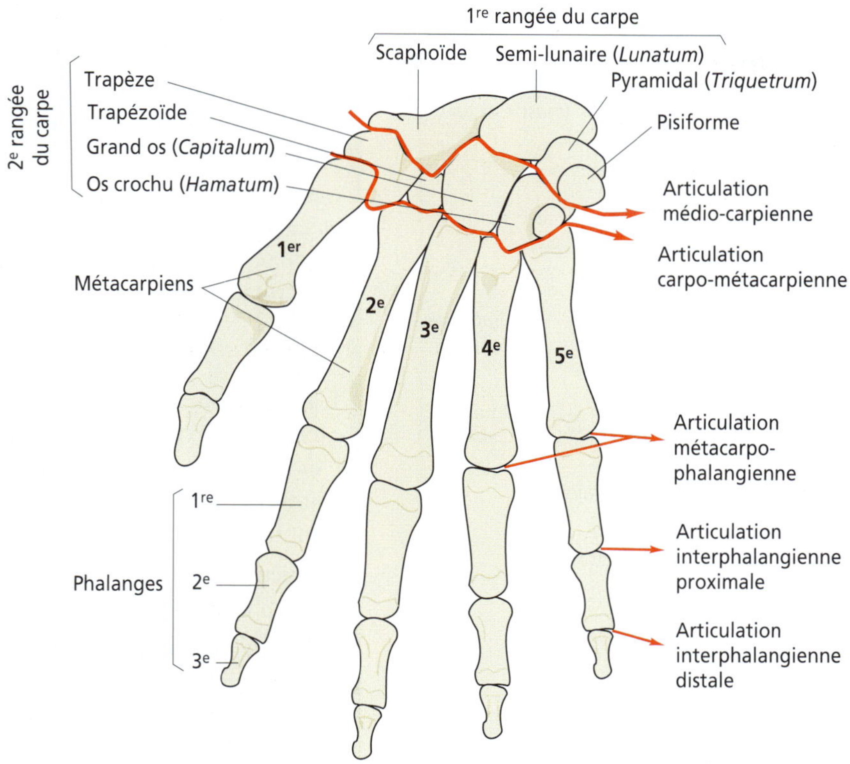

Fig. 4.8 Squelette de la main.

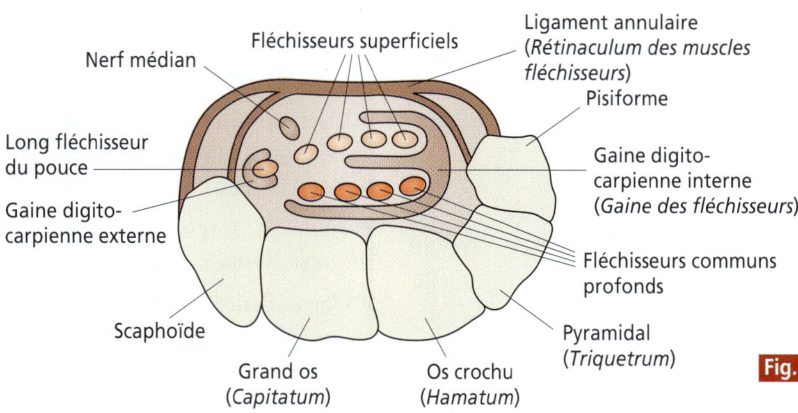

Fig. 4.9 Coupe du canal carpien.

Ces os limitent entre eux les espaces interosseux (1er espace interosseux entre le premier et le deuxième métacarpien et ainsi de suite).

Phalanges

Chaque doigt possède trois segments osseux : les phalanges, sauf le pouce qui en a seulement deux.

Allant du poignet à l'extrémité des doigts, on désigne ces os sous le nom de première phalange ou P1, puis phalangine ou deuxième phalange ou P2, enfin phalangette ou troisième phalange ou P3.

Articulations

Articulation de l'épaule

Elle est composée en fait de plusieurs articulations (figure 4.10), qui entrent en jeu et lui permettent plusieurs types de mouvements, et qui se combi-

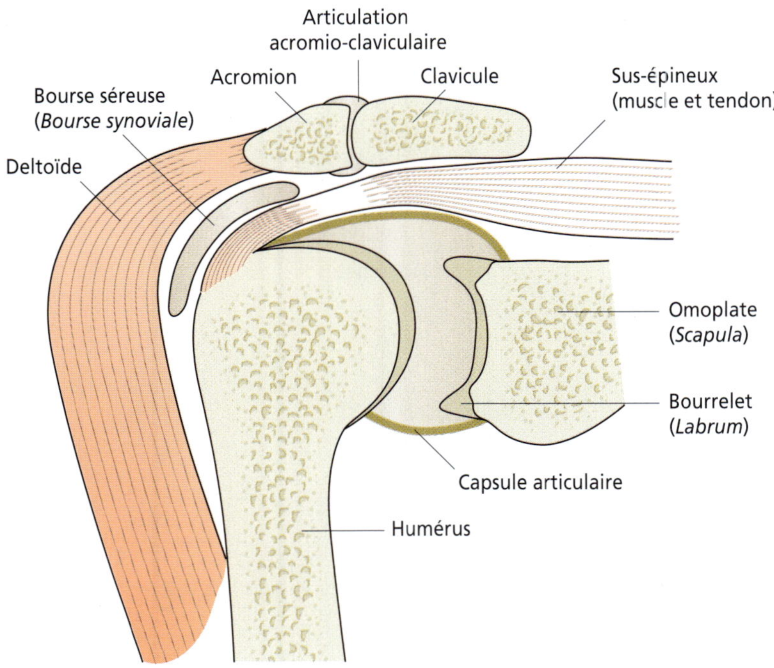

Fig. 4.10 Coupe de l'articulation de l'épaule.

nent : rotation externe et interne, abduction et adduction, flexion ou antépulsion et extension ou rétropulsion.

Articulation scapulo-humérale, ou gléno-humérale

C'est la principale, qui unit l'omoplate à l'humérus.

LES SURFACES ARTICULAIRES en présence ne s'emboîtent pas parfaitement, la cavité glénoïde étant insuffisamment concave par rapport à la courbure bien sphérique de la tête humérale. L'existence d'un « bourrelet » glénoïdien corrige cette imperfection.

LES MOYENS D'UNION des deux os sont :

- **Une capsule articulaire,** remarquable par sa très grande laxité, permettant de ce fait un écartement des deux os de 2 à 3 cm.
- **Des ligaments** qui viennent renforcer cette union. Certains sont tendus du pourtour de la glène à l'humérus et ne sont que des épaississements de la capsule, d'autres partent de l'apophyse coracoïde pour aboutir à la tête humérale.
- **Certains tendons et muscles,** qui s'insèrent sur l'extrémité supérieure de l'humérus, renforcent encore l'union des deux surfaces articulaires (voir muscles de l'épaule, coiffe des rotateurs). Le tendon du sus-épineux, notamment, risque d'être lésé par frottement sur l'acromion au contact duquel il se trouve.

L'ensemble de l'articulation scapulo-humérale est protégé par un muscle volumineux, le deltoïde. Elle en reste séparée par une bourse séreuse, la **bourse sous-acromio-deltoïdienne**.

Autres articulations de l'épaule

- **L'articulation acromio-claviculaire** qui unit l'acromion à l'extrémité externe de la clavicule. La mobilité de cette articulation est des plus réduites et ne permet que des mouvements de glissement très limités.
- **L'articulation sterno-claviculaire,** qui unit le sternum d'une part, à la clavicule d'autre part.
- **Un plan de glissement omo-thoracique,** qui permet le déplacement de l'omoplate sur le thorax.

Articulation du coude

Elle se compose de trois articulations (voir figure 3.6) :

- **L'articulation huméro-cubitale** par laquelle l'humérus (au niveau de la trochlée) s'unit au cubitus (grande cavité sigmoïde).
- **L'articulation huméro-radiale** par laquelle l'humérus (condyle) s'unit à la tête du radius (cupule radiale).
- Toutes deux participent aux mouvements de flexion-extension du coude.
- **L'articulation radio-cubitale supérieure** par laquelle la tête du radius s'unit à la petite cavité sigmoïde du cubitus. Cette cavité est transformée en un cylindre par un solide ligament tendu entre ses deux extrémités et s'enroulant autour de la tête radiale sans y adhérer. Le radius reste ainsi libre de tourner autour du cubitus, quelle que soit la position du coude. Cette articulation assure les mouvements de pronation et de supination, conjointement avec l'articulation radio-cubitale inférieure du poignet.

Ces différentes surfaces articulaires sont unies entre elles par une capsule renforcée par des ligaments tendus uniquement de l'humérus au cubitus.

Articulation du poignet

Elle est constituée (figure 4.11) :

- **De l'articulation radio-cubitale inférieure,** unissant l'extrémité inférieure du radius à la tête du cubitus. Le moyen d'union essentiel de cette articulation, qui participe à la prono-supination, est le ligament triangulaire.
- **De l'articulation radio-carpienne,** qui unit l'avant-bras à la main. Elle met donc en contact : d'une part, l'extrémité inférieure du radius (le cubitus est en effet séparé des os du carpe par le ligament triangulaire) et d'autre part, la rangée supérieure des os du carpe. Elle permet les mouvements de flexion et d'extension du poignet.

Les os sont unis par une capsule articulaire et par des ligaments (antérieurs, postérieurs, externes, internes).

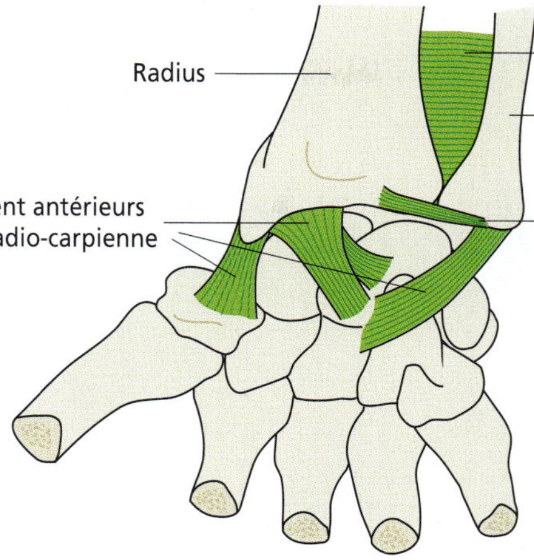

Fig. 4.11 Articulation du poignet.

Articulations de la main (figure 4.8)

- **L'articulation médio-carpienne.** Elle réunit les trois os du condyle carpien, c'est-à-dire le scaphoïde, le semi-lunaire et le pyramidal, aux quatre os de la deuxième rangée des os du carpe, c'est-à-dire le trapèze, le trapézoïde, l'os crochu et le grand os. Cette articulation participe, avec la radio-carpienne, aux mouvements de flexion du poignet.
- **Les articulations carpo-métacarpiennes.** Une seule possède une grande mobilité : c'est celle qui unit le premier métacarpien et le trapèze. Cette articulation appelée **trapézo-métacarpienne** permet, entre autres, l'opposition du pouce sur les autres doigts. Ses lésions traumatiques et la survenue d'une arthrose (rhizarthrose du pouce) retentiront donc sur la valeur fonctionnelle de la main

Les autres articulations carpo-métacarpiennes unissent les os de la deuxième rangée du carpe aux quatre derniers métacarpiens.

- **Les articulations métacarpo-phalangiennes** (ou **MCP**) sont celles qui unissent la tête du métacarpien à l'extrémité ou base de la première phalange. Elles bénéficient d'une grande mobilité pouvant accomplir des mouvements de flexion, d'extension, de latéralité.
- **Les articulations interphalangiennes** unissent les phalanges entre elles. Il en existe deux pour chaque doigt, à l'exception du pouce qui n'en possède qu'une; l'articulation entre la 1re et la 2e phalanges est appelée **interphalangienne proximale** (ou **IPP**), celle entre 2e et 3e phalanges **interphalangienne distale** (ou **IPD**).

Muscles

Muscles moteurs du bras (figure 4.12)

Abducteurs du bras : l'abduction est l'élévation latérale du bras. Le deltoïde est le plus important de ces muscles : il constitue en grande partie le relief musculaire de l'épaule (figure 4.12A). Le sus-épineux s'étend de la fosse sus-épineuse au trochiter où il se termine par un tendon adhérant à la capsule articulaire (figure 4.12B).

Adducteurs du bras : l'adduction porte le bras en dedans sous l'action du grand pectoral et du grand rond.

La flexion du bras en avant, encore appelée antépulsion, dépend surtout du faisceau antérieur du deltoïde, et du coraco-brachial.

L'extension du bras en arrière ou rétropulsion, est permise par l'action du faisceau postérieur du deltoïde et par le grand dorsal (figure 4.12D).

Rotateurs externes du bras : ce sont le sous-épineux qui se termine sur le trochiter par un tendon, et le petit rond, qui suit le même trajet et a des insertions voisines (figure 4.12B).

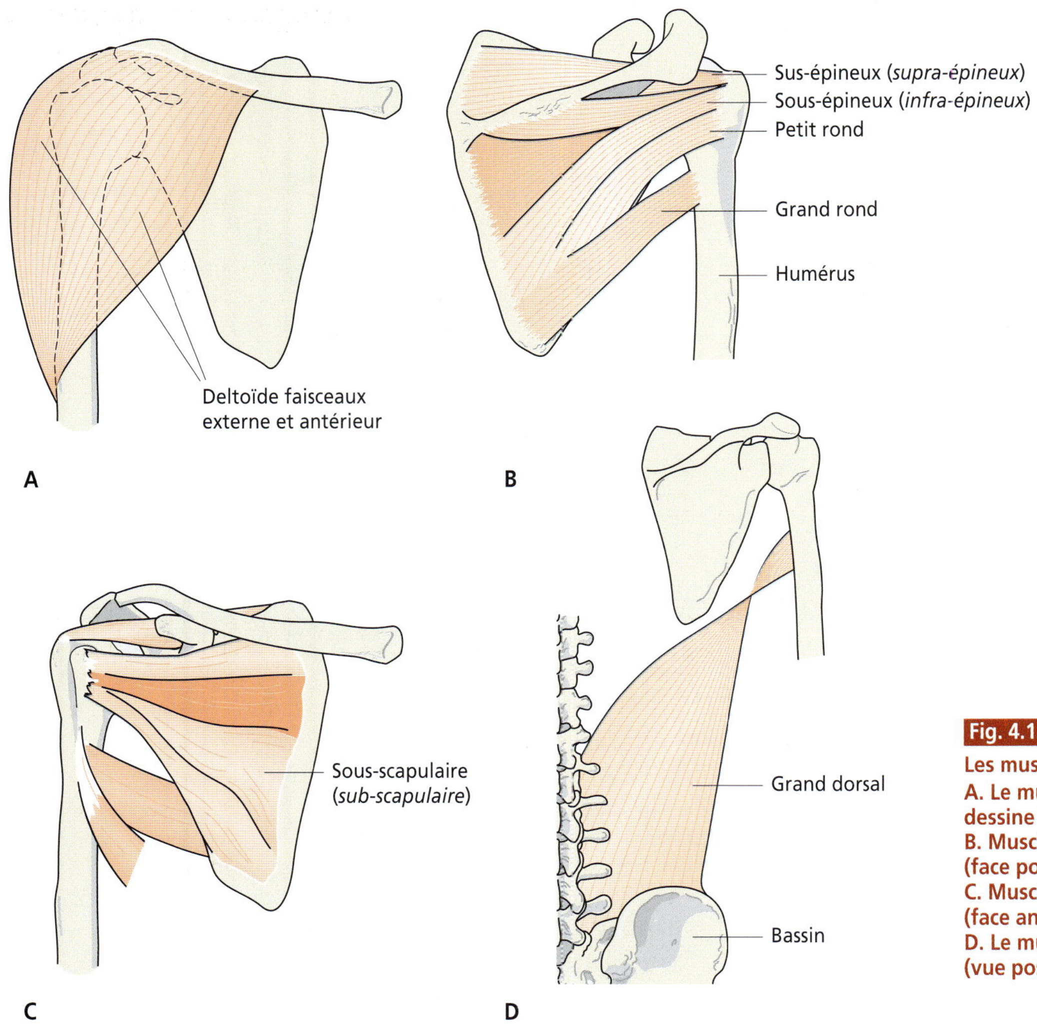

Fig. 4.12
Les muscles moteurs du bras.
A. Le muscle deltoïde dessine le galbe de l'épaule.
B. Muscles de l'épaule (face postérieure).
C. Muscles de l'épaule (face antérieure).
D. Le muscle grand dorsal (vue postérieure).

ROTATEURS INTERNES DU BRAS. Le principal est le sous-scapulaire. Il s'insère sur toute la surface de la fosse sous-scapulaire de l'omoplate, passe devant l'articulation de l'épaule et se termine par un tendon sur le trochin (figure 4.12C).

MUSCLES DE LA « COIFFE DES ROTATEURS ». On entend par ce terme le manchon tendineux qui adhère à la capsule de l'articulation de l'épaule, constitué par la terminaison sur l'humérus des tendons des quatre muscles suivants : petit rond, sous-épineux, sus-épineux, sous-scapulaire. La fonction commune de ces muscles est de maintenir la tête humérale en position dans la cavité articulaire de l'omoplate.

Les lésions tendineuses de la « coiffe » sont très fréquentes en pathologie (périarthrite scapulo-humérale, tendinites).

Muscles moteurs de l'avant-bras

Tous ces muscles s'insèrent sur l'humérus ou l'omoplate et se terminent sur la partie haute des deux os de l'avant-bras. Les muscles de la face postérieure du bras permettent l'extension du coude, alors que les muscles de la face antérieure du bras permettent la flexion du coude.

LES MUSCLES FLÉCHISSEURS DE L'AVANT-BRAS SUR LE BRAS (figure 4.13).

Le biceps brachial est le plus important : il est divisé en deux portions :

– la courte portion du biceps : c'est un tendon qui naît de l'apophyse coracoïde ;

– la longue portion du biceps est un deuxième tendon qui naît de la partie supérieure de la glène de

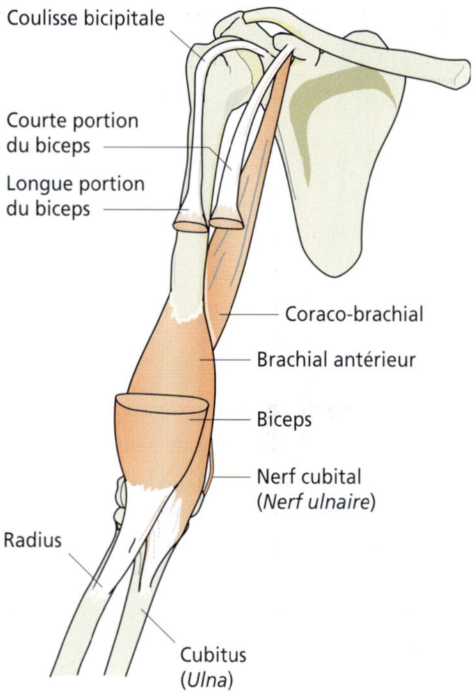

Fig. 4.13 Les muscles qui fléchissent l'avant-bras.

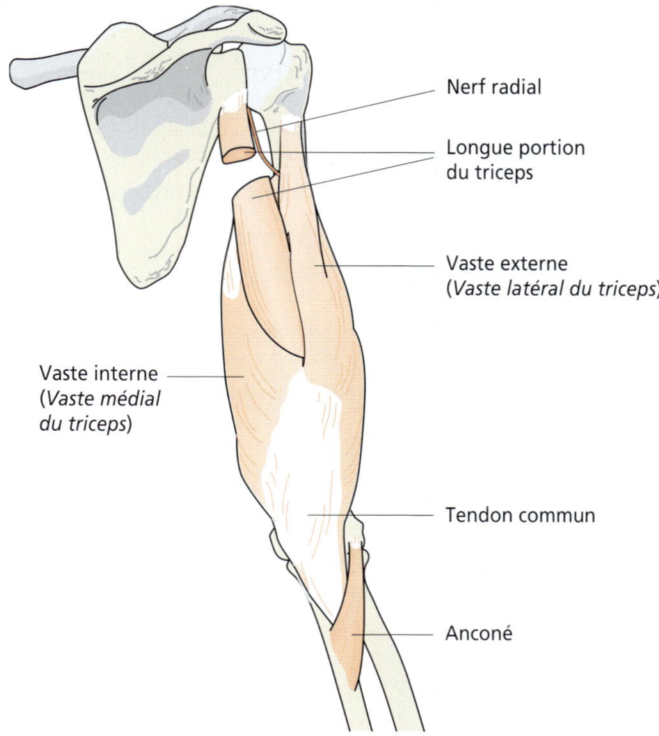

Fig. 4.14 Les muscles qui étendent l'avant-bras.

l'omoplate et traverse l'articulation scapulo-humérale dans la coulisse bicipitale.

Ces deux tendons se prolongent par des muscles qui vont se réunir à la partie moyenne du bras. Le biceps se dirige alors vers le pli du coude et se termine sur la tubérosité bicipitale du radius.

Le brachial antérieur est également un muscle fléchisseur.

LES MUSCLES EXTENSEURS DE L'AVANT-BRAS SUR LE BRAS (figure 4.14).

- **Le triceps brachial** joue le rôle prépondérant; ce muscle occupe la face postérieure du bras et comprend trois parties distinctes, la longue portion du triceps et, de part et d'autre, le vaste interne et le vaste externe.

L'anconé est le deuxième muscle extenseur de l'avant-bras.

Muscles moteurs du poignet

MUSCLES DE LA PRONATION : rond pronateur et carré pronateur, s'insèrent sur les deux os de l'avant-bras, radius et cubitus. La pronation porte la paume de la main en arrière.

MUSCLES DE LA SUPINATION : court supinateur, long supinateur, et accessoirement le biceps brachial, s'insèrent aussi sur les deux os de l'avant-bras. La supination porte la paume de la main en avant.

MUSCLES DE LA FLEXION DE LA MAIN SUR L'AVANT-BRAS. Les principaux muscles possédant cette action sont situés à la face antérieure de l'avant-bras; ce sont le grand palmaire et le petit palmaire, qui sont renflés dans leur partie supérieure et se transforment en tendon à la partie moyenne de l'avant-bras.

MUSCLES DE L'EXTENSION DE LA MAIN : ce sont les muscles radiaux situés à la région postéro-externe de l'avant-bras, court radial et long radial. Ces deux muscles charnus à leur partie supérieure donnent naissance à deux tendons aplatis à la partie moyenne de l'avant-bras. Ils passent dans les gouttières creusées à la face postérieure du radius.

ADDUCTEURS DE LA MAIN : ils portent le bord interne de la main (5e doigt) vers l'intérieur. Ils

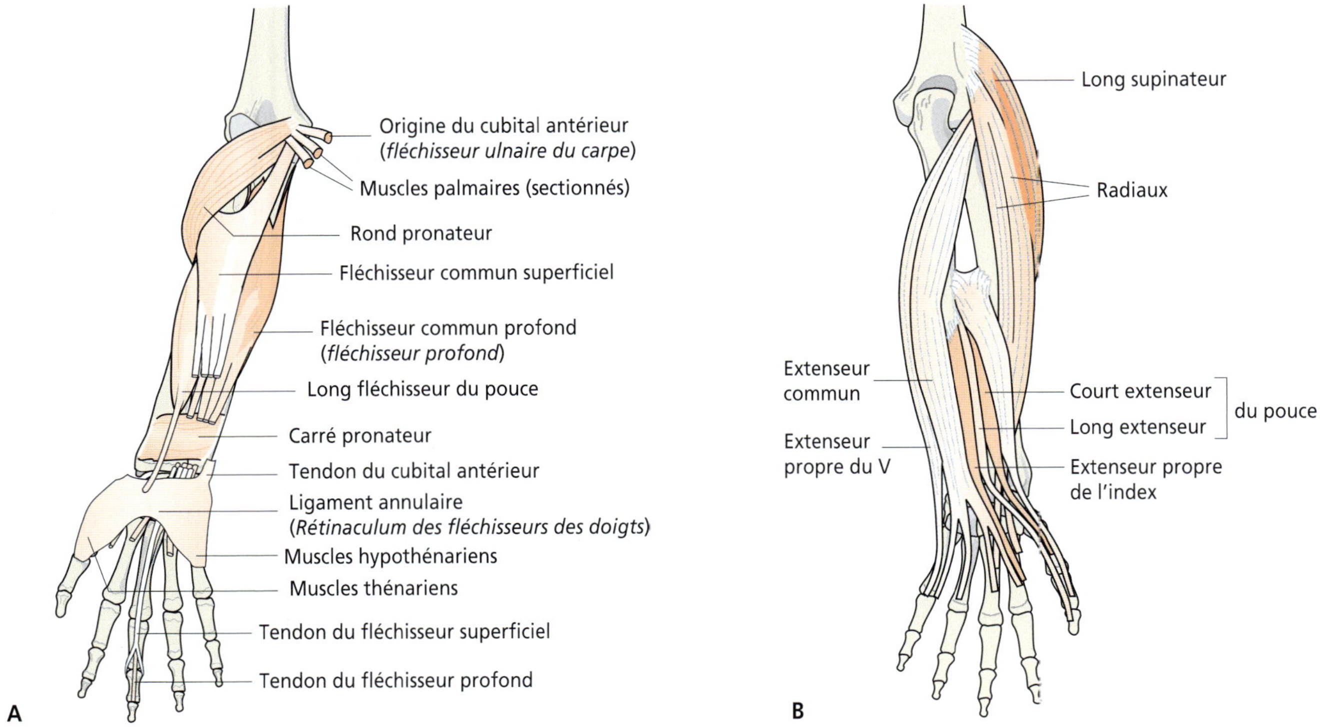

Fig. 4.15 **A. Muscles et tendons de l'avant-bras et de la main (face antérieure). B. Principaux muscles de la région postérieure de l'avant-bras.**

sont placés, à leur extrémité inférieure, sur le côté interne de l'avant-bras : cubital antérieur et cubital postérieur se terminent par deux tendons naissant un peu au-dessus du poignet.

ABDUCTEURS DE LA MAIN : ils portent le bord externe de la main (pouce) vers l'extérieur. Deux groupes musculaires principaux contribuent à ce mouvement, les palmaires et les radiaux. Nous les avons déjà cités, car ils sont aussi respectivement fléchisseurs et extenseurs de la main.

Muscles moteurs des doigts

FLÉCHISSEURS DES DOIGTS : ils sont placés à la face antérieure de l'avant-bras.

Le fléchisseur commun profond et le fléchisseur commun superficiel des doigts (figure 4.15A) s'étendent de la partie antérieure de l'avant-bras à la face palmaire des 4 derniers doigts. Les faisceaux musculaires, d'abord charnus, se transforment en tendons (4 pour le fléchisseur profond, 4 pour le fléchisseur superficiel) qui passent tous dans le canal carpien (voir figure 4.9), accompagnés du nerf médian, avant de s'insérer sur les deuxième et troisième phalanges de chaque doigt.

La flexion du pouce est commandée par un muscle distinct des précédents, le long fléchisseur du pouce. Le tendon qui termine ce muscle passe aussi dans le canal carpien.

LES EXTENSEURS DES DOIGTS. Comme les extenseurs de la main, ils sont placés à la partie postérieure de l'avant-bras.

L'extenseur commun des doigts est le plus superficiel, large à sa partie supérieure, divisé en 4 tendons à sa partie inférieure pour les 4 derniers doigts.

L'index et le dernier doigt bénéficient chacun d'un extenseur supplémentaire : extenseur propre de l'index et extenseur propre du 5e doigt.

Enfin, l'extension du pouce est assurée par deux muscles distincts des précédents : long extenseur du pouce et court extenseur du pouce (figure 4.15B).

LES MUSCLES INTEROSSEUX : ils ont pour action principale de permettre les mouvements d'écartement et de rapprochement des doigts de la main. Ces muscles sont situés dans les espaces limités par les métacarpiens.

Muscles de l'éminence thénar. Ce groupe musculaire, situé à la partie externe de la paume de la main, est destiné à la mobilité du pouce : adducteur du pouce, court fléchisseur, court abducteur, et surtout l'opposant du pouce, muscle de grande importance permettant de porter le premier métacarpien en avant et en dedans (il « **oppose** » donc le pouce aux autres doigts).

Muscles de l'éminence hypothénar : ils constituent le groupe musculaire interne de la paume de la main. Tous sont destinés à la mobilité du petit doigt : court fléchisseur du 5e doigt, adducteur du 5e et opposant du petit doigt.

Tendons et gaines

Les muscles du membre supérieur se terminent pour certains par des tendons courts, pour d'autres par des tendons très longs. Ces derniers sont entourés par une gaine synoviale qui permet leur protection, mais aussi facilite leur glissement. À titre d'exemple, nous étudierons les gaines annexées aux tendons fléchisseurs des doigts. Rappelons que ces tendons atteignent la main en passant par le **canal carpien**. Celui-ci est constitué par la gouttière formée par les os du carpe, recouverte en avant par un ligament épais et large appelé ligament annulaire antérieur du carpe (voir figure 4.9).

Arrivés dans la paume de la main, les tendons vont s'écarter l'un de l'autre pour aller gagner le doigt auquel chacun est destiné. Chaque tendon issu du fléchisseur commun superficiel forme au niveau du doigt un anneau dans lequel passe le tendon correspondant du fléchisseur commun profond.

Les gaines synoviales annexées à ces tendons sont (figure 4.16).

- **Les gaines digitales de l'annulaire, du médius et de l'index** qui enveloppent les tendons fléchisseurs communs et superficiels de ces trois doigts depuis leur insertion osseuse jusqu'à 1 cm au-dessus de l'articulation métacarpo-phalangienne.
- **La gaine digito-carpienne interne** qui s'étend du petit doigt jusqu'à 4 ou 5 cm au-dessus du ligament annulaire (poignet). Cette gaine s'élargit dans la paume de la main et dans le canal carpien en recouvrant alors les tendons fléchisseurs communs et superficiels des 4 derniers doigts de la main.

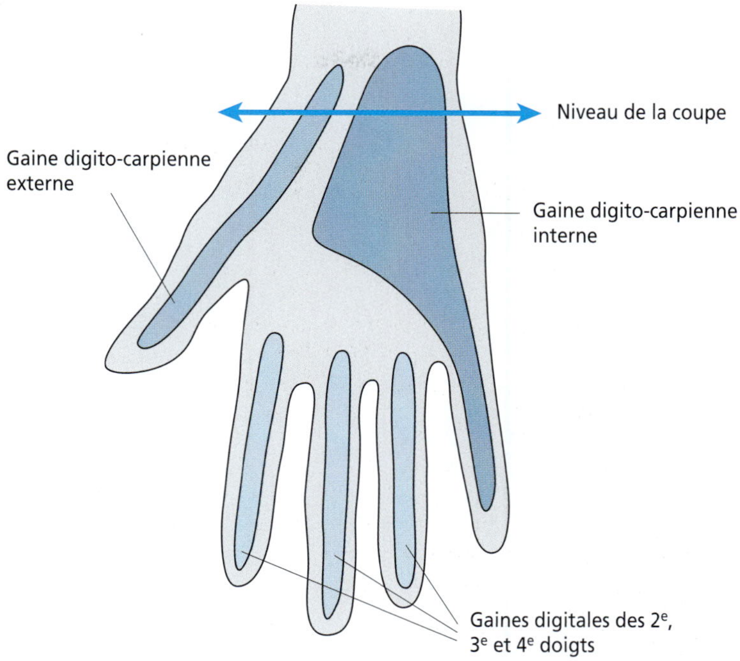

Fig. 4.16 Projection des gaines des tendons fléchisseurs.

- **La gaine digito-carpienne externe** qui est annexée uniquement au tendon fléchisseur du pouce. Elle s'étend de son insertion sur ce doigt à 4 ou 5 cm au-dessus du ligament annulaire du carpe.

Nerfs du membre supérieur

Le membre supérieur doit son innervation au plexus brachial. Celui-ci est formé par la réunion, (ou anastomose) des 4 derniers nerfs cervicaux rachidiens et du 1er nerf rachidien dorsal.

Le plexus brachial est situé entre la partie inférieure et latérale du cou et la région de l'aisselle. Il donne naissance à de nombreux nerfs, collatéraux ou terminaux, assurant l'innervation sensitive et motrice du membre supérieur.

Nous étudierons surtout cette dernière dans le cadre de l'appareil locomoteur.

Branches collatérales du plexus brachial

Elles sont destinées aux muscles de l'épaule et de la région de l'aisselle. Chacun de ces muscles reçoit une ou plusieurs branches (nerf du grand pectoral, nerf du grand rond, nerf du sus-épineux, etc.).

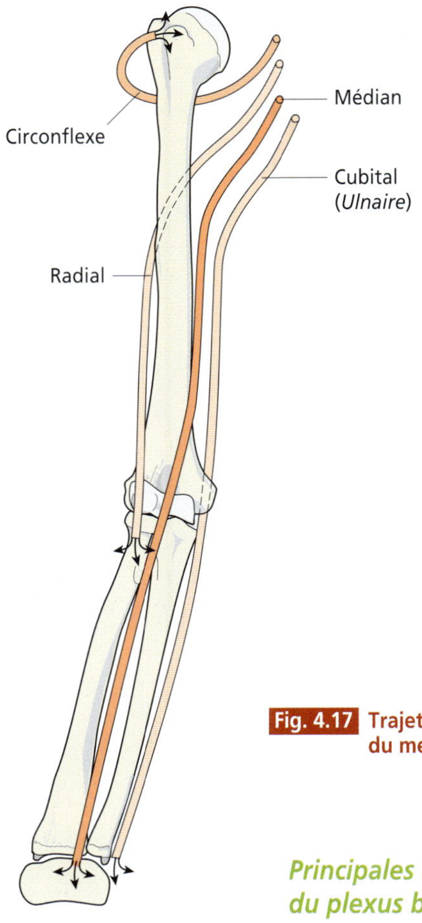

Fig. 4.17 Trajet des principaux nerfs du membre supérieur.

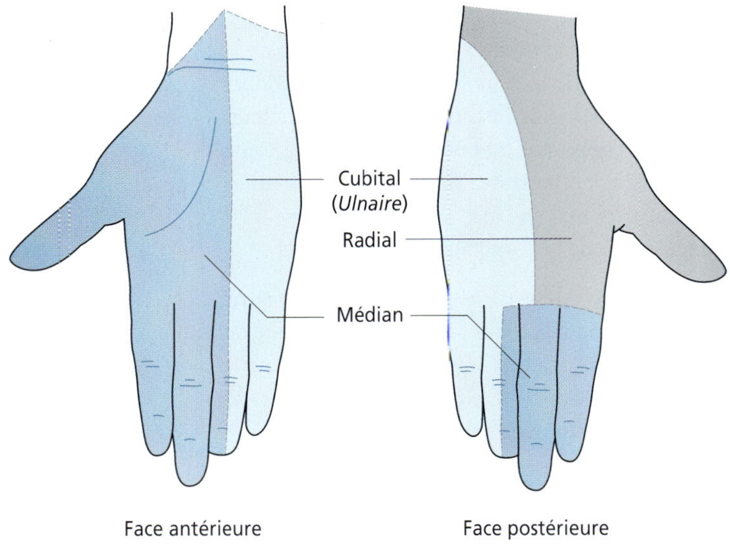

Fig. 4.18 Innervation sensitive de la main.

Principales branches terminales du plexus brachial (figure 4.17)

LE NERF CIRCONFLEXE : il innerve en grande partie le muscle deltoïde, élévateur du bras, et donne également la sensibilité du moignon de l'épaule. Ce nerf passe immédiatement au-dessous de la capsule articulaire de l'épaule; il peut être lésé dans la luxation de l'épaule.

LE NERF MUSCULO-CUTANÉ : il donne l'innervation motrice des muscles antérieurs du bras (biceps, etc.) qui sont des fléchisseurs du coude.

LE NERF RADIAL : il donne l'innervation motrice de la région postérieure du bras (triceps) ainsi que de la région postéro-externe de l'avant-bras (supinateurs et radiaux). Il innerve donc les muscles supinateurs et les extenseurs du coude, du poignet et des doigts. Dans son trajet, il contourne la face postérieure de l'humérus accompagné d'une grosse artère; ce paquet vasculo-nerveux peut être lésé en cas de fracture de l'humérus.

LE NERF MÉDIAN : il traverse la partie inférieure de l'aisselle, descend sur le côté interne du bras (accompagné de l'artère humérale), passe le pli du coude et descend verticalement à la face antérieure de l'avant-bras au milieu de celui-ci (d'où le nom de nerf médian). Il s'engage enfin dans le canal carpien au poignet puis il se termine en plusieurs rameaux. Il assure l'innervation des muscles antérieurs de l'avant-bras (carré pronateur, fléchisseurs et palmaires) qui sont les pronateurs et les fléchisseurs du poignet et des doigts (surtout les trois premiers). Par ses rameaux terminaux, il innerve l'éminence thénar, permettant ainsi l'action des muscles du pouce et notamment l'opposant.

LE NERF CUBITAL : il descend à la partie interne du bras et de l'avant-bras pour se diviser en branches terminales au-dessus du poignet. Ce nerf assure l'innervation motrice des muscles qui permettent la flexion des deux derniers doigts. Il innerve également les muscles hypothénariens ainsi que les interosseux.

La connaissance de l'innervation motrice et sensitive (figure 4.18) permet de rechercher au cours des traumatismes (fractures, luxations) des signes neurologiques (paralysie ou diminution de la sensibilité) qui témoigneraient de l'atteinte d'un tronc nerveux.

Anatomie des membres inférieurs

Os

Os iliaque

C'EST UN OS PLAT qui unit le membre inférieur au tronc. On distingue à cet os trois parties (figure 4.19).

- **Un segment moyen** creusé à sa face externe d'une dépression profonde appelée cavité cotyloïde, ou **cotyle**, articulée avec la tête du fémur.
- **Un segment supérieur** aplati et très large appelé **aile iliaque.** Sa face externe ou fosse iliaque externe donne insertion à des muscles volumineux. Son bord supérieur saillant, qui se palpe facilement, est appelé **crête iliaque** et se prolonge en avant par une éminence osseuse appelée épine iliaque antéro-supérieure.
- **Un segment inférieur** qui forme la bordure d'un large orifice : le **trou obturateur**. Cette bordure est constituée par, en avant, le **pubis**, en arrière et en bas, l'ischion qui présente un renflement ou **tubérosité ischiatique** (sur laquelle on s'assoit), en haut, par la cavité cotyloïde (voir articulation de la hanche).

LE BORD POSTÉRIEUR de l'os présente à sa partie moyenne une saillie appelée **épine sciatique** ; au-dessus de celle-ci, l'os est creusé d'une échancrure profonde : **la grande échancrure sciatique**.

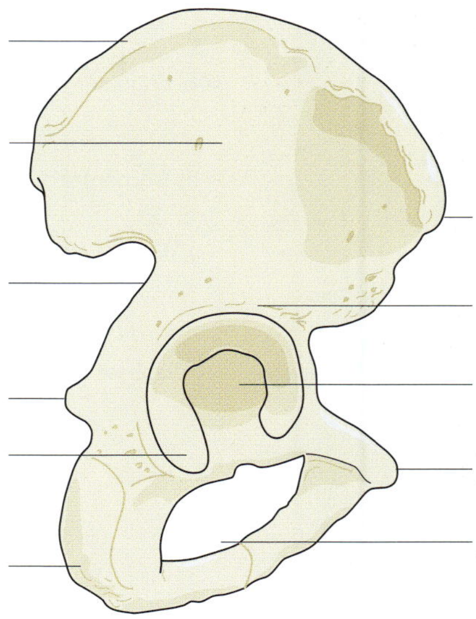

Fig. 4.19 Os iliaque droit (vue externe).

LES DEUX OS ILIAQUES réunis en avant par la symphyse pubienne forment, avec le sacrum qui les unit en arrière, le squelette du **bassin** ou **ceinture pelvienne** (figure 4.20).

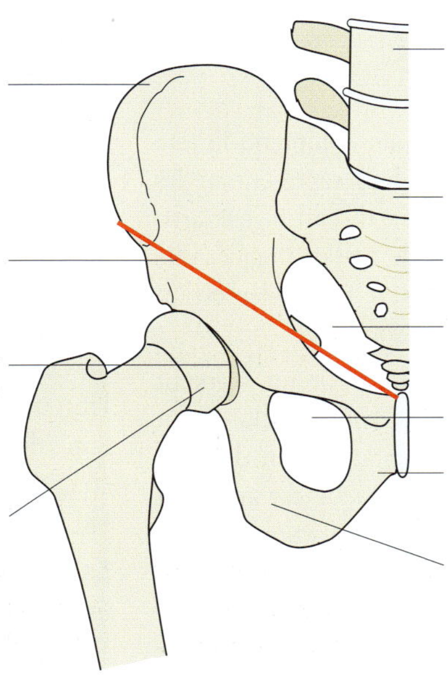

Fig. 4.20 Partie droite du bassin, vue de face.

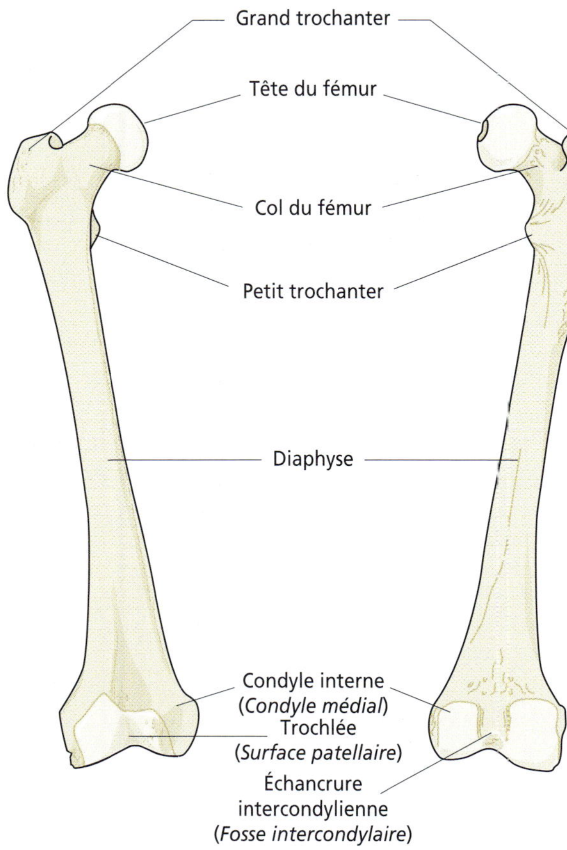

Fig. 4.21 Fémur droit (face antérieure et postérieure).

Fémur

Il constitue à lui seul le squelette de la cuisse (figure 4.21). On lui décrit :

Une diaphyse enveloppée par d'épaisses masses musculaires.

Une extrémité supérieure qui comprend la **tête du fémur**. C'est une saillie lisse représentant les deux tiers d'une sphère revêtue de cartilage et articulée avec la cavité cotyloïde de l'os iliaque. Elle est creusée en son centre d'une petite dépression appelée fossette du ligament rond.

La tête fémorale est supportée par un segment osseux rétréci appelé le **col du fémur**. Celui-ci fait avec la diaphyse un angle d'inclinaison de 130° ouvert en bas et en dedans ; lorsque cet angle est supérieur à 135°, on parle de coxa valga, et de coxa vara s'il est inférieur à 125°. À l'union du col et de la tête se trouvent deux saillies : le **grand trochanter** en haut et en dehors ; le **petit trochanter** en dedans et un peu en arrière. Le grand trochanter est facile à palper sous la peau, c'est un repère anatomique important.

Une extrémité inférieure volumineuse qui comprend :

- **Les deux condyles fémoraux :** saillies revêtues de cartilage, légèrement déjetées en arrière, séparées l'une de l'autre par l'échancrure intercondylienne. Les condyles fémoraux, interne et externe, sont articulés avec les plateaux tibiaux par l'intermédiaire de ménisques.
- **En avant** se trouve une autre surface articulaire : la **trochlée**, qui s'articule avec la rotule.

Rotule

La **rotule** est un os plat situé à la partie antérieure du genou. Elle est de forme triangulaire à base supérieure et pointe inférieure, aplatie d'avant en arrière. La face postérieure de la rotule, qui est la seule à être recouverte de cartilage, présente deux facettes, externe et interne, qui s'articulent avec les joues de la trochée fémorale.

Tibia

Il constitue, avec le péroné, le squelette de la jambe (figure 4.22). On lui décrit :

Une diaphyse : de forme prismatique, comprenant donc une face postérieure, répondant au groupe musculaire de la loge postérieure de la jambe ; une face externe, répondant aux muscles de la loge antéro-externe de la jambe, enfin une face interne affleurant la peau. La crête tibiale sépare les faces interne et externe.

Une extrémité supérieure : elle est volumineuse, constituée par deux tubérosités, l'une externe, l'autre interne, supportant à leur face supérieure les cavités glénoïdes du tibia ou **plateaux tibiaux**. Les deux cavités sont recouvertes de cartilage et s'articulent avec les condyles fémoraux (par l'intermédiaire d'un ménisque) ; elles sont séparées l'une de l'autre par un espace dit interglénoïdien, comprenant à sa partie moyenne une saillie double, les épines tibiales.

La face latérale de la tubérosité externe comporte une surface articulaire plane et arrondie destinée à s'articuler avec l'extrémité supérieure du péroné.

La face antérieure de cette extrémité du tibia comporte à sa partie médiane une volumineuse saillie appelée **tubérosité antérieure** du tibia.

UNE EXTRÉMITÉ INFÉRIEURE. Elle est beaucoup moins volumineuse que l'extrémité supérieure. Elle a une forme grossièrement cubique, son segment externe s'articule avec le péroné, son segment interne présente une volumineuse saillie, palpable, appelée **malléole interne**. Par son extrémité inférieure, le tibia s'articule en bas avec l'astragale.

Péroné

C'est un os long et grêle situé à la partie externe de la jambe.

LE CORPS du péroné est prismatique; l'extrémité supérieure est un renflement portant le nom de tête du péroné. Le col du péroné est la partie rétrécie sous-jacente. La tête du péroné s'articule avec l'extrémité correspondante du tibia.

L'EXTRÉMITÉ INFÉRIEURE du péroné, palpable, est appelée **malléole externe**. Elle constitue, avec la malléole interne du tibia, la pince malléolaire qui s'articule avec l'astragale.

Squelette du pied

Le pied est composé de trois groupes osseux qui sont le tarse, le métatarse et les phalanges (figure 4.23).

Tarse

C'est un massif osseux occupant la moitié postérieure du pied. Il est formé de 7 os assemblés pour former une voûte concave en bas sur laquelle repose tout le poids du corps.

L'ASTRAGALE est le seul os du pied en contact avec les os de la jambe. Cet os est presque entièrement revêtu de cartilage, il s'articule en effet :

– en haut avec le tibia (face inférieure), cette surface articulaire de l'astragale porte le nom de *poulie astragalienne*;

– en dedans avec le tibia également (malléole interne);

– en dehors avec l'extrémité inférieure du péroné (malléole externe);

Fig. 4.22 Tibia et péroné droits (vue de face).

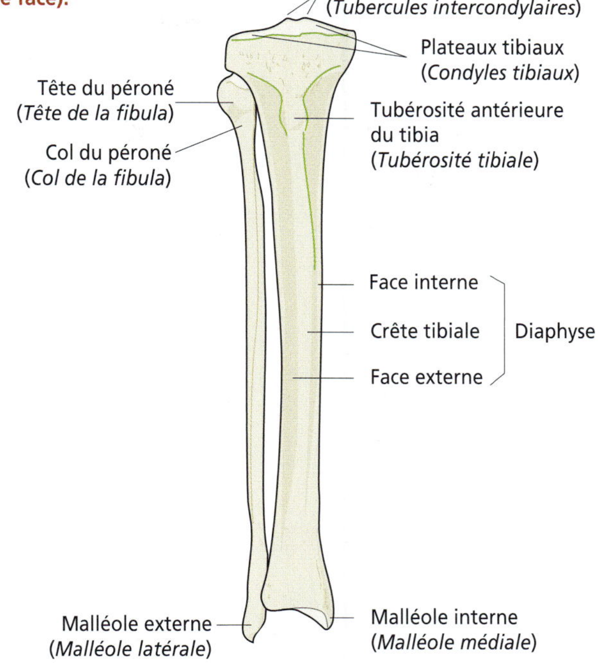

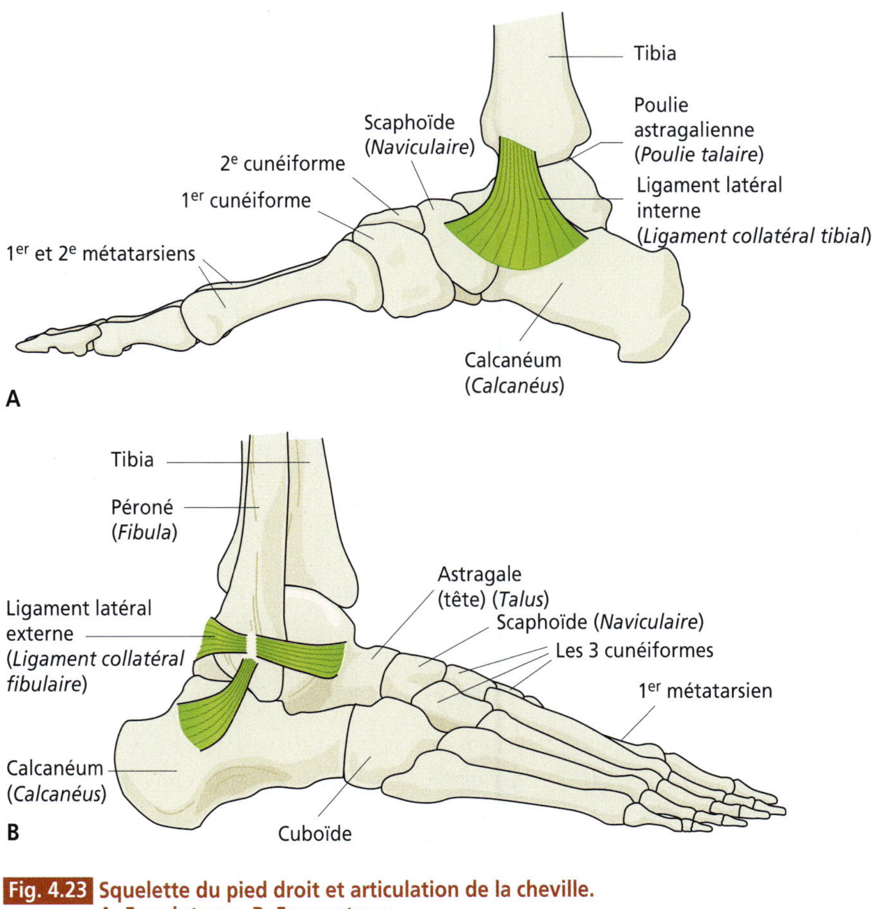

Fig. 4.23 Squelette du pied droit et articulation de la cheville. A. Face interne. B. Face externe.

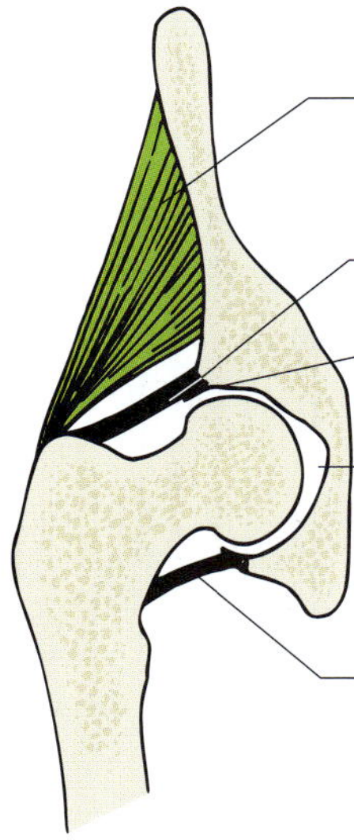

Fig. 4.24 Coupe transversale de l'articulation coxo-fémorale.

– en bas avec le calcanéum ; en avant avec le scaphoïde tarsien. Cette partie de l'astragale porte le nom de *tête de l'astragale*.

Le calcanéum est le plus volumineux des os du tarse, situé immédiatement au-dessous de l'astragale. On lui décrit :

– une face supérieure qui s'articule avec l'astragale, et dont la partie postéro-externe porte le nom de *thalamus* ;

– une face inférieure qui forme le squelette de la partie postérieure de la plante du pied, c'est-à-dire le *talon* ;

– une face externe pourvue d'une saillie appelée tubercule des péroniers latéraux (en raison des tendons des muscles qui passent au-dessus et au-dessous) ;

– une face interne comportant une volumineuse saillie : la petite apophyse du calcanéum ;

– une face postérieure où s'insère le tendon d'Achille ; une face antérieure qui est une surface articulaire avec le cuboïde.

Astragale et calcanéum forment le *tarse postérieur*.

Le tarse antérieur est composé de cinq os : le **scaphoïde** qui s'articule avec la tête de l'astragale en arrière et avec les **3 os cunéiformes** en avant. Enfin, le **cuboïde** s'articule en arrière avec le calcanéum, en dedans avec, d'une part le scaphoïde, d'autre part le troisième cunéiforme.

Métatarse et phalanges

Les **métatarsiens** (numérotés de 1 à 5 de dedans en dehors) sont des os longs constitués d'une diaphyse ou corps, d'une extrémité antérieure ou tête, d'une extrémité postérieure ou base.

La base des 5 métatarsiens est articulée avec les os du tarse antérieur ; la tête des métatarsiens est articulée avec les **phalanges des orteils** qui ne sont différentes de celles des mains que par leur dimension plus réduite.

Articulations

Articulation coxo-fémorale ou hanche

La hanche (figure 4.24) représente l'articulation la plus puissante de l'organisme. Elle unit la ceinture pelvienne (os iliaque) au membre inférieur (fémur), et permet des mouvements de flexion-extension, rotation externe et interne, adduction et abduction qui se combinent (voir figures 3.3, 3.4 et 3.5).

Les surfaces articulaires sont :

- **La tête du fémur** revêtue de cartilage, sauf au niveau de la fossette du ligament rond.
- **La cavité cotyloïde de l'os iliaque, ou cotyle ;** seule sa partie périphérique est articulaire. Elle dessine un croissant à concavité inférieure, les extrémités de ce croissant sont appelées les cornes. Le sourcil cotyloïdien surplombe la cavité cotyloïde ; la partie centrale de la cavité dépourvue de cartilage s'appelle l'arrière-fond. Un fibrocartilage appelé **bourrelet cotyloïdien** complète la cavité cotyloïde en accroissant sa profondeur.

Les moyens d'union des deux surfaces articulaires sont :

- **Une capsule** s'insérant autour de la surface articulaire du cotyle et au niveau du col fémoral.
- **Elle est renforcée et épaissie à certains endroits par des ligaments :** antérieur (ou ligament de Bertin), le plus puissant (capable de supporter une traction de 350 kg), inférieur ou pubo-fémoral, postérieur ou ischio-fémoral.
- **Le ligament rond** complète cette union. Il s'étend de la fossette du ligament rond sur la tête fémorale, à l'arrière-fond et aux cornes de la cavité cotyloïdienne.

Articulation du genou

L'articulation du genou réunit le fémur au tibia et à la rotule. Elle permet des mouvements de flexion-extension, et de faibles mouvements de rotation.

LES SURFACES ARTICULAIRES sont :

- **L'extrémité inférieure du fémur** avec : en avant la **trochlée** s'articulant avec la rotule, en bas et en arrière les **condyles** interne et externe s'articulant avec les plateaux tibiaux.
- **L'extrémité supérieure du tibia** oppose aux surfaces condyliennes du fémur des cavités glénoïdes (ou **plateaux tibiaux**). Le cartilage de revêtement atteint ici une des plus grandes épaisseurs de l'organisme (3 à 4 mm).
- **Les plateaux tibiaux** ne s'adaptent pas parfaitement aux condyles fémoraux. La concordance n'est obtenue que par l'interposition entre le tibia et le fémur de fibrocartilages ou **ménisques** ; l'interne en forme de C très ouvert, l'externe en forme de C très fermé (figure 4.25).
- **La rotule** entre en contact avec la trochlée fémorale par une surface articulaire occupant la plus grande partie de sa face postérieure.

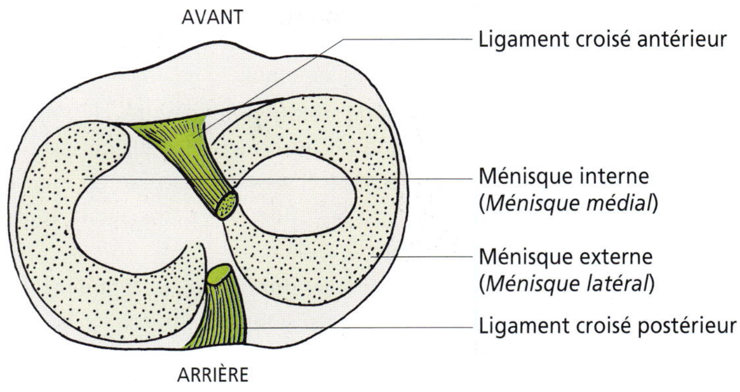

Fig. 4.25 Vue supérieure des plateaux tibiaux et des ménisques du genou.

LES MOYENS D'UNION comprennent :

- **Une capsule articulaire** qui s'étend de l'extrémité inférieure du fémur à l'extrémité supérieure du tiba, s'insérant au voisinage du revêtement cartilagineux. La capsule en avant s'insère autour de la surface articulaire de la rotule.
- **Des ligaments** qui renforcent la capsule et sont très nombreux (figure 4.26).

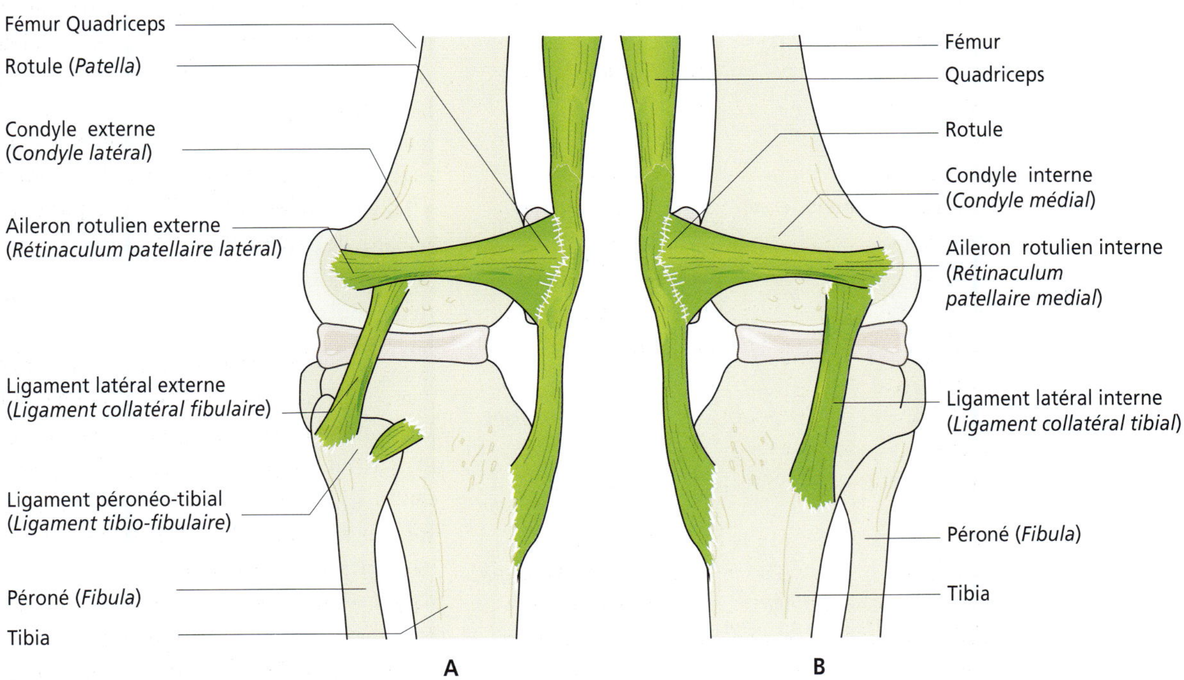

Fig. 4.26 Ligaments du genou. A. Face externe. B. Face interne.

– Les ligaments antérieurs comprennent : les ***ailerons*** de la rotule, interne et externe, s'étendant horizontalement des bords latéraux de la rotule aux condyles fémoraux.

– Le ***tendon rotulien*** représente la terminaison tendineuse du quadriceps. C'est une lame tendineuse large et épaisse qui s'insère en haut sur le sommet de la rotule, et en bas sur la tubérosité antérieure du tibia.

– Les ***ligaments latéraux*** : le ***ligament latéral interne*** est très résistant. Il s'insère sur la face latérale du condyle fémoral interne, se dirige vers le bas en s'élargissant pour se terminer sur la face interne du corps du tibia ; le ligament latéral externe est plus fin. Il s'insère en haut sur la face latérale du condyle fémoral externe, se dirige vers le bas pour se terminer sur l'extrémité supérieure du péroné.

– Les ***ligaments croisés*** antérieur et postérieur : ce sont deux cordons fibreux et courts situés dans l'articulation, appelés ainsi car ils se croisent dans leur trajet dans le sens antéro-postérieur, mais aussi dans le sens transversal. Ils s'étendent de l'espace interglénoïdien du tibia à l'espace intercondylien du fémur. Ces ligaments croisés renforcent et épaississent la partie postérieure de la capsule articulaire.

▸ **Le genou** comporte donc une **articulation fémoro-tibiale**, avec deux compartiments, interne et externe, et une **articulation fémoro-rotulienne** (ou fémoro-patellaire).

▸ La face postérieure de la région du genou est appelée **creux poplité**.

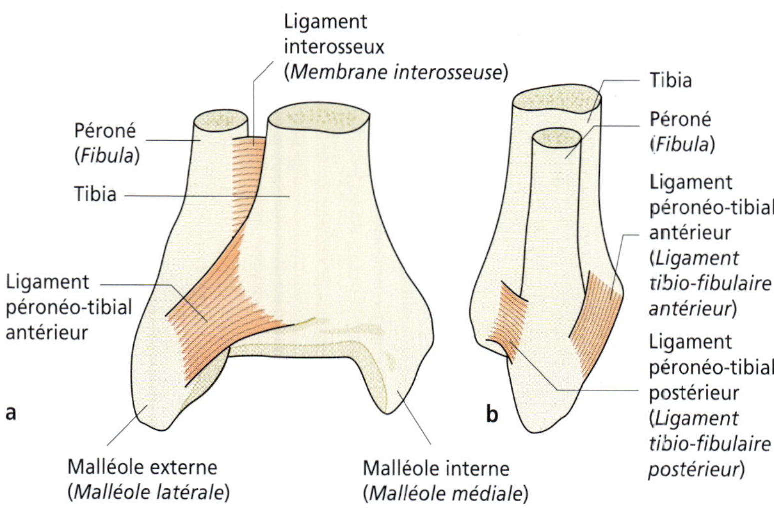

Fig. 4.27 Articulation péronéo-tibiale inférieure. A. Face antérieure. B. Face externe.

Articulations péronéo-tibiales

Le péroné et le tibia sont unis par l'articulation péronéo-tibiale supérieure, par l'articulation péronéo-tibiale inférieure et par le ligament interosseux de la jambe.

L'ARTICULATION PÉRONÉO-TIBIALE SUPÉRIEURE unit la tête du péroné à l'extrémité supéro-externe du tibia ; ces deux surfaces articulaires sont unies par une capsule renforcée, par les ligaments péronéo-tibiaux (voir figure 4.26).

L'ARTICULATION PÉRONÉO-TIBIALE INFÉRIEURE unit la malléole externe du péroné au tibia. Les deux os sont unis par une capsule articulaire et par deux ligaments antérieur et postérieur (figure 4.27).

LE LIGAMENT INTEROSSEUX de la jambe est une membrane s'étendant du bord externe du tibia au bord interne du péroné.

Articulation tibio-tarsienne ou cheville

L'articulation de la cheville, ou cou-de-pied (voir figure 4.23), qui unit les deux os de la jambe à l'astragale, assure les mouvements de flexion et d'extension du pied.

LES SURFACES ARTICULAIRES :

▸ **La surface péronéo-tibiale** comprend trois parties : supérieure ou tibiale ; interne, appartenant à la malléole tibiale ; externe, appartenant à la malléole péronière. L'ensemble est complété en avant et en arrière par les ligaments péronéo-tibiaux.

▸ **La surface astragalienne.** Elle s'emboîte parfaitement dans celle formée par les deux os de la jambe. Elle comprend en effet une facette supérieure ou poulie astragalienne, et deux facettes latérales externe et interne qui correspondent aux malléoles.

LES MOYENS D'UNION sont une capsule articulaire et surtout deux ligaments extrêmement puissants :

▸ **Le ligament latéral externe** : il s'insère sur la malléole péronière et se dirige en trois faisceaux distincts vers le calcanéum et vers l'astragale.

▸ **Le ligament latéral interne** s'insère sur la malléole tibiale, s'élargit en éventail pour se terminer sur le scaphoïde, l'astragale et le calcanéum.

Articulations du pied

Elles comprennent (figure 4.28) :

L'ARTICULATION ENTRE LES DEUX OS DE LA PREMIÈRE RANGÉE DU TARSE : articulation astragalo-calcanéenne ou **articulation sous-astragalienne**.

LES ARTICULATIONS ENTRE LES OS DE LA DEUXIÈME RANGÉE DU TARSE (scaphoïde, cuboïde, cunéiformes). Elles sont le siège de mouvements limités, car les os sont réunis en un seul bloc par de nombreux ligaments très puissants.

LES ARTICULATIONS ENTRE LES DEUX RANGÉES DU TARSE ou articulation **médio-tarsienne de Chopart.** Elle met en présence, d'une part, la surface articulaire de la tête de l'astragale, qui s'articule avec le scaphoïde, et d'autre part, la face antérieure du calcanéum qui s'adapte à la face postérieure du cuboïde. Ces deux articulations sont réunies par deux capsules distinctes renforcées par des ligaments.

L'articulation de Chopart ainsi que l'articulation astragalo-calcanéenne permettent des mouvements de torsion du pied en dehors et en dedans.

L'ARTICULATION TARSO-MÉTATARSIENNE ou **articulation de Lisfranc.** Elle unit, d'une part, les faces antérieures des trois cunéiformes et du cuboïde formant l'arcade tarsienne : voûte osseuse à concavité inférieure et, d'autre part, l'extrémité postérieure des 5 métatarsiens qui forment également une voûte osseuse concave en bas appelée arcade métatarsienne.

Les deux surfaces articulaires sont unies par des ligaments (plantaires et dorsaux, et interosseux); de faibles mouvements de flexion et d'extension sont possibles dans cette articulation.

LES ARTICULATIONS MÉTATARSO-PHALANGIENNES (MTP) ET INTERPHALANGIENNES (IPP ET IPD) des orteils sont analogues aux métacarpo-phalangiennes et interphalangiennes des doigts.

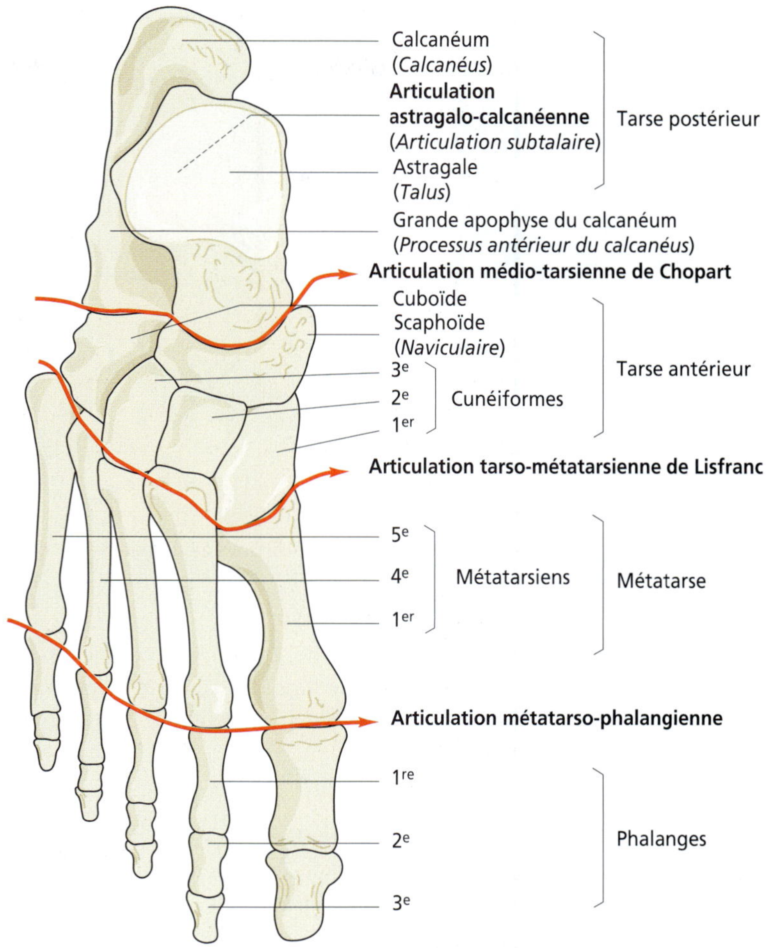

Fig. 4.28 Les différentes articulations du pied (vue supérieure).

Muscles du membre inférieur

Muscles moteurs de la cuisse

MUSCLES FLÉCHISSEURS DE LA CUISSE

Ils permettent de fléchir la cuisse sur le bassin.

- **Le psoas iliaque** est le principal fléchisseur de la cuisse, c'est un muscle épais et allongé, s'insérant sur la colonne lombaire (psoas) et sur l'os iliaque (iliaque). De ces insertions, le corps de ces muscles se dirige vers le bas, pour aller s'insérer par un tendon commun sur l'extrémité supérieure du fémur (petit trochanter) (figure 4.29A).
- **Le droit antérieur** contribue également à la flexion de la cuisse.

MUSCLES EXTENSEURS DE LA CUISSE

Ils permettent d'étendre la cuisse sur le bassin, c'est-à-dire de la ramener en arrière du plan vertical. Ce mouvement a une amplitude beaucoup plus limitée que la flexion.

- **Le grand fessier** est le principal extenseur de la cuisse, c'est le muscle le plus volumineux et le plus puissant de l'organisme. Il est très superficiel et forme le relief de la fesse; c'est là que se font les injections intramusculaires. Il s'insère sur la

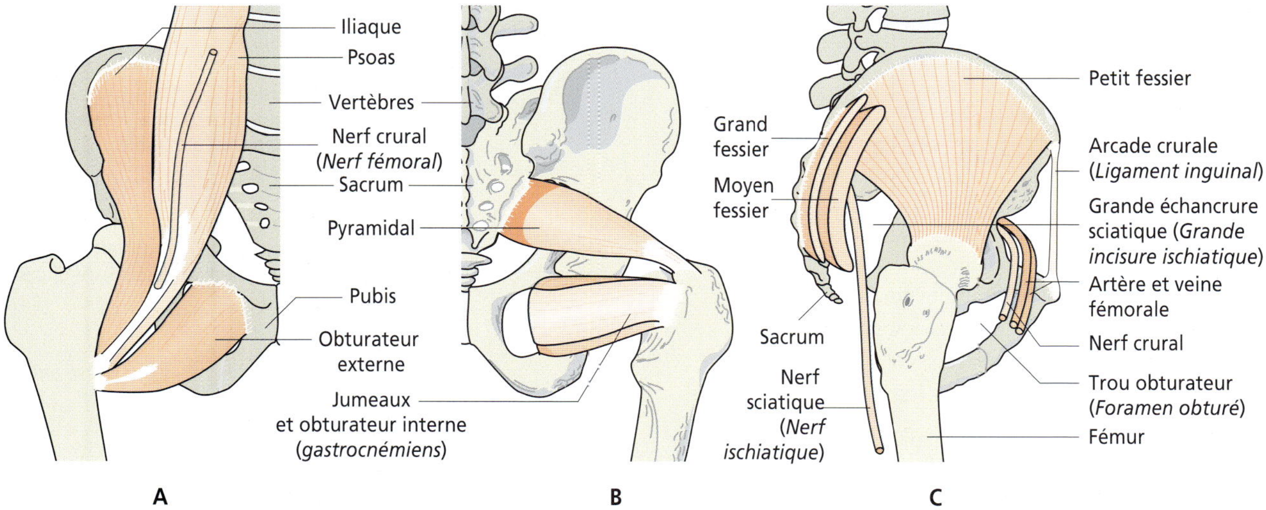

Fig. 4.29 Muscles de la fesse. A. Vue antérieure. B. Vue postérieure. C. Vue externe.

fosse iliaque externe et la face postérieure du sacrum ; de là il se dirige en bas vers le fémur où il s'insère à la face postérieure de la diaphyse (figure 4.29C).

Muscles abducteurs de la cuisse

Ils permettent de porter la cuisse en dehors, c'est-à-dire de l'écarter de l'axe médian du corps. Les muscles qui y contribuent sont :

- **le moyen fessier**, plus profond que le grand fessier ;
- **le petit fessier**, plus profond que le moyen fessier.

Adducteurs de la cuisse

Ils permettent de rapprocher la cuisse de la ligne médiane. Ce mouvement est limité par la rencontre des cuisses si le sujet est debout en position normale.

- **Les principaux muscles** qui contribuent à ce mouvement sont trois muscles superposés, **grand, moyen et petit adducteurs**. Leur forme est triangulaire, leur sommet se trouvant sur l'os iliaque, leur base sur le fémur (figure 4.30). Ils sont placés à la face interne de la cuisse.

Muscles rotateurs externes de la cuisse

Ils permettent une rotation en dehors de la cuisse.

De nombreux muscles contribuent à ce mouvement :

- **Les muscles fessiers** (faisceaux postérieurs du moyen fessier ; grand fessier).
- Les muscles adducteurs.
- **Le pyramidal,** situé au début de son trajet dans le bassin. Il en sort par la grande échancrure sciatique pour traverser la région fessière et se terminer sur le grand trochanter (voir figure 4.29B).
- **L'obturateur interne,** lui aussi situé à son origine dans le bassin, d'où il sort par la petite échancrure sciatique. Il traverse ensuite la région fessière pour aller s'insérer sur le grand trochanter (voir figure 4.29B).
- **L'obturateur externe** s'étend de la face externe du pourtour du trou obturateur au grand trochanter.

Muscles rotateurs internes de la cuisse

Ils permettent la rotation en dedans du membre inférieur.

- Les principaux sont **le petit et le moyen fessier,** par leurs faisceaux antérieurs.

En résumé : on peut dire que le psoas et les fessiers sont les principaux muscles moteurs de la cuisse. Ils permettent la flexion (psoas), l'extension, la rotation externe et interne, l'abduction (muscles fessiers) ; l'adduction est sous la dépendance des trois adducteurs de la cuisse.

Muscles moteurs de la jambe

Muscles extenseurs de la jambe

- **Il s'agit avant tout du quadriceps**, muscle volumineux formant le relief de la face antérieure de la cuisse. Il est constitué par quatre muscles : vaste interne, vaste externe et crural, s'insérant sur la diaphyse fémorale; droit antérieur s'insérant sur l'os iliaque. Ces quatre muscles se terminent par un tendon commun appelé **tendon du quadriceps** qui s'insère sur la rotule, et la tubérosité antérieure du tibia par l'intermédiaire du **tendon rotulien** (figure 4.30A).

MUSCLES FLÉCHISSEURS DE LA JAMBE

Ils permettent de fléchir la jambe sur la cuisse.

- **Ce sont : le demi-membraneux, le demi-tendineux** et le **biceps**. Ces trois muscles s'insèrent sur l'os iliaque au niveau de la tubérosité ischiatique (une partie du biceps s'insère aussi sur le fémur); le corps de ces trois muscles est situé à la partie postérieure de la cuisse. Ils se terminent à l'extrémité supérieure du tibia sur sa face postérieure et sur la tête du péroné (figure 4.30B).

EN RÉSUMÉ : les muscles fléchisseurs de la jambe (demi-tendineux, etc.) sont situés à la partie postérieure de la cuisse; les extenseurs de la jambe (quadriceps) sont placés à la partie antérieure de la cuisse.

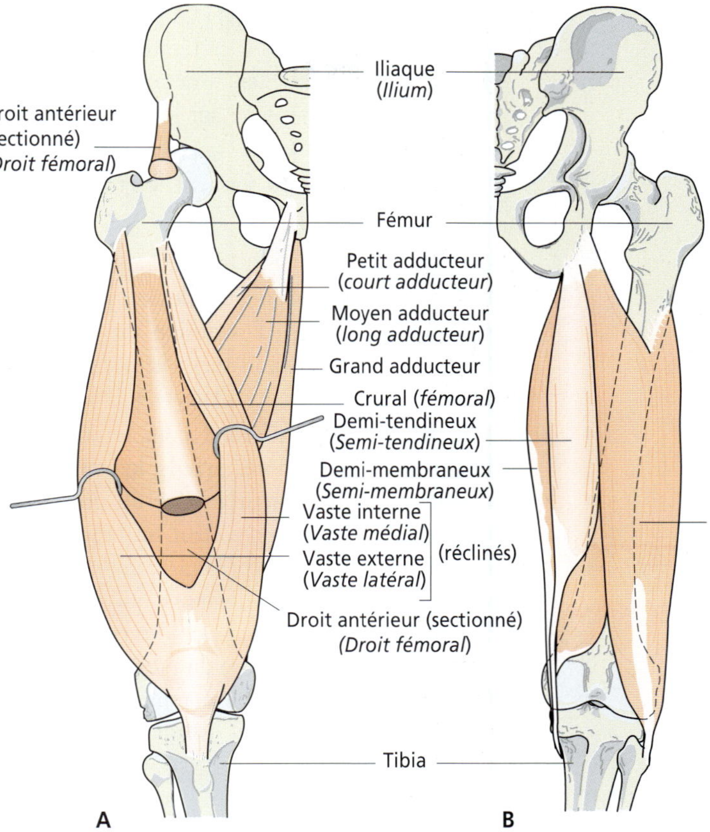

Fig. 4.30 **Muscles de la cuisse. A. Face antérieure. B. Face postérieure.**

Muscles moteurs du pied

RELEVEURS DU PIED ET DES ORTEILS

Ils rapprochent la face dorsale du pied de la face antérieure de la jambe (on parle parfois de **flexion dorsale du pied**), et ils **relèvent les orteils**. Ces muscles sont (figure 4.31) :

- **Le jambier antérieur**, muscle long et épais s'étendant le long de la face externe du tibia où il s'insère, jusqu'au bord interne du pied.
- **L'extenseur propre du gros orteil** est un muscle situé en dehors du précédent; il s'étend du péroné à la deuxième phalange du gros orteil.
- **L'extenseur commun des orteils** est placé en dehors du jambier antérieur et de l'extenseur propre qu'il recouvre; il s'étend des deux os de la jambe aux quatre derniers orteils.

Ces trois muscles forment le groupe musculaire antérieur de la jambe; ils se terminent tous par des tendons (quatre pour l'extenseur commun) qui passent à la face antérieure de la cheville avant de s'insérer sur le pied. Le tendon du jambier antérieur est très facilement palpable à la partie interne du cou-de-pied.

- **Les muscles péroniers latéraux** (court péronier et long péronier) sont situés à la partie toute

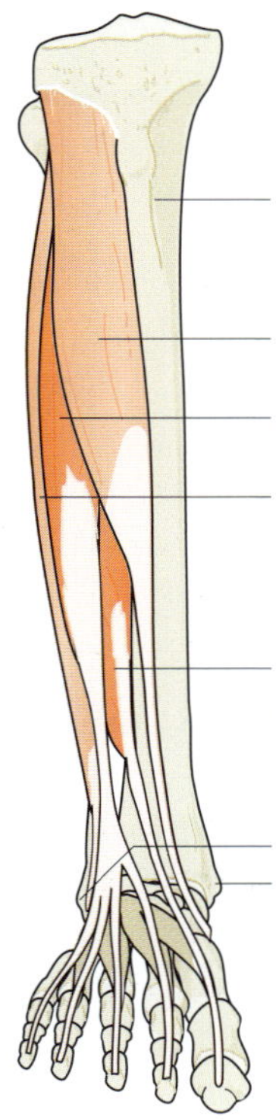

Fig. 4.31 **Muscles releveurs du pied et des orteils (face antérieure de la jambe).**

externe de la jambe, le long du péroné. Ils s'insèrent en haut sur cet os et se terminent en bas par un tendon qui passe en arrière de la malléole externe avant de s'insérer sur le pied (premier et cinquième métatarsien).

Les péroniers latéraux forment le groupe musculaire externe de la jambe.

Fléchisseurs du pied et des orteils

Ces muscles, qui assurent la **flexion plantaire du pied** (on parle aussi d'**extension du pied**) et la **flexion des orteils**, sont situés à la face postérieure de la jambe, en deux plans (figure 4.32).

- **Le plan le plus profond** comprend : le **long fléchisseur commun des orteils**, le **jambier postérieur** et le **fléchisseur propre du gros orteil**. Ces muscles s'insèrent en haut sur la face postérieure du tibia ou du péroné et donnent naissance à des tendons distincts qui passent en arrière de l'articulation tibio-tarsienne pour aboutir à la face plantaire du pied sur les orteils (le tendon du fléchisseur commun se divise au pied en quatre tendons distincts destinés aux quatre derniers orteils).

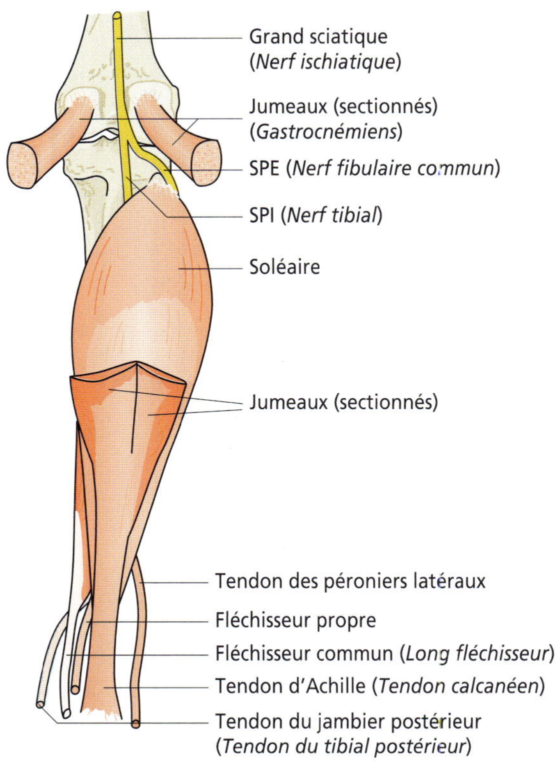

Fig. 4.32 Muscles fléchisseurs du pied et des orteils (face postérieure de la jambe).

- **Le plan le plus superficiel** forme le **triceps sural**, donnant le relief de la face postérieure de la jambe (**mollet**). Il se compose de trois muscles, le soléaire et les deux jumeaux qui s'insèrent en haut sur les deux os de la jambe (soléaire) et sur les condyles fémoraux (jumeaux). Leur terminaison est commune sous forme d'un épais tendon prenant attache sur le calcanéum : le **tendon d'Achille**.

En résumé : les muscles de la face postérieure de la jambe sont les fléchisseurs des orteils et du pied, alors que les muscles de la face antérieure et externe sont des releveurs des orteils et du pied. Les fléchisseurs du pied et des orteils permettent la marche.

Tendons et gaines du pied

Les tendons des muscles de la jambe vont atteindre le pied en passant soit en avant de la ligne unissant les deux malléoles (région antérieure du cou-de-pied), soit en passant en arrière de cette même ligne (région postérieure du cou-de-pied).

Les tendons des releveurs du pied et des extenseurs des orteils (sauf ceux des péroniers latéraux) passent en avant des malléoles. Ces tendons sont, de dedans en dehors, celui du jambier antérieur, de l'extenseur propre et de l'extenseur commun (figure 4.31).

Tous passent sous un ligament tendu d'un bord à l'autre de la face antérieure du cou-de-pied : le ligament annulaire antérieur du tarse.

Enfin, comme pour les tendons de la main, les tendons du pied sont entourés d'une gaine synoviale qui affleure ou remonte un peu au-dessus du ligament annulaire antérieur.

Les tendons qui traversent la région postérieure du cou-de-pied sont (figure 4.32) :

– au milieu le volumineux tendon d'Achille ;

– en dehors de celui-ci les tendons des péroniers latéraux (placés juste derrière la malléole externe) ;

– en dedans du tendon d'Achille les tendons des fléchisseurs des orteils et du jambier postérieur placés juste derrière la malléole interne.

Tous ces tendons sont également entourés d'une gaine synoviale.

Nerfs du membre inférieur

Le membre inférieur est innervé par les branches du plexus lombaire et du plexus sacré (voir p. 59 pour l'origine des plexus).

Plexus lombaire

Ses branches collatérales et terminales donnent :

- **La sensibilité** de la région antérieure externe et interne de la cuisse et celle de la région antéro-interne de la jambe.
- **L'innervation motrice** des muscles de la paroi abdominale et de certains muscles de la cuisse (adducteurs et quadriceps par le nerf crural).

LE NERF CRURAL est le nerf le plus important issu du plexus lombaire (2e, 3e et 4e racines lombaires). De son origine au voisinage des vertèbres lombaires, il se dirige vers le membre inférieur appliqué sur le psoas (voir figure 4.29). Il passe sous l'arcade crurale en compagnie de ce muscle, de l'artère et de la veine fémorales; c'est alors qu'il se divise en plusieurs branches destinées au muscle quadriceps.

Plexus sacré

LES BRANCHES COLLATÉRALES innervent tous les muscles de la fesse et donnent la sensibilité de la peau de la fesse et de la région postérieure de la cuisse (nerf petit sciatique).

LA BRANCHE TERMINALE du plexus sacré est le **nerf grand sciatique** (il comporte des fibres qui proviennent des 4e et 5e racines lombaires, et des branches antérieures des trois premières racines sacrées). Ce nerf, après sa naissance du plexus sacré, se dirige en dehors pour sortir du petit bassin par la grande échancrure sciatique. Il est alors très volumineux (1 cm de large). Il descend ensuite dans la fesse puis dans la région postérieure de la cuisse, assurant l'innervation motrice des muscles de la région (demi-tendineux, etc.), il parvient alors à la face postérieure du genou (creux poplité) où il se divise en deux branches (figure 4.32).

- **Le sciatique poplité externe,** comme son nom l'indique, est placé à la face externe de la jambe contre le col du péroné (il peut donc être lésé dans les fractures de cet os). Il assure l'innervation motrice des muscles de la région antéro-externe de la jambe qui sont les releveurs du pied et les extenseurs des orteils. Il donne également la sensibilité des téguments de cette région et du dos du pied (figure 4.33).
- **Le sciatique poplité interne** descend verticalement à la face postérieure de la jambe (prenant le nom de nerf tibial postérieur). Il donne des rameaux moteurs pour tous les muscles de cette région (triceps sural, fléchisseurs des orteils) et des rameaux sensitifs qui apportent la sensibilité de la peau du talon et de la plante du pied (figure 4.33).

EN RÉSUMÉ, l'innervation motrice :

- **des muscles antérieurs de la cuisse** (quadriceps surtout) est assurée par les branches du plexus lombaire (nerf crural);
- **tous les autres muscles du membre inférieur** sont innervés par le plexus sacré : ceux de la région postérieure de la cuisse par le grand sciatique; ceux de la région antéro-externe de la jambe par le sciatique poplité externe; ceux de la région postérieure de la jambe par le sciatique poplité interne.

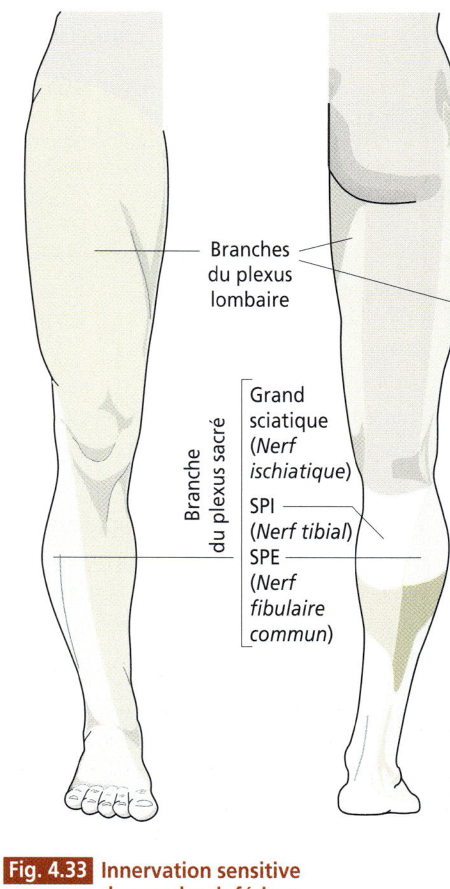

Fig. 4.33 Innervation sensitive du membre inférieur.

Anatomie du rachis

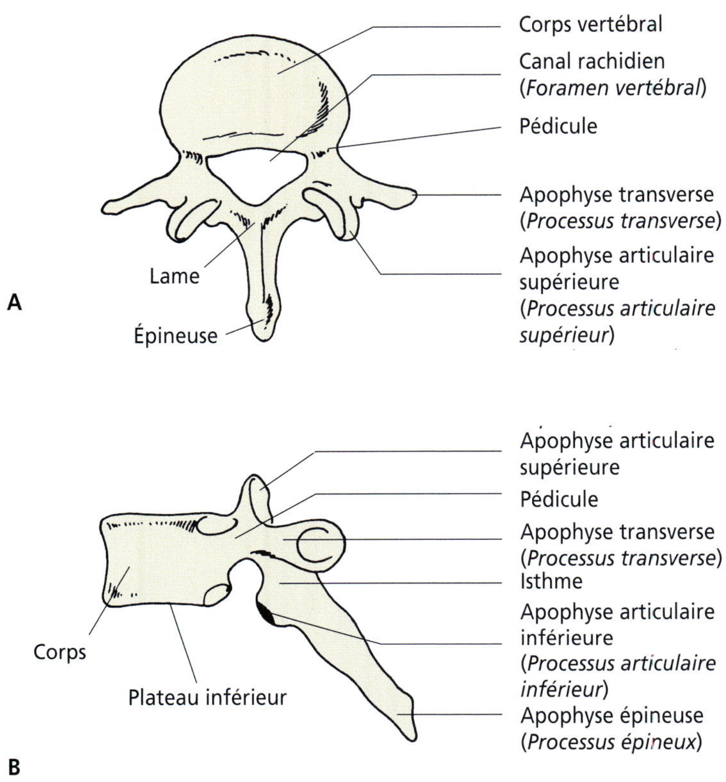

Fig. 4.34 Vertèbre dorsale. A. Vue supérieure. B. Vue latérale.

Le **rachis** est constitué par la **colonne vertébrale** contenant, dans le canal rachidien, la moelle épinière.

C'est une longue tige osseuse résistante mais flexible, composée d'éléments osseux superposés appelés **vertèbres,** s'étendant depuis la tête qu'elle soutient jusqu'au bassin qui la supporte.

Anatomie de la vertèbre

On décrit à chaque vertèbre

UNE PARTIE ANTÉRIEURE RENFLÉE **:** le **corps vertébral**. Il a la forme d'un cylindre à face postérieure plate. Les faces supérieures et inférieures sont les **plateaux** vertébraux, recouverts de cartilage, en contact avec le disque intervertébral.

UNE PARTIE POSTÉRIEURE en forme d'arc, appelée pour cette raison l'**arc postérieur,** qui comprend de chaque côté et successivement d'avant en arrière (figure 4.34) :

- **Le pédicule.**
- **Puis un massif articulaire** pourvu de deux saillies, les apophyses articulaires supérieure et inférieure. Le segment osseux situé entre elles est l'isthme de la vertèbre.
- **L'apophyse transverse.**
- **La lame.**
- **L'apophyse épineuse médiane** unissant les deux lames.

LE CANAL RACHIDIEN, limité en avant par le corps vertébral et en arrière par l'arc postérieur, contient la moelle épinière et ses méninges.

On distingue de haut en bas

LES VERTÈBRES CERVICALES (au nombre de 7). La première est appelée l'**atlas**, elle s'articule avec l'os occipital. La seconde est appelée **axis**; le corps de cette vertèbre est surmonté d'une volumineuse saillie appelée **apophyse odontoïde**.

LES VERTÈBRES DORSALES (au nombre de 12) sont particulières par l'existence de chaque côté du corps de facettes articulaires destinées aux articulations avec les côtes : articulations costo-vertébrales.

LES VERTÈBRES LOMBAIRES (au nombre de 5).

LES VERTÈBRES SACRÉES (au nombre de 5) qui se soudent pour former le **sacrum**; c'est un os triangulaire, concave en avant. Il présente 4 paires d'orifices appelés trous sacrés. Le sacrum s'unit en haut à la colonne lombaire en formant un angle saillant en avant appelé promontoire. De chaque côté, il est uni à l'os iliaque (constituant le squelette du bassin). En bas, il est articulé avec une petite pièce osseuse appelée **coccyx**, fusion des dernières pièces vertébrales.

Envisagée dans son ensemble

LA COLONNE VERTÉBRALE PRÉSENTE **:**

- **Une face antérieure :** colonne cylindrique formée par la superposition des corps vertébraux.

- **Une face postérieure** qui présente sur la ligne médiane une crête facilement palpable sous la peau, répondant à la superposition des apophyses épineuses. De chaque côté de cette crête existe une gouttière occupée par les muscles spinaux (muscles paravertébraux).
- **Deux faces latérales constituées :** par les corps puis les pédicules (dont les bords supérieur et inférieur sont échancrés et limitent les **trous de conjugaison** par où sortent les nerfs rachidiens) (figure 4.36) ; enfin, les apophyses transverses et les apophyses articulaires.
- **Un espace central, le canal rachidien,** limité en avant par le corps vertébral et en arrière par l'arc postérieur, qui contient la moelle épinière et ses méninges.

VUE DE PROFIL, ELLE N'EST PAS PARFAITEMENT RECTILIGNE

On lui décrit 3 courbures dans le plan sagittal, c'est-à-dire antéro-postérieur (figure 4.35) :

- **La colonne cervicale**, qui dessine une courbe légèrement convexe en avant.
- **La colonne dorsale**, qui dessine une courbe concave en avant.
- **La colonne lombaire**, dont la courbure se fait dans le sens opposé, convexe en avant.

VUE DE FACE, ELLE EST PARFAITEMENT RECTILIGNE

Un fil à plomb partant de la saillie de l'épineuse de la 7e vertèbre cervicale, nettement palpable, suit la ligne des épineuses et passe par le sillon interfessier.

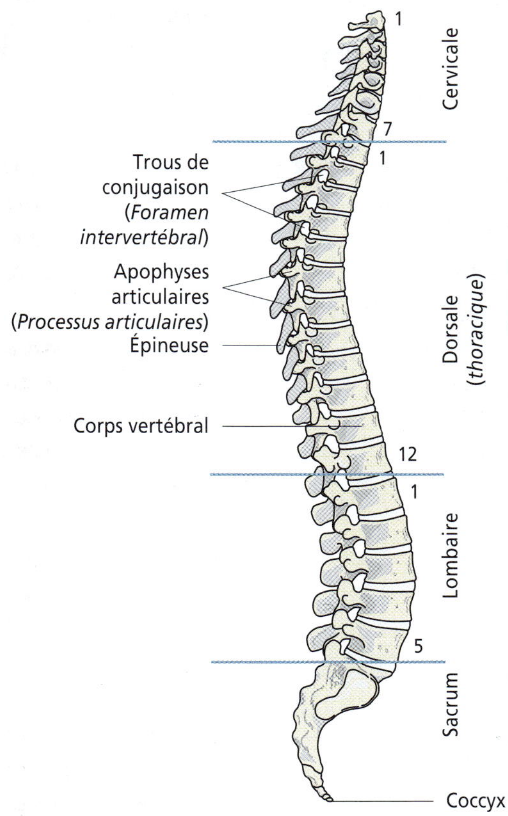

Fig. 4.35 Colonne vertébrale. Vue latérale d'ensemble.

Articulations du rachis

Nous envisagerons les articulations des vertèbres entre elles, les articulations sacro-iliaques, sans étudier toutefois les articulations avec les côtes (articulations costo-vertébrales), ni avec la tête (articulation atloïdo-occipitale ou charnière cervico-occipitale).

Articulations des corps vertébraux

Ce sont des amphiarthroses, c'est-à-dire des articulations douées d'une mobilité restreinte.

LES SURFACES ARTICULAIRES sont les faces supérieures et inférieures des corps vertébraux.

LEURS MOYENS D'UNION (figure 4.36) sont :

- **Les disques intervertébraux.** Ils occupent l'espace compris entre deux corps vertébraux. Leur forme est celle d'une lentille biconvexe. Leur hauteur varie suivant les régions; elle est maximum dans le segment lombaire de la colonne. Chaque disque est constitué par un **anneau fibreux périphérique** qui s'insère fortement sur les corps vertébraux sus- et sous-jacents. La partie centrale du disque a une consistance gélatineuse : c'est le **nucleus pulposus.** Dans la hernie discale, c'est le nucleus pulposus qui fait saillie à travers l'anneau fibreux fissuré.
- **Les ligaments périphériques** viennent renforcer l'union des vertèbres. Ils forment deux bandes fibreuses blanc nacré qui s'étendent sur toute la hauteur de la colonne vertébrale, adhérant à chaque disque et à chaque corps vertébral. Un ligament est situé à la face antérieure de la colonne : ligament vertébral commun antérieur, l'autre est

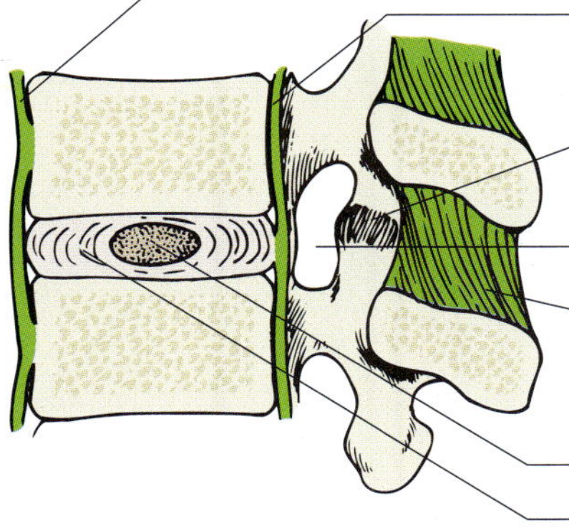

Fig. 4.36 Moyens d'union des vertèbres.

situé à la face postérieure des corps vertébraux : ligament vertébral commun postérieur.

Articulations des apophyses articulaires

Ce sont celles qui unissent l'apophyse articulaire inférieure d'une vertèbre à l'apophyse articulaire supérieure de la vertèbre située immédiatement en dessous.

Les surfaces en présence sont revêtues de cartilage et réunies par une capsule, doublée à sa face interne d'une membrane synoviale ; ce sont des diarthroses.

Autres moyens d'union des vertèbres entre elles

À côté des articulations proprement dites, il est d'autres moyens d'union représentés par des ligaments :

– réunissant les lames vertébrales de chaque côté : **ligaments jaunes** (en raison de leur couleur) ;

– réunissant les apophyses épineuses entre elles : **ligaments interépineux**.

Articulation sacro-iliaque

Les articulations sacro-iliaques unissent chaque face latérale du sacrum à l'os iliaque correspondant, participant ainsi à la formation du bassin osseux.

La surface articulaire de la face latérale du sacrum, appelée **surface auriculaire,** car elle ressemble au pavillon de l'oreille, répond aux deux premières vertèbres sacrées ; elle est creusée d'une dépression.

La surface articulaire correspondante de l'os iliaque est située en arrière de sa face interne ; elle porte aussi le nom de surface auriculaire et se présente sous la forme d'un renflement. Toutes deux sont recouvertes d'un revêtement mince, cartilagineux en profondeur, fibro-cartilagineux en superficie.

L'articulation sacro-iliaque est une diarthrose qui comporte une capsule et des ligaments unissant les deux surfaces. Sur une coupe horizontale du bassin elle est orientée selon un axe oblique en avant et en dehors.

Muscles du rachis

Les nombreux muscles s'insérant sur le rachis ont des actions fort diverses puisque, d'une part, la colonne vertébrale est une tige osseuse mobile en raison de ses propres articulations intervertébrales, et d'autre part la colonne est articulée avec les membres supérieurs par la ceinture scapulaire, et avec les membres inférieurs par la ceinture pelvienne.

Muscles moteurs du rachis

Ce sont les **muscles spinaux** qui sont logés dans les gouttières vertébrales de part et d'autre de la ligne des épineuses. Ces muscles prennent attache sur chaque vertèbre mais aussi sur l'os iliaque. Leur action principale est de permettre l'extension du rachis. Lorsqu'ils se contractent d'un seul côté, ils provoquent un mouvement d'inclinaison ou de rotation du tronc.

Autres muscles s'insérant sur le rachis

Les muscles dentelés placés à la partie supérieure du dos s'étendent de la colonne cervico-dorsale aux côtes. Ils sont élévateurs et abaisseurs des côtes et jouent donc un rôle important dans la respiration.

Le rhomboïde est un muscle aplati situé à la partie supérieure du dos, recouvrant les dentelés, s'étendant de la colonne cervico-dorsale à l'omoplate dont il permet l'élévation.

Le trapèze s'étend de l'occipital, de la colonne cervicale et dorsale à l'omoplate. Il recouvre la nuque et la partie supérieure du dos. C'est le muscle le plus superficiel de la région, son action est d'élever l'épaule et d'incliner latéralement la tête.

Le grand dorsal (voir muscles du membre supérieur).

Le psoas iliaque (voir muscles du membre inférieur).

Moelle épinière et méninges

Moelle épinière

C'est la partie du système nerveux central située **à l'intérieur du canal rachidien**, qui transmet les informations entre le cerveau et les nerfs rachidiens qui naissent tout le long de son trajet.

La moelle fait suite au bulbe de l'encéphale à la hauteur du bord supérieur de la 1re vertèbre cervicale (l'atlas).

Elle a la forme d'une tige cylindrique, un peu aplatie d'avant en arrière, et présente deux renflements, l'un cervical l'autre lombaire, correspondant aux segments donnant naissance aux nerfs rachidiens des membres supérieurs et inférieurs.

La moelle se termine à la hauteur de la 2e vertèbre lombaire, par une partie rétrécie, le **cône terminal**; elle est prolongée par le « filum terminale », qui forme avec les dernières racines lombaires et sacrées la **queue de cheval**.

Méninges

Méninges. La moelle et les racines des nerfs rachidiens sont entourées par des enveloppes formées de trois membranes **accolées**.

- **La dure-mère** est l'enveloppe externe, fibreuse, épaisse et résistante. En dehors d'elle est situé l'**espace épidural** ou **péridural**.
- **L'arachnoïde** est la membrane intermédiaire, mince lame de tissu conjonctif. Entre la dure-mère et l'arachnoïde se trouve l'**espace sous-dural** (ou sus-arachnoïdien).
- **La pie-mère** est l'enveloppe la plus interne, fine, qui adhère étroitement au tissu nerveux, dont elle assure la vascularisation. Entre la pie-mère et l'arachnoïde se trouve l'**espace intradural**, ou **sous-arachnoïdien**.

Le cul-de-sac dural contient la terminaison de la moelle et les racines de la queue de cheval; c'est là que l'on prélève le liquide céphalo-rachidien (LCR) lors des ponctions lombaires, dans l'espace sous-arachnoïdien (figure 10.6).

Nerfs du rachis

Chaque nerf rachidien provient de la réunion d'une **racine antérieure** ou **motrice**, issue de la moelle, et d'une **racine postérieure** ou **sensitive**, qui aboutit à la moelle. Le nerf ainsi formé va sortir du canal rachidien par un défilé situé latéralement, entre deux vertèbres, appelé trou de conjugaison (figures 4.36 et 4.37).

Le nerf rachidien se divise alors en 2 branches, postérieure et antérieure.

Les branches postérieures des nerfs rachidiens vont innerver les muscles spinaux et les téguments de la région dorsale du tronc.

Les branches antérieures des 4 derniers nerfs cervicaux et du 1er nerf dorsal constituent le **plexus brachial** destiné à l'innervation du membre supérieur (voir p. 43).

- **Pour les nerfs dorsaux :** les branches antérieures sont appelées *nerfs intercostaux* (12 paires). En effet, ils cheminent après leur sortie du trou de conjugaison dans l'espace situé entre deux côtes et innervent les muscles intercostaux.
- Les branches antérieures des 4 premiers nerfs lombaires vont former le **plexus lombaire :** celui-ci est placé le long des corps vertébraux lombaires sur le muscle psoas. Il donne naissance à des branches collatérales qui innervent le muscle psoas iliaque, et à des branches terminales destinées, d'une part à l'innervation des muscles de la paroi abdominale et à la sensibilité des téguments des bourses et des grandes lèvres, d'autre part à l'innervation sensitivo-motrice d'une partie du membre inférieur (voir p. 55).
- **Le plexus sacré** est constitué par l'anastomose du tronc lombo-sacré (réunion de la branche antérieure de la 5e racine lombaire et d'une

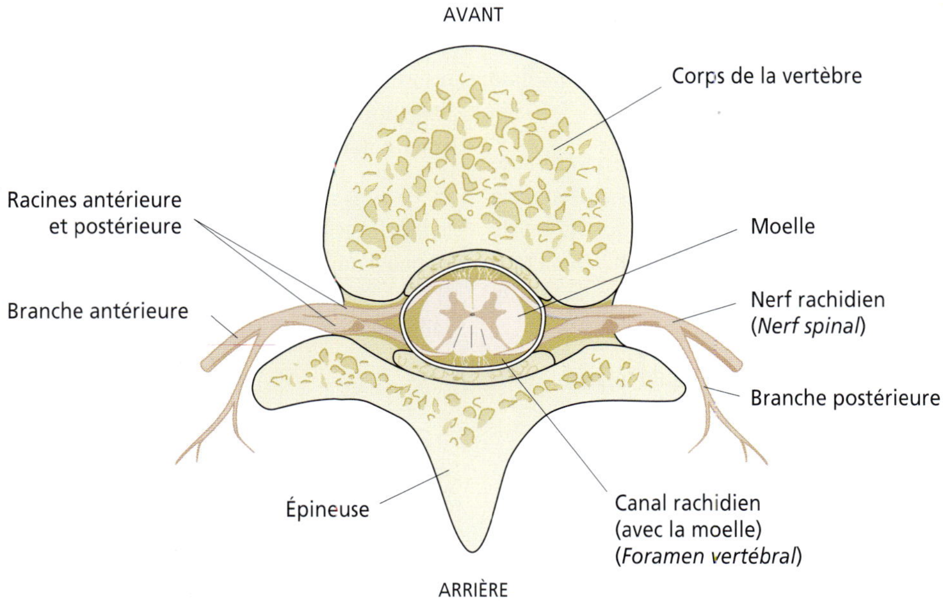

Fig. 4.37 Origine et formation des nerfs rachidiens.

branche anastomotique que lui envoie la 4e) et des branches antérieures des 3 premières racines sacrées. Ses branches terminales et collatérales sont toutes destinées au membre inférieur (voir p. 55).

▸ **Le plexus honteux**, dont les branches sont destinées au rectum, à la vessie, aux organes génitaux et au périnée, est formé par un rameau des branches antérieures des 2e et 3e nerfs sacrés unis à la branche antérieure du 4e.

POINTS CLÉS

▶ L'**emploi de termes précis** simplifie la communication, par exemple :
- l'avant-bras n'est pas le bras, mais la région entre le coude et le poignet,
- la jambe n'est pas tout le membre inférieur, mais la région entre le genou et la cheville,
- les « reins » désignent aussi bien l'organe urinaire que la « région lombaire » et c'est ce dernier vocable qui devrait être utilisé pour la pathologie du rachis.

Moyens techniques d'exploration 5

Imagerie des os et articulations

Examen radiographique simple

Il est, et il reste, un moyen fondamental d'investigation :

- **Cliché de face et cliché de profil** de l'articulation ou de l'os atteints.
- **Clichés comparatifs du côté opposé ;** cette règle est impérative chez l'enfant.

La lecture des clichés se fera toujours au négatoscope ; parfois, une source lumineuse plus intense est nécessaire (spot), en particulier pour étudier les parties molles.

Tous les éléments anatomiques doivent être étudiés : os, parties molles, interligne articulaire.

L'opacité radiologique n'est pas la même pour chacun de ces éléments ; elle est plus importante pour l'os qui est très opaque, alors que les muscles et les tendons le sont très peu et que le cartilage articulaire est radiotransparent, c'est-à-dire invisible sur les radiographies ; on l'évalue en fonction de la distance qui sépare les extrémités osseuses adjacentes.

En fonction de cette première analyse des clichés et du contexte clinique, d'autres techniques radiographiques pourront être nécessaires :

- **Incidences spéciales,** comme, par exemple, les clichés de trois quarts pour explorer les trous de conjugaison du rachis cervical ou les articulations interapophysaires lombaires ; le « **faux profil** » pour étudier la portion antérieure de l'interligne de la hanche ; l'incidence « **axiale** » pour voir l'interligne fémoro-rotulien du genou, etc.
- **Clichés « dynamiques »** pour étudier la mobilité du rachis lombaire, par exemple, ou pour rechercher un mouvement anormal (clichés en varus ou en valgus forcé du genou), etc.
- **Radiographies agrandies** qui permettent de préciser certains détails du cliché simple.

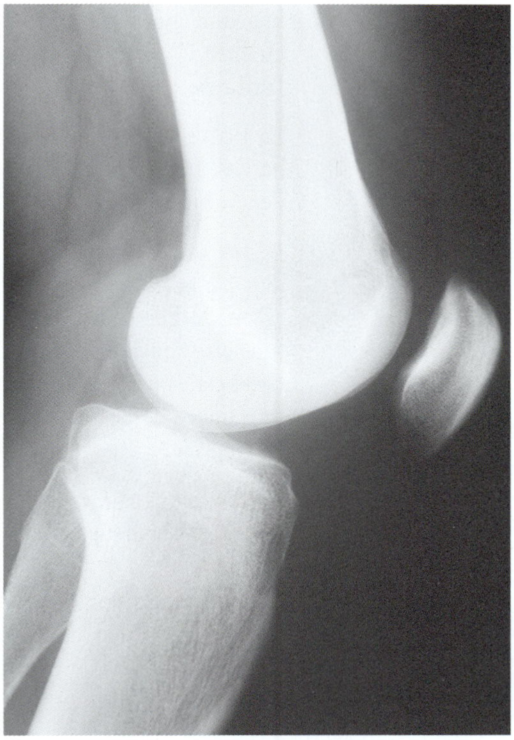

Photo 5.1
Radiographie simple d'un genou normal, de profil.

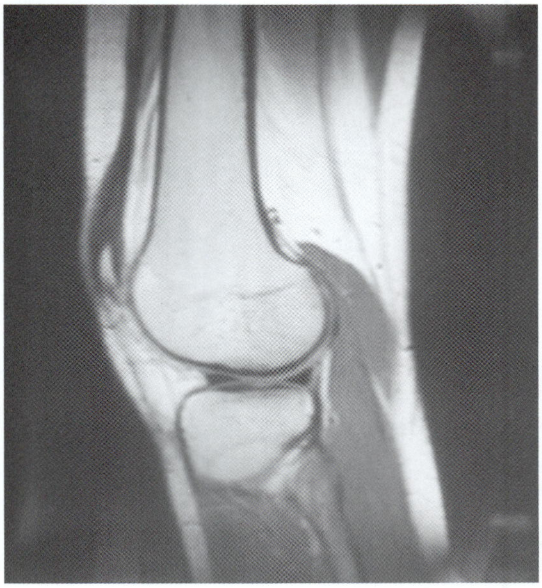

Photo 5.2
IRM d'un genou normal. Coupe sagittale externe, en pondération T_1, sur laquelle on voit les cornes antérieure et postérieure du ménisque externe (triangles noirs).

▸ **Plus rarement aujourd'hui, des tomographies** qui, en effaçant les ombres dues aux plans superposés, mettent en évidence des pertes de substance ou des géodes invisibles ou mal visibles sur les clichés simples.

Aspects radiologiques anormaux élémentaires

L'OSTÉOPHYTE est une apposition d'os nouveau qui se développe autour des cartilages, réalisant des images d'épine, de bec (« bec de perroquet »), de crochet. C'est le signe radiographique principal de l'arthrose.

LA GÉODE est une image radiotransparente au sein de l'os, qui a une taille et un contour variables; l'encoche siège sur le bord de l'os.

LA DÉCALCIFICATION (ou déminéralisation) se traduit par une diminution de l'opacité osseuse aux rayons X. Elle peut être localisée à un segment du squelette, ou multiple ou diffuse. Elle peut être homogène ou non; lorsqu'elle ne laisse plus persister l'image de la trame osseuse, on parle souvent d'**ostéolyse.**

LA CONDENSATION OSSEUSE, OU OSTÉOSCLÉROSE, se traduit par une augmentation de l'opacité osseuse aux rayons X. Elle peut être localisée, multiple ou généralisée.

L'INTERLIGNE RADIOLOGIQUE correspond au cartilage de revêtement et aux ménisques qui sont radiotransparents; il sépare les extrémités osseuses.

LE PINCEMENT DE L'INTERLIGNE traduit l'usure du cartilage, quelle qu'en soit la cause; il peut être localisé ou global.

LA CHONDROCALCINOSE (OU LA MÉNISCOCALCINOSE) qui traduit l'incrustation du cartilage (ou du ménisque) par des cristaux de calcaire, dessine un fin liséré dense qui borde les extrémités osseuses.

L'AUGMENTATION DE L'OPACITÉ de la cavité articulaire traduit la présence de liquide ou un bourgeonnement synovial important.

LES CALCIFICATIONS PÉRIARTICULAIRES (des tendons, ligaments ou bourses séreuses) et LES OSSIFICATIONS SOUS-LIGAMENTAIRES (au niveau du rachis, ce sont les syndesmophytes, voir figure 10.2 et photo 10.3).

Tomodensitométrie ou scanner

Elle fait appel aux rayons X (photo 5.3).

L'image obtenue est l'image indirecte d'une **tranche** de l'objet examiné, reconstruite sur une matrice à partir de **mesures de densité des tissus,** enregistrées et traitées par un ordinateur.

Elle donne des images en coupes transversales, mais les scanners modernes permettent d'effectuer des reconstitutions sagittales et même de donner des images en 3 dimensions.

Elle étudie particulièrement bien les structures osseuses mais permet aussi d'analyser les parties molles adjacentes (disques intervertébraux, canal rachidien, etc.) et les cavités articulaires après injection de produit opaque (arthro-scanner).

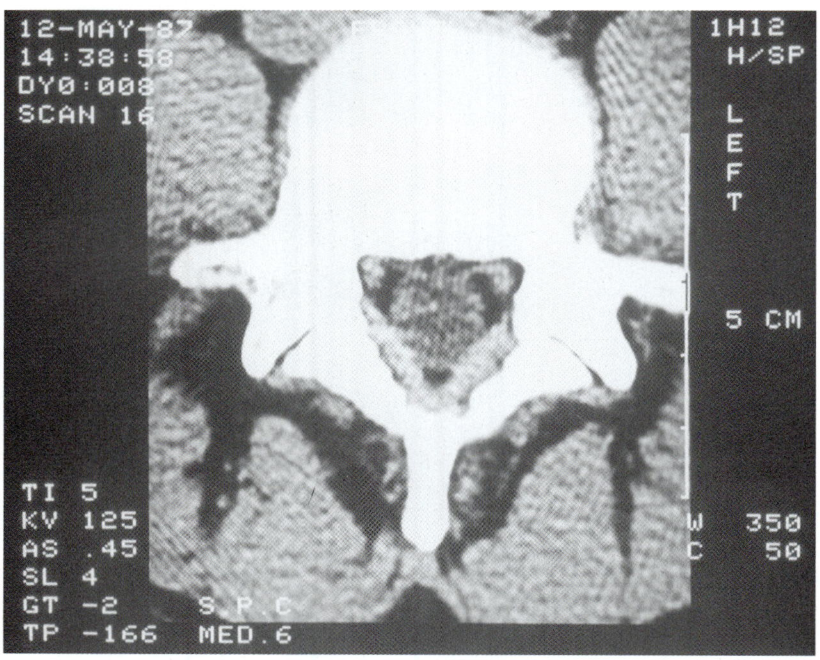

Photo 5.3 Scanner lombaire normal. Coupe transversale à la hauteur du corps de la 4e vertèbre lombaire (voir également la photo 10.8).

POINTS CLÉS

▶ La **radiographie simple** reste un examen primordial et la qualité technique de sa réalisation est essentielle. Le scanner ou l'IRM, même s'ils apportent des renseignements complémentaires déterminants, doivent toujours être confrontés à la clinique et à la radiographie simple.

Imagerie par résonance magnétique nucléaire ou IRM

Elle ne fait pas appel aux rayons X, et ne présente pas de risque d'irradiation, mais il existe un certain nombre de contre-indications relatives ou absolues (voir Protocole d'examen).

Contrairement à la radiographie standard et au scanner qui sont une « imagerie du calcium » et font appel aux rayons X, l'IRM fait appel aux propriétés magnétiques des protons des noyaux d'hydrogène de la matière du corps humain; c'est une « imagerie des protons ».

C'est le « déplacement » des protons d'hydrogène sous l'influence d'un champ magnétique intense, produit par un aimant, qui est étudié. Le « signal » recueilli est analysé par un ordinateur et converti en images, plus ou moins grises, entre le blanc (hypersignal) ou le noir (hyposignal).

Elle est moins contributive que le scanner pour l'analyse de l'os cortical, mais très utile pour l'étude du tissu osseux spongieux, des tissus adjacents (extension d'une tumeur, analyse de la moelle épinière), des articulations (cartilage et membrane synoviale, cavité articulaire et son contenu : ménisques, corps étrangers), des ligaments, des muscles et des tendons, etc. (photo 5.2). Elle donne souvent des renseignements précoces alors même que la radiographie standard est encore normale et, enfin, elle permet d'obtenir des images dans les trois plans de l'espace.

Échographie

Cette méthode d'imagerie non invasive, consiste à émettre des ultra-sons à l'aide d'une sonde appliquée sur la peau en regard des structures à étudier, et à recueillir les échos transmis en retour. Le gel appliqué sur la peau sert à améliorer le contact de la sonde. La qualité de l'opérateur améliore la qualité des renseignements obtenus.

En imagerie ostéo-articulaire, cette méthode, qui est très utile et qui n'a pas de contre-indication, étudie essentiellement les « parties molles » : les ligaments et les tendons péri-articulaires, voire leur insertion osseuse (enthèse), les gaines synoviales des tendons, le tissu synovial (épaisseur), le contenu articulaire (épanchement intra-articulaire).

Arthrographie

Cet examen permet de visualiser par injection d'air ou de produit opaque dans une cavité articulaire dont les contours et le contenu sont alors dessinés :

– les ménisques du genou qui sont normalement radiotransparents;

– certaines bourses séreuses qui peuvent communiquer avec l'articulation;

– certains corps étrangers intra-articulaires radiotransparents.

Il peut être couplé à un scanner (arthroscanner) qui améliore la qualité des images, mais il est souvent remplacé par l'IRM qui ne nécessite pas d'injection intra-articulaire.

PROTOCOLE D'EXAMEN

PRÉPARATION D'UN PATIENT À UNE IRM

IL EXISTE UN CERTAIN NOMBRE DE CONTRE-INDICATIONS ABSOLUES OU RELATIVES :

– qui concernent les métaux et tiennent au fait que l'IRM utilise un gros aimant;

– ce qui exclut les patients porteurs d'un cardio-stimulateur;

– et doit faire prendre des précautions chez les sujets porteurs de matériel métallique : plaques, prothèses, valves cardiaques, clips, cathéter et pompe de chimiothérapie, corps étrangers intra-orbitaires, éclats d'obus et de grenaille, etc.

Juste avant l'examen le patient devra se démunir de tout objet métallique (monnaie, clés, bijoux, montre, épingle à cheveux), de prothèse dentaire ou auditive, de cartes magnétiques (cartes de crédit, carte orange, tickets de métro), etc.; il est conseillé de ne pas se maquiller les yeux.

Il faut se renseigner sur les *antécédents allergiques,* car dans certains cas un produit, le gadolinium, sera injecté pour compléter l'examen, et sur une *claustrophobie éventuelle* (un anxiolytique pourra être prescrit).

EXPLIQUER COMMENT SE PASSE L'EXAMEN

Il est long (30 à 40 minutes) et il est utile d'aller aux toilettes avant.

L'appareil, situé dans une pièce claire et aérée, est ouvert à l'avant et à l'arrière et le patient n'est pas véritablement enfermé; il sera installé confortablement sur un lit mobile qui glissera dans l'ouverture et se stabilisera.

L'équipe médicale reste derrière une vitre, voit le patient et l'entend parfaitement.

L'examen IRM est totalement indolore, mais il est bruyant (bruit de percussion sourd, comme un tam-tam). Il comporte plusieurs « séquences » qui durent chacune de 5 à 15 minutes pendant lesquelles le patient doit rester immobile et respirer normalement, éviter de tousser et ne parler qu'en cas d'absolue nécessité, la qualité des images en dépendant. Des pauses, silencieuses, sont prévues.

Sacco-radiculographie

Cet examen, qui consiste à injecter dans le cul-de-sac que forme la dure-mère à l'intérieur du canal rachidien une substance opaque spontanément résorbable, permet d'étudier le cul-de-sac et les gaines des racines issues de la moelle, à la recherche d'une hernie discale ou d'une tumeur. Le scanner, l'IRM, ont restreint considérablement ses indications.

Discographie

Cet examen, qui consiste à injecter un produit opaque dans les disques intervertébraux lombaires, est surtout réalisé dans un but de localisation avant l'injection de papaïne pour une chimionucléolyse.

Scintigraphie osseuse

Cet examen, qui étudie la fixation par l'os d'isotopes radioactifs (strontium, technétium), permet de localiser un processus pathologique osseux, sans toutefois en indiquer la nature. Une hyperfixation ne doit être interprétée qu'en fonction de son contexte clinique.

Densitométrie osseuse

Les méthodes modernes d'appréciation de la densité osseuse (densitométrie osseuse ou ostéo-densitométrie), sont des méthodes d'approche non invasives, permettant d'évaluer les facteurs de risque de tassement vertébral d'un sujet donné par rapport aux sujets de la même tranche d'âge et du même sexe. Elles n'ont pas d'intérêt diagnostique et, à elles seules, ne permettent pas de décider d'un traitement.

Les mesures font appel à des techniques différentes (tomodensitométrie, absorptiométrie biphotonique, etc.), mais, pour toutes, les mesures faites pour un patient donné ne peuvent être interprétées que si elles sont comparées à des valeurs de référence. Celles-ci sont obtenues, dans un même centre, pour un même type d'appareil, et dans une population de sujets de même sexe, considérés comme normaux; en outre, ces valeurs de référence peuvent concerner soit les sujets d'une même tranche d'âge, soit la valeur enregistrée chez l'adulte jeune (on considère en effet que la densité osseuse maximale est atteinte entre 20 et 25 ans).

On mesure la densité osseuse en différents sites : rachis lombaire (où des erreurs de mesure sont possible en cas d'arthrose associée), col du fémur, poignet, calcanéum.

Dans l'ostéoporose, la densitométrie osseuse donne des chiffres abaissés par rapport à la normale (voir p. 140). Le seuil fracturaire est une valeur théorique, calculée dans une population souffrant d'une ostéoporose compliquée de fracture, au-dessous de laquelle le risque de fracture est considéré comme plus important. Il ne signifie pas que la survenue d'une fracture soit inéluctable.

Autres explorations locales

Ponction articulaire

La ponction articulaire, qui est facile au genou, permet l'évacuation et l'examen du liquide articulaire qui ont un grand intérêt, soit diagnostique, soit même thérapeutique (photo 5.4).

L'EXAMEN du liquide synovial prélevé porte sur :

- **Son aspect macroscopique**, à l'œil; normalement, il est très peu abondant, jaune, transparent, visqueux et incoagulable. En cas d'origine arthrosique il a un aspect voisin mais il est plus abondant; en cas d'inflammation articulaire, il est moins coloré, a perdu sa viscosité et coagule. Dans ces deux cas on parle d'**hydarthrose**. Plus l'inflammation est importante, plus il est trouble. Rarement il est rouge ou xanthochromique : on parle alors d'**hémarthrose**, qui témoigne d'un saignement.
- **Son aspect au microscope** : on compte le nombre d'éléments cellulaires, normalement très peu important. Dans les liquides dits « **mécaniques** » il est inférieur à 1 000/mm^3, dont moins de 50 % de polynucléaires. Dans les liquides dits « **inflammatoires** » il est supérieur à 1 000/mm^3, en majorité

des polynucléaires. On y recherche des **cristaux** (ou microcristaux), d'acide urique dans la goutte, de pyrophosphate de calcium dans la chondrocalcinose articulaire.

- **L'examen bactériologique** qui est indispensable pour mettre en évidence un germe pathogène en cas d'infection articulaire : examen direct au microscope, cultures sur milieux usuels et sur milieux de Loewenstein ou de Coletsos (recherche du BK) voire méthodes d'amplification génique (PCR).
- **L'examen chimique** enfin, avec dosage des protides, augmentés en cas d'inflammation, dosage éventuel de l'acide urique, réactions du latex et de Waaler-Rose, etc.

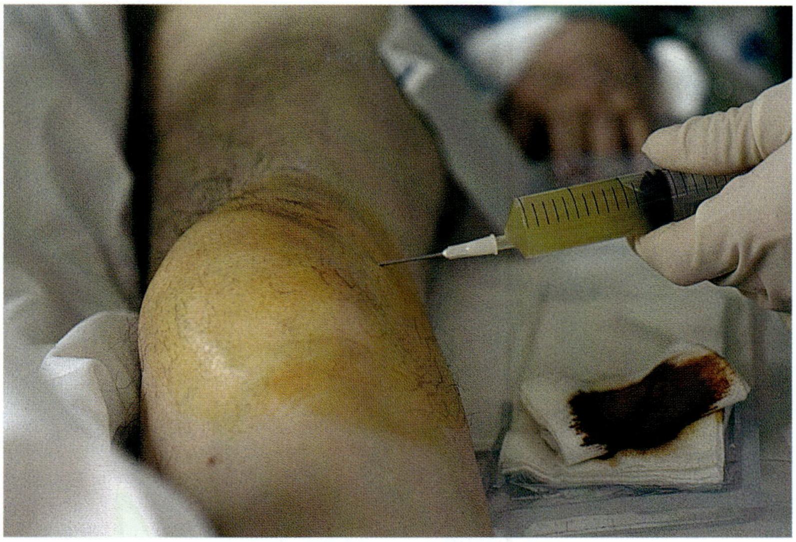

Photo 5.4 Ponction évacuatrice d'une hydarthrose du genou, au lit du malade.

Arthroscopie

C'est un geste opératoire qui consiste à examiner l'intérieur d'une articulation, surtout le genou, à l'aide d'un endoscope à lumière froide.

Elle se fait en salle d'opération sous anesthésie générale ou péridurale.

Elle complète souvent l'arthrographie ou l'IRM et permet d'explorer, voire de traiter, les lésions des ménisques, des ligaments croisés, du cartilage et de la synoviale articulaire.

Les suites opératoires de cet examen sont habituellement très courtes.

PROTOCOLE DE SOINS

PONCTION ARTICULAIRE ÉVACUATRICE

MALADE

– Le rassurer sur l'innocuité du geste qui peut se faire dans son lit, ou dans une salle de soins, et lui expliquer que l'évacuation du liquide sous tension, diminuera sa douleur.

– S'assurer qu'il n'est pas sous traitement anticoagulant, et dans cette hypothèse le rappeler à l'opérateur.

– Vérifier que la peau de la région qui sera ponctionnée soit propre; le rasage de la peau n'est pas indispensable, et sera affaire de cas particuliers.

PRÉPARATION DU MATÉRIEL

Elle comporte un impératif absolu : l'***asepsie***, qui doit être rigoureuse; il ne faut pas hésiter à changer le matériel si l'on a un doute. On aura à sa disposition :

– un haricot, un plateau stérile, des compresses stériles, et du sparadrap;

– éventuellement une paire de gants stériles pour l'opérateur et un champ perforé stérile;

– un désinfectant pour la peau et les bouchons des flacons : alcool iodé, bétadine, ou autre, voire un désinfectant incolore efficace (chlorhexidine à 0,5 %), selon l'habitude du service; de l'alcool à 90°;

– des seringues à usage unique, d'une contenance de 20 mL au moins; l'aiguille ou le trocart seront choisis en fonction de l'articulation; en général, pour évacuer le liquide synovial d'un genou, on utilise une aiguille de 5 à 6 cm de long et d'un calibre de 11/10 de mm (19 G); si l'on pense que le liquide à prélever risque d'être de nature infectieuse il est préférable d'utiliser une aiguille de gros calibre; c'est l'opérateur qui adaptera l'aiguille choisie à la seringue;

– des flacons stériles, contenant soit de petites billes de verre soit de l'héparine sèche (héparinate de sodium), que l'on agitera après remplissage pour éviter la coagulation trop rapide du liquide;

– des étiquettes auront été préparées pour adresser le ou les flacons dans les laboratoires qui feront les analyses cytologique, bactériologique, chimique et la recherche de microcristaux.

DANS CERTAINS CAS

– Si une anesthésie locale est décidée (ce qui est très rare), on préparera séparément le matériel; l'infirmier(e) doit s'enquérir auprès du malade d'une éventuelle allergie ou intolérance à l'anesthésique (révélée au cours d'une extraction dentaire ou d'une infiltration faite antérieurement).

– L'évacuation du liquide synovial est suivie d'une injection intra-articulaire d'un dérivé de la cortisone; le matériel doit être préparé séparément (voir p. 66).

PROTOCOLE DE SOINS

INJECTION INTRA- OU PÉRIARTICULAIRE

Il s'agit essentiellement de l'injection intra-articulaire ou périarticulaire d'un dérivé de la cortisone.

Malade

Le rassurer sur l'innocuité du geste qui peut se faire dans son lit, ou dans une salle de soins, et lui expliquer que l'injection est presque indolore.

S'enquérir de ses antécédents — particulièrement : diabète, ulcère gastro-duodénal, traitement anticoagulant, ou allergie à un anesthésique local —, qui peuvent justifier des précautions particulières; dans ces cas le rappeler à l'opérateur; de même s'il existe un état infectieux en cours.

Vérifier que la peau de la région qui sera ponctionnée soit propre et qu'il n'existe pas d'infection cutanée de voisinage; le rasage de la peau n'est pas indispensable, et sera affaire de cas particuliers.

Préparation du matériel

Elle comporte un impératif absolu, ***l'asepsie :*** en effet, l'inoculation accidentelle d'un germe transformerait un geste bénin en une redoutable complication, ***l'infection articulaire,*** qui expose à des séquelles fonctionnelles. Le risque est majoré par l'emploi des dérivés de la cortisone. On aura à sa disposition :

– un désinfectant pour la peau et les bouchons des flacons : alcool iodé, bétadine ou autre, voire un désinfectant incolore efficace (chlorhexidine à 0,5 %), selon l'habitude du service; de l'alcool à 90°;

– éventuellement une paire de gants stériles pour l'opérateur qui prélèvera lui-même le produit;

– le plus souvent, on utilise des médicaments déjà contenus dans la seringue, ce qui diminue le risque de contamination pendant la manipulation; si ce n'est pas le cas, il faut prévoir des aiguilles de gros calibre pour prélever le médicament à injecter, des seringues à usage unique de 1 à 2 mL (ou de 5 à 10 mL si un anesthésique est mélangé, ce qui est rare) et pour l'injection un jeu d'aiguilles à usage unique; les deux modèles le plus souvent utilisés sont pour les aiguilles longues : 5 cm × 8/10 mm (21 G) et pour les aiguilles courtes : 2,5 cm × 5/10 mm (25 G).

Si l'on doit retirer du liquide articulaire avant l'injection, prévoir pour son analyse des flacons stériles, contenant soit de petites billes de verre soit de l'héparine sèche (héparinate de sodium), que l'on agitera après remplissage pour éviter la coagulation trop rapide du liquide, et des étiquettes.

Il existe 2 types de dérivés de la cortisone qui peuvent être injectés : les dérivés hydrosolubles qui ont une durée d'action relativement courte; et surtout les dérivés présentés sous forme de suspension de microcristaux, qui ont une action étalée sur 2 à 3 semaines : *Altim, Diprostène,* qui sont contenus dans une seringue; *Hydrocortancyl*, en flacon de 125 mg, *Hexatrione,* etc., qui doivent être prélevés.

Après l'injection

Il faut savoir qu'une réaction douloureuse n'est pas exceptionnelle dans les heures qui suivent : 1 fois sur 7 environ; elle est habituellement transitoire (24 à 48 heures au maximum), d'intensité modérée et ne s'accompagne pas de fièvre; elle peut nécessiter un traitement antalgique ou anti-inflammatoire prescrit par le médecin.

L'effet thérapeutique bénéfique de l'injection intra- ou périarticulaire se fait sentir en 24 à 48 heures; sa durée varie selon le corticoïde employé et l'intensité des symptômes.

Une aggravation des douleurs avec fièvre survenant dans les jours qui suivent l'injection est inhabituelle. Il faut prévenir le médecin pour qu'il s'assure qu'il ne s'agit pas d'une complication infectieuse (prévoir alors le matériel pour une éventuelle ponction exploratrice de l'articulation).

Biopsie synoviale

Cet examen consiste à prélever un fragment de la synoviale d'une articulation en vue d'examen histologique au microscope, ou parfois bactériologique, dans un but diagnostique :

– distinction entre différents rhumatismes inflammatoires;

– mise en évidence d'un germe, non retrouvé par les cultures du liquide synovial;

– reconnaissance précoce d'une tuberculose synoviale.

Il se fait dans une salle de soins équipée, avec les précautions d'asepsie qui sont de règle en milieu orthopédique, et ne nécessite qu'une brève immobilisation : 24 heures pour les prélèvements à l'aiguille, à l'aide d'un trocart spécial, sous anesthésie locale, ou un peu plus quand le prélèvement est fait sous arthroscopie, ce qui permet de mieux guider le prélèvement des fragments.

Biopsie osseuse

Cet examen, qui consiste à prélever un fragment d'os en vue d'examen histologique au microscope :
– est parfois utile au diagnostic des principales affections métaboliques osseuses ; par l'analyse morphologique du fragment prélevé il aide à différencier l'ostéoporose, très fréquente, l'ostéomalacie, l'hyperparathyroïdie, l'ostéodystrophie rénale ;
– et souvent indispensable au diagnostic des métastases cancéreuses, des tumeurs osseuses primitives, mais aussi des maladies du sang (myélome, leucémies, etc.) ;
– et au diagnostic histologique et bactériologique d'infections osseuses.

SUR LE PLAN TECHNIQUE, il peut s'agir :

- **D'une biopsie chirurgicale,** sous anesthésie générale, et il en est souvent ainsi pour le diagnostic des tumeurs osseuses.
- D'une biopsie à l'aiguille ou au trocart :
– dans la crête iliaque, elle donne des renseignements très utiles dans les décalcifications diffuses ;
– dans un disque intervertébral, pour le diagnostic des spondylodiscites (voir p. 127) ;
– dans certaines tumeurs accessibles, sous repérage tomodensitométrique, pour leur diagnostic étiologique.

Exploration biologique sanguine des rhumatismes inflammatoires

Le diagnostic étiologique d'un certain nombre de rhumatismes inflammatoires peut être facilité par des examens biologiques sanguins. Nous ne ferons que citer les plus fréquemment utilisés.

Examens traduisant l'intensité de l'inflammation

ILS N'ONT PAS DE VALEUR ÉTIOLOGIQUE :

- **Vitesse de sédimentation** (VS).
- **Protéines de l'inflammation :** protéine C réactive (CRP), orosomucoïde et haptoglobine.
- **Anémie,** de type inflammatoire.

Examens à valeur d'orientation diagnostique

Leur positivité éventuelle doit toujours être corrélée avec le tableau clinique.

Réactions de Waaler-Rose et du latex

Elles traduisent la présence du **facteur rhumatoïde** (qui est une immunogloguline, de type IgM surtout) et sont positives dans environ 85 % des cas de polyarthrite rhumatoïde (que l'on dit alors être *séropositives*).

Le taux de positivité doit être précisé pour avoir une signification : la réaction de Waaler-Rose est positive pour un taux supérieur à 1/32, et la réaction du latex est positive pour un taux supérieur à 1/40.

Mais ces examens sont habituellement négatifs dans les premiers mois d'évolution de la maladie et ne sont nullement spécifiques. Ils peuvent être positifs chez des sujets âgés indemnes de polyarthrite rhumatoïde, et au cours de certaines affections telles que les collagénoses, la cirrhose du foie, etc.

La présence d'anticorps anticitrulline (ou anti-CCP) est souvent plus précoce.

Recherche d'anticorps antinucléaires

- **Anticorps antinucléaires globaux** qui sont présents dans le lupus érythémateux aigu disséminé à un taux ≥ 1/100, mais ne sont pas spécifiques de cette affection ; on peut les trouver dans la sclérodermie, la polyarthrite rhumatoïde et d'autres affections.
- **Anticorps anti-ADN** natif dont la présence à un taux élevé est très caractéristique du lupus érythémateux aigu disséminé en poussée.
- **Anticorps antiantigènes nucléaires solubles :** anti-Sm, anti-RNP, que l'on peut trouver dans le lupus, les connectivites mixtes, le syndrome de Sjögren, etc.

Recherche de l'antigène tissulaire HLA B 27

Ou antigène leucocytaire ou d'histocompatibilité :

- **Cet antigène est retrouvé dans 95 % des cas de spondylarthrite ankylosante,** et représente un des facteurs (d'ordre génétique) qui contribue à l'apparition de la maladie. Il est également retrouvé au cours du syndrome de Fiessinger-Leroy-Reiter.
- **Il existe chez 4 à 6 % de la population** et sa présence est donc possible chez un sujet normal, ne traduisant donc pas obligatoirement l'existence d'une spondylarthrite.

Examens à valeur étiologique plus spécifique

Pourvu qu'ils soient également corrélés avec le tableau clinique.

Uricémie

Une hyperuricémie est habituellement constatée au cours d'une arthrite goutteuse, mais peut se voir en dehors de tout épisode goutteux, en particulier chez les sujets soumis à un traitement diurétique. La valeur normale est comprise entre 50 et 70 mg/L, ou 300 à 420 µmol/L; elle est plus élevée chez l'homme que chez la femme.

Antistreptolysines O (ou ASLO), antistreptokinases

Leur positivité au-delà de 200 U/mL, doit s'accompagner d'une augmentation du taux à un second dosage fait 15 jours après pour témoigner du caractère **récent** de l'infection par le streptocoque β-hémolytique dont elle témoigne.

En outre, toute élévation des ASLO ne signifie pas nécessairement qu'il y ait un rhumatisme articulaire aigu (RAA). Les critères cliniques sont essentiels au diagnostic de cette **affection devenue exceptionnelle en France.**

Bilan phosphocalcique

L'exploration du métabolisme phosphocalcique est souvent utile dans l'étude des maladies du squelette; elle s'adresse à des explorations biologiques sanguines et urinaires simples, mais aussi à des explorations plus complexes. La notion de bilan phosphocalcique fait appel à la mesure de la quantité de calcium ingérée par un sujet, qui est comparée à la quantité de calcium éliminée par les urines et les selles. Chez le sujet normal, il y a équilibre.

Examens simples

Ils comportent des dosages sanguins et urinaires.

Dans le sang

LA CALCÉMIE, normalement comprise entre 95 et 105 mg/L chez l'adulte (ou 2,37 à 2,62 mmol/L), 95 et 115 mg/L chez l'enfant.

Son taux est remarquablement stable. Son élévation au-dessus de 105 mg ou hypercalcémie relève de causes multiples parmi lesquelles : les cancers secondaires des os, le myélome multiple, l'hyperparathyroïdie. Son abaissement au-dessous de 95 mg ou hypocalcémie s'observe au cours de l'ostéomalacie, mais aussi en cas de diminution du taux de l'albumine plasmatique (cirrhose), d'insuffisance rénale, d'hypoparathyroïdie et de certaines formes de tétanie.

LA PHOSPHORÉMIE, normalement comprise entre 28 et 45 mg chez l'adulte (ou 0,8 à 1,3 mmol/L), 45 et 55 mg chez l'enfant. Son augmentation s'observe dans l'insuffisance rénale, sa diminution dans l'hyperparathyroïdie, l'ostéomalacie, le rachitisme.

LE DOSAGE DES PHOSPHATASES ALCALINES DU SÉRUM. Normalement compris entre 20 et 38 unités internationales pour 100 mL chez l'adulte, ce taux est augmenté dans l'ostéomalacie et le rachitisme, les cancers secondaires des os, la maladie de Paget, mais aussi dans les ictères par rétention; en effet les phosphatases alcalines ont une double origine, osseuse et hépatique.

LE DOSAGE DE L'HORMONE PARATHYROÏDIENNE, DE LA VITAMINE D (25-OH-D_3), est fait dans des laboratoires spécialisés.

Dans les urines des 24 heures

Le chiffre normal de la calciurie est de 80 à 250 mg/24 h (ou 2 à 6 mmol) chez l'adulte. Son augmentation se voit dans les maladies hypercalcémiantes. Elle est parfois isolée et est facteur de lithiase urinaire. Sa diminution est constante dans l'insuffisance rénale.

La phosphaturie est très variable selon l'apport alimentaire, entre 400 et 800 mg/24 h (ou 13 à 26 mmol).

L'hydroxyprolinurie totale est normalement de 20 à 30 mg/24 h et l'hydroxyprolinurie libre de 1,3 mg/24 h.

Explorations complexes

La biopsie osseuse, par l'analyse morphologique du fragment prélevé permet de différencier les principales affections métaboliques osseuses : ostéoporose très fréquente, ostéomalacie, hyperparathyroïdie, ostéodystrophie rénale. Par une analyse quantitative elle permet dans l'ostéoporose de définir certaines valeurs au-dessous desquelles le risque statistique de survenue des fractures est plus important, c'est le « seuil fracturaire ». Elle est souvent complétée et associée à l'ingestion dix à quinze jours auparavant d'une dose de tétracycline, qui se fixe sur l'os et peut être mise en évidence, ce qui permet d'avoir une appréciation de la vitesse du processus de construction osseuse.

La mesure de la densité osseuse, dont la radiographie standard ne donne qu'une approximation, peut être appréciée par des méthodes modernes non agressives : tomodensitométrie et absorptiométrie biphotonique (voir p. 64), qui mesurent la densité du tissu spongieux de l'os. Son intérêt n'est pas d'ordre diagnostique, mais d'ordre pronostique ou de recherche.

Les explorations dynamiques sont d'intérêt limité aux services spécialisés : épreuve de perfusion calcique, utilisation d'isotopes radioactifs (^{45}Ca), activation neutronique, etc.

Pathologie traumatique 6

Généralités

On appelle **fracture** la rupture de la continuité d'un os, le plus souvent à la suite d'un traumatisme.

Mécanisme des fractures

La fracture peut être due à un **traumatisme direct** généralement unique et violent, ou **indirect.** En cas de traumatisme direct, l'agent responsable vient frapper l'os qui se fracture au point d'impact ; ce mécanisme, souvent violent, explique la fréquence et l'importance des lésions associées, en particulier des parties molles avec risque de fracture ouverte. En cas de **traumatisme indirect**, l'impact et le siège de la fracture sont à distance l'un de l'autre.

Suivant la direction des forces, on peut décrire **plusieurs mécanismes** de fracture : les fractures par flexion, les fractures par torsion, les fractures par écrasement ou tassement, les fractures par arrachement ou élongation ; plusieurs de ces mécanismes peuvent être associés.

On appelle **fracture pathologique** une fracture survenant sur un os préalablement altéré ou fragilisé, par une déminéralisation diffuse (ostéoporose), une tumeur osseuse bénigne et surtout les métastases osseuses des cancers (voir ces chapitres). La fracture se produit pour un traumatisme souvent minime, voire spontanément.

Aspect anatomique d'une fracture

Il est caractérisé par les facteurs suivants.

Trait de fracture (figure 6.1)

La fracture est dite incomplète ou partielle s'il persiste une continuité des deux fragments osseux. Le trait de fracture réalise une simple fissure ou fêlure qui ne traverse pas l'os de part en part ; c'est le cas de la fracture en « bois vert », fréquente chez l'enfant. Lorsque le périoste n'est pas fracturé, la fracture est dite « sous-périostée ».

La fracture est dite complète lorsqu'il n'y a plus de continuité entre les fragments ; elle peut être parcellaire ou totale.

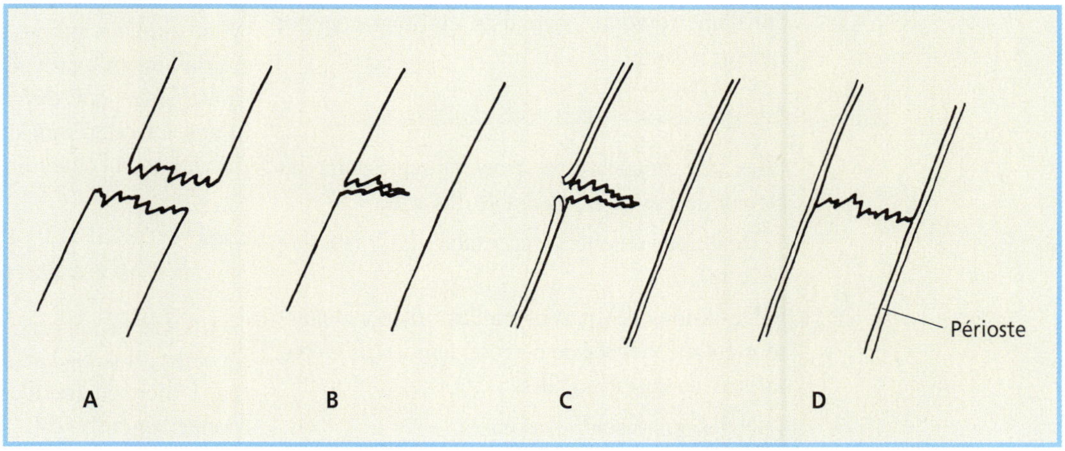

Fig. 6.1 Les traits de fracture.
A. Fracture complète.
B. Fracture incomplète.
C. Fracture en bois vert.
D. Fracture sous-périostée.

Le trait est en outre caractérisé par son **siège**, sa **direction** et son **nombre** :

- **Le siège** peut être au point d'impact du traumatisme ou à distance.
- **La direction** peut être transversale, oblique ou spiroïde. Un trait transversal ou oblique se voit essentiellement dans les fractures par flexion, compression ou élongation. Le trait spiroïde est le fait des fractures par torsion.
- **Lorsqu'il existe deux traits de fracture, ils délimitent un troisième fragment;** parallèles entre eux, ils forment une fracture à double étage avec fragment intermédiaire; convergents, ils détachent un troisième fragment triangulaire en « aile de papillon » ou en « coin de flexion ».
- **Lorsque le choc est direct et très violent,** l'os est fracturé en très nombreux fragments : la fracture est dite « **comminutive** ».

Déplacement des fragments osseux

Il est variable en fonction du caractère complet ou incomplet de la fracture, des forces musculaires et de la pesanteur. Il résulte de l'association de quatre déplacements élémentaires :

- **Le déplacement transversal,** ou déplacement en baïonnette, est perpendiculaire au grand axe de l'os.
- **Le déplacement angulaire ou angulation** résulte de la modification de l'axe longitudinal de chacun des fragments.
- **Le déplacement longitudinal** ou chevauchement s'effectue selon le grand axe de l'os; il s'agit le plus souvent d'un raccourcissement par pénétration des fragments l'un dans l'autre.
- **Le déplacement rotatoire ou décalage** est le fait d'une rotation axiale d'un des fragments par rapport à l'autre.

Lésions associées autour de la fracture

Elles sont fréquentes et peuvent représenter un facteur de gravité considérable. Il s'agit :

- **De lésions cutanées,** redoutables (voir Fracture ouverte).
- **De lésions des parties molles :** tissu cellulaire sous-cutané menacé de nécrose, muscles dilacérés, infiltrés de sang et souillés.
- **De lésions vasculo-nerveuses.**

Fracture fermée et fracture ouverte

Lorsque la peau est intacte, le foyer de fracture ne communique pas avec l'extérieur et la fracture est dite **fermée**. Lorsque la peau est ouverte, une plaie fait communiquer le foyer de fracture avec l'extérieur, la fracture est dite **ouverte**.

On oppose deux mécanismes de fractures ouvertes

Les fractures ouvertes de dedans en dehors dont le mécanisme est indirect, la peau étant lésée par un fragment osseux.

Les véritables fractures ouvertes qui sont ouvertes de dehors en dedans par le traumatisme qui lèse d'abord le revêtement cutané puis l'axe osseux.

Conséquences majeures des fractures ouvertes

Le risque d'infection. C'est le risque fondamental, contre lequel le traitement d'urgence doit lutter. Il provient d'abord du milieu extérieur, d'où la nécessité de nettoyer largement la plaie souillée avant tout traitement réparateur. Par surcroît, l'infection est favorisée par la mortification du tissu cellulaire sous-cutané et des muscles : c'est le but du « parage » chirurgical d'exciser les tissus voués à la nécrose. Il peut provenir également d'une exposition secondaire du foyer de fracture par une désunion cutanée, d'où le but du traitement d'une fracture ouverte qui est d'obtenir un foyer couvert et stable. L'antibiothérapie et la prévention du tétanos sont indispensables.

Le retard à la consolidation osseuse est beaucoup plus fréquent que dans les fractures fermées, pour plusieurs raisons : violence du traumatisme initial et en particulier importance des dégâts musculaires qui dévascularisent l'os; fréquence d'une infection larvée; difficultés thérapeutiques inhérentes à l'ouverture de la fracture.

Réparation physiologique d'une fracture

Dans les conditions normales, toute fracture évolue vers la soudure des deux extrémités osseuses par l'intermédiaire d'une formation à laquelle on donne le nom de **cal.**

Le cal est un tissu osseux vivant, différent du tissu osseux normal, qui commence à se constituer dès les premiers jours de la fracture et dont la synthèse totale va durer plusieurs mois.

L'élaboration du cal fait appel à des processus complexes, histologiques et physiologiques, dont l'ensemble est appelé « l'ostéogenèse de réparation ». Les facteurs influençant la consolidation osseuse sont nombreux :

- **La vascularisation** joue un rôle essentiel.
- **L'ouverture** de la fracture au moment de l'accident **(fracture ouverte)** est un facteur allongeant les délais de consolidation, en perturbant la vascularisation locale de l'os.
- **L'immobilisation** rigoureuse du foyer de fracture est un autre élément capital. En effet, la persistance de mouvements, même de faible amplitude, entre les deux extrémités de l'os fracturé détruit les éléments du cal au fur et à mesure de leur formation.
- **Signalons également que l'âge** a une nette influence : chez l'enfant, la majorité des fractures consolident bien plus vite que chez l'adulte.

Procédés de réduction et de contention des fractures

Réduction d'une fracture

Elle consiste à remettre les fragments osseux dans leurs rapports normaux.

ELLE EST EN GÉNÉRAL OBTENUE PAR DES MANŒUVRES ORTHOPÉDIQUES SIMPLES, manuelles, ou à l'aide de dispositifs instrumentaux, sur table orthopédique. Le premier temps de la réduction comporte en général une traction dans l'axe du membre, compensée par une contre-extension pour vaincre la rétraction des muscles et réduire le déplacement longitudinal. Il faut ensuite réduire le décalage, l'angulation et l'éventuel déplacement transversal. Ces manœuvres s'effectuent le plus souvent sous anesthésie générale.

LA RÉDUCTION PEUT ÊTRE PROGRESSIVE PAR TRACTION, qui peut être aussi un mode de contention.

DANS CERTAINS CAS, LA RÉDUCTION DE LA FRACTURE EST RENDUE IMPOSSIBLE du fait de l'interposition des parties molles (par exemple un muscle) entre les fragments osseux, ou de l'étui périostique. Cette « **irréductibilité** » de la fracture doit faire recourir à la « réduction sanglante ».

CERTAINES FRACTURES SANS DÉPLACEMENT n'ont pas à être réduites, mais simplement contenues.

Contention

Elle consiste à maintenir les fragments osseux dans leurs rapports normaux jusqu'à la formation d'un cal osseux solide. Les méthodes dépendent de la stabilité de la fracture après réduction.

DANS LES FRACTURES STABLES, la contention est assurée par un **appareil plâtré ou en résine**.

Celui-ci doit être confectionné avec soin et être étroitement moulé sur le membre, en maintenant en position de fonction les articulations sus- et sous-jacentes de façon à immobiliser la fracture en bonne position ; les zones d'appui seront protégées.

LA SURVEILLANCE DU PLÂTRE est fondamentale. En effet :

- **Dans certains cas, l'œdème du membre fracturé ayant diminué,** le plâtre devient trop grand et la fracture n'est plus immobilisée, menaçant d'un déplacement secondaire des fragments.
- **Dans d'autres cas, l'œdème continue à se développer ;** le plâtre faisant alors un véritable garrot menace la vascularisation du membre s'il n'est pas fendu, voire enlevé. Tout gonflement, toute coloration violacée, tout refroidissement, tout fourmillement de la main et des doigts, du pied et des orteils doit alerter l'infirmier(e).
- **Rappelons enfin que les bagues et alliances** doivent être retirées des doigts pour les plâtres du membre supérieur.

LORSQUE LA FRACTURE EST D'EMBLÉE INSTABLE ou lorsque sa réduction ne peut être maintenue par un simple appareil plâtré, d'autres procédés de contention sont nécessaires :

- **Soit par extension continue** (photo 6.1A) : par l'intermédiaire d'une broche transosseuse (broches de Kirschner, de Steinmann) solidaire d'un étrier sur lequel est exercée une traction par l'intermédiaire d'un système de poulies et de poids. La force de traction doit être mesurée pour éviter un écart interfragmentaire exposant au retard de consolidation et à la pseudarthrose. Les orifices d'entrée et de sortie de la broche transosseuse doivent être protégés des souillures.
- **Soit par ostéosynthèse**, intervention chirurgicale « sanglante » qui consiste à réunir les fragments osseux par un matériel métallique. Elle implique un montage solide, un matériel neutre et

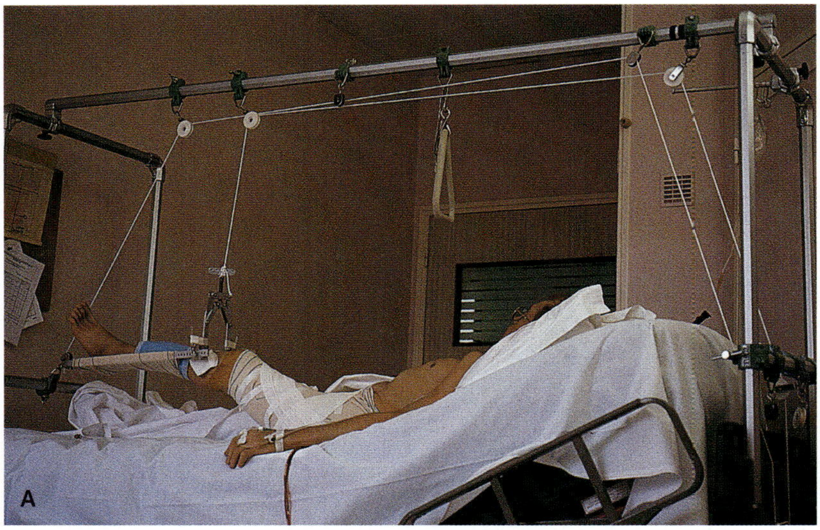

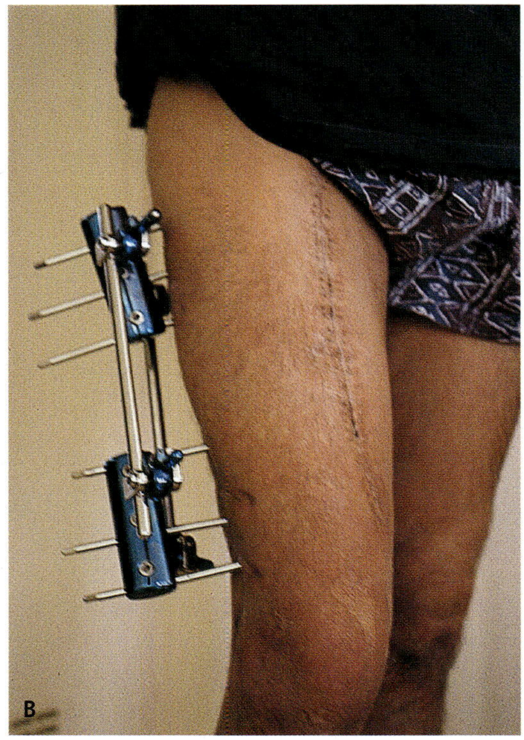

Photo 6.1 **A. Extension continue.**
B. Fixateur externe.

Tableau 6.1 **Délai habituel de consolidation des fractures des membres.**

Membre supérieur	
Clavicule	4 semaines
Humérus :	
col chirurgical	3 à 4 semaines
diaphyse	6 à 8 semaines
supracondylienne de l'enfant	4 à 6 semaines
Deux os de l'avant-bras	8 à 12 semaines
Pouteau-Colles	4 à 5 semaines
Métacarpiens et phalanges	3 à 4 semaines
Scaphoïde	10 à 12 semaines
Membre inférieur	
Fémur :	
col « encloué »	3 mois
diaphyse	3 à 4 mois
supracondylienne	3 à 4 mois
Rotule	1 à 1 mois et demi
Deux os de jambe, fermée	3 à 4 mois
Dupuytren	3 mois

impose une asepsie rigoureuse pour éviter le risque majeur d'infection. Il en existe diverses variétés : enclouage centromédullaire essentiellement lorsque la fracture est transversale ; clou verrouillé ; enclouage à foyer fermé par clous souples ; vissage, en particulier dans les fractures spiroïdes ; plaques vissées ; cerclage métallique ; fixateur externe (photo 6.1B) qui prend appui sur des fiches introduites dans l'os de part et d'autre et à distance du foyer de fracture, dans les fractures ouvertes ou en cas de lésions septiques.

Évolution générale favorable d'une fracture

L'évolution normale d'une fracture correctement réduite et contenue se fait vers la consolidation par la formation d'un cal osseux (voir p. 72). Cette consolidation nécessite une immobilisation de durée variable, après laquelle commence la phase de récupération fonctionnelle.

Critères de consolidation osseuse

Critères cliniques, au terme d'un délai variable selon chaque fracture (voir tableau 6.1) : absence de mobilité anormale au niveau du foyer de fracture, indolence lors de cette recherche et de la mise en charge, disparition des phénomènes inflammatoires au niveau du foyer, absence de boiterie.

PROTOCOLE DE SOINS

PRÉPARATION D'UN PLÂTRE CONVENTIONNEL

BLESSÉ

– Retirer les bagues, alliance, bracelet.

– La peau doit être propre, sèche; signaler l'existence d'une plaie cutanée éventuelle.

– Expliquer que le plâtre maintient la fracture par des points d'appui à distance.

MATÉRIEL

– Jersey de coton tubulaire, de diamètre adapté au membre, qui sera coupé sur une longueur supérieure à celle du plâtre pour pouvoir être renversé aux extrémités et former des bords mousses.

– Du coton cardé, du feutre ou de la mousse, qui peuvent être nécessaires pour protéger la peau aux extrémités du plâtre et les zones d'appui : apophyses styloïdes, condyles, talons, tête et col du péroné.

– Une talonnette pour les plâtres de marche, éventuellement des béquilles, des cannes anglaises; une bande large ou une écharpe pour le membre supérieur.

– Des bandes de plâtre à prise rapide, de largeur variable selon l'utilisation qui doit en être faite : bandes de 5, 10, 15 et 20 cm de large.

– Un bac ou une cuvette suffisamment large et rempli d'eau froide ou tiède, où seront immergées l'une après l'autre les bandes plâtrées, immédiatement avant leur utilisation par le chirurgien. L'extrémité des bandes est déroulée sur une dizaine de centimètres, trempée et ressortie puis placée sur le rebord de la cuvette; la bande est déposée dans le fond et laissée en place jusqu'à ce que l'eau l'ait parfaitement imbibée. C'est l'opérateur qui applique lui-même les bandes après les avoir pressées modérément en les enroulant sans les serrer autour du membre, et en lissant au fur et à mesure. Aucune compression ne doit s'exercer sur le plâtre pendant qu'il sèche.

– Un bistouri peut être prévu pour fendre le plâtre, quelques minutes après sa confection alors qu'il n'est pas encore tout à fait sec, si l'on craint un œdème important, ce qui permettra éventuellement d'écarter les berges de la section. Lorsque le plâtre est déjà sec il faut utiliser une cisaille à plâtre ou une scie circulaire à lame vibrante, qui coupe le plâtre sans entamer le jersey ni la peau.

SÉCHAGE DU PLÂTRE

– Bien que la prise soit rapide, le séchage complet du plâtre dure environ 48 heures, pendant lesquelles on le laissera sécher à l'air; pour les membres inférieurs le plâtre sera surélevé bien à plat sur des oreillers de façon à éviter toute flexion.

– Une fois le plâtre sec, blanc, dur et sans odeur, l'infirmier(e) doit éventuellement le border avec du sparadrap, un peu de feutre, sans le faire rentrer à l'intérieur.

PROTOCOLE DE SOINS

PRÉPARATION D'UNE RÉSINE

BLESSÉ

– Retirer les bagues, alliance, bracelet.

– La peau doit être propre, sèche; signaler l'existence d'une plaie cutanée éventuelle.

– Expliquer que le plâtre maintient la fracture par des points d'appui à distance.

MATÉRIEL

– Des gants sont nécessaires pendant la pose des bandes, car l'humidité de la peau provoque la polymérisation de la résine à son contact.

– Du jersey spécial hydrophobe en polyester, pour les mêmes raisons (éviter le contact avec la peau du patient), de diamètre adapté au membre, et qui sera coupé sur une longueur supérieure à celle du plâtre pour pouvoir être renversé aux extrémités et former des bords mousses.

– De la mousse hydrophobe, nécessaire pour protéger la peau aux extrémités du plâtre et les zones d'appui : apophyses styloïdes, condyles, talons, tête et col du péroné.

– Pour les bottes de marche en résine, plus qu'une talonnette, il est préférable d'utiliser une chaussure de sport de taille suffisante, des béquilles, des cannes anglaises; une bande large ou une écharpe pour le membre supérieur.

– Des bandes de résine (combinant un support en fibre de verre et une résine de polyuréthane), conservées dans un endroit frais et sec, à l'abri de la chaleur et de l'humidité, présentées en sachets individuels thermosoudés qu'il ne faut pas percer ni détériorer ce qui entraînerait le durcissement prématuré de la bande. On choisira des bandes de largeur adaptée (5, 7,5, 10 et 12,5 cm), qui seront pressées légèrement avant ouverture de la pochette : le rouleau doit être doux et souple.

– Un bac ou une cuvette suffisamment large et rempli d'eau à température ambiante, où seront immergées pendant 10 à 15 secondes l'une après l'autre les bandes, immédiatement avant leur utilisation par le chirurgien. C'est l'opérateur qui applique lui-même les bandes après les avoir secouées modérément pour éliminer l'excès d'eau éventuel, en les enroulant autour du membre avec une tension légère mais pas excessive, et en lissant au fur et à mesure.

SÉCHAGE DE LA RÉSINE

– Aucune compression ne doit s'exercer sur elle pendant qu'elle sèche.

– Environ 4 à 6 minutes après immersion dans l'eau, la résine est rigide et ne peut plus être modifiée, et en 15 minutes elle est suffisamment rigide pour réaliser totalement l'immobilisation. Pour une résine de marche on attendra 30 à 60 minutes.

– Quoique la résine soit imputrescible, il est préférable de ne pas prendre de bain ou de douche sans protection.

DÉMARCHE INFIRMIÈRE

MALADE PORTEUR D'UN PLÂTRE DU MEMBRE INFÉRIEUR

M. F. 50 ans vient d'être plâtré, botte de marche, pour une entorse grave de la cheville, pour une durée de 5 semaines. Il n'a pas d'antécédent de maladie thrombo-embolique, et on ne lui a pas prescrit de traitement anticoagulant. Quel est votre comportement ?

LUI DONNER LES CONSIGNES HABITUELLES

– Pour un plâtre conventionnel, il ne sera solide que 48 heures après sa pose, pendant lesquelles il faudra le laisser à l'air, non revêtu de tissu, jusqu'à ce qu'il soit sec, blanc, dur et sans odeur; pour une résine la consolidation est plus courte, moins d'une heure.

– Dès le retour à domicile, toujours surélever le membre de façon que le talon soit plus haut que la fesse; en position assise, avec un coussin, la nuit en surélevant les pieds du lit. Le talon ne devra pas reposer sur un plan dur.

– La marche est permise, avec appui dès que le plâtre sera sec; éviter les sols humides, glissants.

– Faire des contractions musculaires « statiques », qui luttent contre la tendance habituelle à l'amyotrophie, favorisent la circulation veineuse et contribuent à diminuer le risque de phlébite : contraction des muscles de la cuisse (décoller le talon du plan du lit), flexion-extension des orteils, mobiliser les articulations restées libres.

– Quoique la résine soit imputrescible, il est préférable de ne pas prendre de bain ou de douche sans protection. Afin d'éviter toute accumulation sur la peau, l'utilisation du savon doit être modérée et suivie d'un rinçage soigneux.

– Si une radiographie de contrôle intermédiaire est prévue, lui en rappeler la date.

LUI RAPPELER QU'IL DOIT PARTICIPER À LA SURVEILLANCE

Il doit être revu le lendemain, puis régulièrement, tant qu'un œdème risque de se développer, le plâtre faisant alors un véritable garrot.

Il faut signaler systématiquement la survenue éventuelle de :

– fourmillement ou engourdissement durable des orteils;

– perte de la sensibilité de l'extrémité, en grattant ou en pinçant délicatement la peau;

– modification de la coloration et de la chaleur cutanée : violacée, refroidie, voire anormalement blanche;

– difficulté à la mobilisation des orteils; ces signes doivent être immédiatement signalés au chirurgien, et être l'objet d'un traitement qui commence en général par l'ouverture du plâtre;

– zone de compression excessive locale, signalée par une douleur localisée inhabituellement persistante;

– gonflement anormal du pied, accélération du pouls, fébricule, qui évoquent la survenue d'une phlébite sous plâtre;

– voire point douloureux thoracique, dyspnée, qui évoquent une embolie pulmonaire, et qui doivent faire consulter d'urgence.

LE RASSURER ÉGALEMENT, CAR CES COMPLICATIONS SONT RARES.

CRITÈRES RADIOLOGIQUES, en retard sur les critères cliniques : disparition de l'espace interfragmentaire comblé par le cal osseux dans toute sa largeur, image en fuseau du cal, recalcification des extrémités osseuses.

Phase de récupération fonctionnelle

Elle commence après la consolidation de la fracture, cependant la rééducation du blessé doit commencer le plus précocement possible, sur un membre parfaitement immobilisé.

En effet, même dans une fracture d'évolution tout à fait normale, non compliquée, l'immobilisation nécessaire à la consolidation entraîne un certain nombre de troubles trophiques : une atrophie musculaire s'installe rapidement, les articulations adjacentes ont tendance à s'enraidir en raison de la rétraction des ligaments articulaires qui perdent de leur souplesse et, d'autre part, en raison de modifications de la synoviale articulaire.

Le blessé doit faire de façon régulière des contractions musculaires répétées, de façon à entretenir la trophicité et à accélérer la consolidation osseuse. Celle-ci obtenue, une rééducation active plus

PROTOCOLE DE SOINS

SURVEILLANCE D'UNE IMMOBILISATION DU MEMBRE INFÉRIEUR

Quel que soit le type d'immobilisation utilisé (plâtre ou résine) la surveillance est la même, et comporte les éléments suivants.

Recherche de signes de compression

Le malade doit être revu le lendemain, puis régulièrement, tant que l'œdème du membre fracturé risque de continuer à se développer; le plâtre ou la résine, faisant alors un véritable garrot, menacent la vascularisation du membre s'il ne sont pas fendus, voire enlevés. Il faut rechercher et s'enquérir systématiquement de la survenue éventuelle de :
- fourmillement ou engourdissement des orteils;
- perte de la sensibilité de l'extrémité, en grattant ou en pinçant délicatement la peau;
- modification de la coloration et de la chaleur cutanée : violacée, refroidie, voire anormalement blanche;
- gonflement anormal ou difficulté à la mobilisation des orteils.

Ces signes doivent être immédiatement signalés au chirurgien, et être l'objet d'un traitement qui commence en général par l'ouverture du plâtre ou de la résine.

Surveillance de l'immobilisation

- Dans certains cas, l'œdème du membre fracturé ayant diminué, le plâtre ou la résine deviennent trop larges et la fracture n'est plus immobilisée, menaçant d'un déplacement secondaire des fragments.
- Une radiographie de contrôle est systématique aux 3e, 8e, 15e et 21e jours afin de dépister un déplacement sous plâtre.
- Enfin la solidité du plâtre ou de la résine doit être contrôlée.

Recherche de complications locales

- Zone de compression excessive locale, signalée par une douleur localisée inhabituellement persistante.
- Surveillance d'une plaie cutanée ou d'une lésion cutanée sur un point de pression.
- En cas d'opération et si les drains de Redon n'ont pas fonctionné, apparition d'un écoulement sanglant; voire d'un écoulement purulent, beaucoup plus grave car témoignant d'une infection. Il faut le signaler immédiatement.

Recherche de signes de complications thrombo-emboliques

- Gonflement anormal du pied, accélération du pouls, fébricule, qui évoquent la survenue d'une phlébite sous plâtre.
- Voire point douloureux thoracique, dyspnée, qui évoquent une embolie pulmonaire, et qui doivent faire appeler d'urgence le médecin de garde, donner de l'oxygène et ne pas mobiliser le malade.

Ces signes devant être recherchés même si le malade est soumis à un traitement hypo- ou anticoagulant préventif.

intense peut être entreprise et doit être poursuivie le plus longtemps possible pour obtenir une récupération fonctionnelle maximale ou satisfaisante, ce qui peut demander plusieurs mois, voire plusieurs années.

La volonté du blessé et sa coopération ont une importance aussi fondamentale que les différents moyens mis en œuvre : kinésithérapie, physiothérapie, etc.

À côté de cette évolution simple d'une fracture, il faut envisager séparément les différentes complications évolutives possibles des fractures.

Complications évolutives des fractures

Complications générales, immédiates ou précoces

État de choc traumatique (risque vital), en particulier dans certaines fractures du bassin ou de la cuisse et au cours des polytraumatismes (faisant rechercher une lésion viscérale associée). Les signes cliniques en sont *pâleur*, *augmentation du pouls et abaissement de la tension artérielle* qui imposent un

DÉMARCHE INFIRMIÈRE

PRÉVENTION DES COMPLICATIONS THROMBO-EMBOLIQUES

SAVOIR QUAND LES CRAINDRE

– Immobilisation et alitement prolongés, quelle que soit leur raison.
– Fractures des membres inférieurs.
– Immobilisation plâtrée, en particulier s'il n'y a pas d'appui.
– Opérations à haut risque, sur la hanche, le genou, le petit bassin.
– Antécédents de maladie thrombo-embolique.
– Malades insuffisants cardiaques, sujets obèses.

CONNAÎTRE LES SOINS ET CONSEILS À DONNER

– Lever précoce, mise au fauteuil, déambulation, chaque fois que possible.
– Contractions musculaires des mollets, en particulier sous plâtre, mobilisation des orteils, répétées et systématiques.
– Massages des mollets.
– Surveillance du traitement hypo- ou anticoagulant préventif. Le traitement hypocoagulant prophylactique par les héparines de bas poids moléculaire ne nécessite pas une surveillance biologique aussi stricte que le traitement curatif par l'héparine classique. La surveillance clinique du surdosage éventuel consiste à vérifier qu'il n'y ait pas de saignement anormal ni d'hématomes.

SAVOIR LES RECONNAÎTRE

– ***Pour la phlébite du membre inférieur :*** gonflement douloureux d'un mollet, du pied et des orteils sous-jacents, fébricule ou fièvre inexpliquées, accélération du pouls ; ces « signes de pancarte » sont particulièrement utiles chez les malades plâtrés.
– ***Pour l'embolie pulmonaire :*** douleur thoracique, dyspnée, angoisse, pouls petit et accéléré, voire crachat sanglant, qui doivent faire appeler d'urgence le médecin de garde, donner de l'oxygène, ne pas mobiliser le malade. Il faut préparer le matériel pour un électrocardiogramme et prévoir un prélèvement sanguin pour analyse des gaz du sang.

traitement d'urgence et une détermination systématique du groupe sanguin du blessé.

COMPLICATIONS THROMBO-EMBOLIQUES

▶ **Les thrombophlébites des membres inférieurs** sont particulièrement à craindre dans les fractures des membres inférieurs, lors des immobilisations prolongées, et chez les insuffisants cardiaques. Leur diagnostic peut être difficile chez les blessés plâtrés ; tout gonflement du pied et des orteils doit alerter, de même que les « signes de pancarte » : fièvre inexpliquée, augmentation du pouls.

▶ **Elles exposent à des séquelles veineuses** parfois sévères, et surtout à de redoutables ***embolies pulmonaires :*** douleur thoracique, dyspnée, petit pouls accéléré, qui doivent faire appeler d'urgence le médecin de garde, donner de l'oxygène et ne pas bouger le malade.

Leur prévention justifie un lever précoce, des contractions musculaires sous plâtre, des massages des mollets, et un traitement anticoagulant systématique.

– ***Embolie graisseuse,*** plus rare, chez un polytraumatisé ou au cours de fractures du fémur, se manifestant par : agitation, anxiété, confusion mentale, puis par de la fièvre, une polypnée et une tachycardie. Il faut appeler d'urgence le médecin de garde et donner de l'oxygène.

– ***Décompensation d'une maladie préalable :*** diabète ; goutte (voir p. 163) ; éthylisme chronique (cirrhose, delirium tremens) ; insuffisance cardiaque ; insuffisance vasculaire cérébrale (hémiplégie) ; insuffisance rénale ; insuffisance respiratoire.

– ***Gangrène gazeuse,*** qui peut compliquer une fracture ouverte ou une fracture ayant été ostéosynthésée : hyperthermie, délire, crépitation gazeuse locale, de pronostic gravissime.

Complications loco-régionales immédiates

LÉSIONS CUTANÉES : excoriations, phlyctènes ; contusion et décollement cutané, menaçant d'ouverture secondaire.

OUVERTURE IMMÉDIATE : de dedans en dehors ou surtout de dehors en dedans, avec ses risques majeurs d'infection et de retard de consolidation.

LÉSIONS DES PARTIES MOLLES, comme dans les fractures de la diaphyse fémorale.

LÉSIONS VISCÉRALES, comme les lésions de l'urètre et de la vessie dans les fractures du bassin.

LÉSIONS VASCULAIRES, essentiellement artérielles, menaçant d'ischémie, responsables au membre supérieur du syndrome de Volkmann (voir Fractures de l'extrémité inférieure de l'humérus). Les « syndromes de loge » traduisent une compression vasculaire d'apparition secondaire. La surveillance nécessite la prise des pouls sous-jacents à la fracture et l'étude comparative de la chaleur cutanée.

LÉSIONS NERVEUSES des nerfs périphériques, comme la paralysie radiale des fractures de la diaphyse humérale, ou l'atteinte de la moelle épinière au cours des fractures du rachis, de pronostic gravissime (tétraplégie, paraplégie).

LÉSIONS ARTICULAIRES : hémarthrose (sang), hydarthrose, voire plaie articulaire, favorisant des séquelles articulaires tardives.

Complications favorisées par le décubitus

Outre les complications thrombo-emboliques déjà citées, il s'agit :

D'ESCARRES aux points d'appui (sacrum, fesses et talons), dont l'apparition peut être extrêmement précoce (fractures du rachis avec complications neurologiques), et qui doivent être prévenues par une hygiène et des massages des points d'appui, une mobilisation fréquente des blessés et l'emploi de matelas spéciaux.

D'INFECTION BRONCHO-PULMONAIRE, favorisée par la stase et l'encombrement des voies respiratoires par les sécrétions, mais aussi par les fausses routes alimentaires.

D'INFECTION URINAIRE, compliquant les sondages vésicaux rendus souvent nécessaires par l'état du blessé.

Complications secondaires locales plus tardives et séquelles

DÉPLACEMENT SECONDAIRE de la fracture, qui doit être prévenu par une bonne contention et qui doit être dépisté par des clichés radiographiques systématiques.

RETARD DE CONSOLIDATION, qui se caractérise par l'absence de cal dans les délais normaux de consolidation, la décalcification des extrémités osseuses et la liberté du canal médullaire ; il faut le distinguer de la pseudarthrose.

PSEUDARTHROSE, qui atteint surtout les diaphyses des os longs et désigne la non-consolidation d'une fracture avec absence de formation du cal osseux. Elle est caractérisée par une mobilité du foyer de fracture, à la radiographie par l'absence de cal osseux, mais les extrémités osseuses sont densifiées et le canal médullaire est obturé. La pseudarthrose peut être « **serrée** », les deux fragments étant unis par du tissu fibreux dense ne permettant que des mouvements de faible amplitude ; elle peut être « **lâche** » ou « **flottante** », avec un écart interfragmentaire, et permettre des mouvements anormaux amples. D'une façon générale, la pseudarthrose crée un handicap fonctionnel considérable, en particulier aux membres inférieurs, et impose un traitement chirurgical difficile. La pseudarthrose peut être infectée : on parle alors de pseudarthrose suppurée ; la suppuration aggrave le pronostic.

DÉMARCHE INFIRMIÈRE

COMPLICATIONS FAVORISÉES PAR LE DÉCUBITUS

COMPLICATIONS GÉNÉRALES

– Complications thrombo-emboliques (voir p. 78).
– Complications infectieuses broncho-pulmonaires (voir p. 80).
– Complications urinaires : infection (voir p. 80), lithiase.
– Complications intestinales : constipation, voire fécalome, à prévenir par une alimentation riche en fibres et à traiter par laxatifs ou lavement selon prescription.
– Complications « métaboliques » : déshydratation, dénutrition, à prévenir par une assistance à l'alimentation et des apports hydriques, caloriques et protidiques suffisants.
– Décompensation d'une maladie préalable : diabète, éthylisme, goutte, insuffisance cardiaque, insuffisance circulatoire (accidents vasculaires cérébraux, ramollissement cérébral avec hémiplégie), etc.

COMPLICATIONS LOCO-RÉGIONALES

• ***Atrophie musculaire,*** qui s'installe rapidement après une fracture et est aggravée par l'immobilisation, qui doit être combattue par des contractions musculaires répétées.

• ***Raideur articulaire,*** qu'une rééducation active peut limiter.

• ***Surtout escarres aux points d'appui,*** exposant à l'infection locale et mettant en jeu le pronostic vital. Leur survenue doit être prévenue par des soins infirmiers assidus : mise sur matelas spécial, mobilisation régulière du blessé même la nuit, pour changer les points d'appui qui seront en outre soigneusement massés : face postérieure du sacrum au-dessus du sillon interfessier, talons, régions trochantériennes. Assurer une alimentation riche en calories et en protides.
L'escarre, qui peut apparaître en quelques heures après l'alitement (en particulier dans les fractures du rachis avec complications neurologiques), réalise au début une simple plaque rouge aux points de pression, puis une zone où l'épiderme est arraché, laissant le derme à nu. L'apparition d'une plaque nécrotique, brunâtre, dure, insensible, est un stade avancé qui aboutit à l'ulcération et à l'infection locale, favorisée par la souillure des urines et des matières Son évolution chronique désespérante peut cependant être favorable grâce à des soins constants qui favorisent l'élimination des tissus nécrosés, prélude nécessaire à la cicatrisation.

INFECTION, soit des parties molles, soit de l'os : **ostéite**, complication grave que l'on observe en particulier dans les fractures ouvertes, d'où la nécessité de nettoyer largement la plaie souillée avant tout traitement réparateur, mais qui peut provenir également d'une exposition secondaire du foyer de fracture par une désunion cutanée, si le foyer n'est pas couvert et stable. Elle expose au retard de consolidation, à l'ostéite chronique.

CAL VICIEUX, où le cal osseux s'est bien formé, mais sur une fracture qui n'a pas ou a été mal réduite, fixant ainsi le membre en attitude vicieuse. Le retentissement en est variable sur la fonction (voir Fracture des deux os de l'avant-bras) et sur les articulations voisines (voir Fracture

PROTOCOLE DE SOINS

PRÉVENTION DES INFECTIONS URINAIRES

SAVOIR QUAND LES CRAINDRE

– Alitement prolongé, en particulier en milieu hospitalier.
– Sujets âgés, hommes ayant un adénome de la prostate à l'origine d'une mauvaise évacuation vésicale voire d'une rétention aiguë, femmes ayant des infections urinaires à répétition ou incontinentes, anesthésie rachidienne ou péridurale.
– Nécessité de pratiquer un sondage vésical ou de mettre une sonde à demeure.
– Fractures du bassin, qui peuvent s'accompagner de plaies de vessie ou de l'urètre, paraplégies, etc.

CONNAÎTRE LES SOINS ET CONSEILS À DONNER

– Faire boire et aussi uriner régulièrement.
– La prescription d'antiseptiques urinaires ou d'antibiotiques est affaire de cas particuliers.
– En cas de sondage urinaire, sur prescription, le faire avec asepsie, changer la sonde toutes les semaines environ. Après ablation de la sonde, aider à la reprise d'une miction autonome en stimulant le malade.
– Vérifier que la poche collectrice d'urines, stérile, soit bien fixée.
– Un lavage de vessie peut être prescrit.
– En cas de cystotomie, ou de drainage sus-pubien, surveiller les orifices et contrôler leur bonne fermeture.

CONNAÎTRE LES ÉLÉMENTS DE SURVEILLANCE

– Contrôler la quantité d'urines émises : diurèse des 24 heures, qui sera notée.
– Contrôler leur coloration : rouge, traduisant une hématurie; trouble, évoquant une infection.
– Faire régulièrement une analyse des urines à la bandelette, éventuellement complétée par un examen cytobactériologique avec antibiogramme.

PROTOCOLE DE SOINS

PRÉVENTION DES INFECTIONS BRONCHO-PULMONAIRES

SAVOIR QUAND LES CRAINDRE

– Sujets aux antécédents de bronchopathie chronique, de tabagisme.
– Sujets âgés.
– Situations favorisant la stase et l'encombrement des voies aériennes par les sécrétions, les fausses routes alimentaires, en particulier les suites opératoires, l'alitement.

CONNAÎTRE LES SOINS ET CONSEILS À DONNER

– Aider le malade à respirer correctement, à tousser et à cracher efficacement.
– Lui donner, selon prescription, des médications ou aérosols fluidifiants, un antibiotique.
– Faire éventuellement des aspirations pharyngées, avec grande asepsie.
– Suivre les séances de drainage postural, faites par le kinésithérapeute selon prescription si le malade le supporte : aérosol fluidifiant avant le drainage, mettre en position assise, calé avec un dossier ou deux oreillers; faire expirer profondément et, pendant l'expiration, ébranler la partie supérieure et antérieure du thorax par des vibrations (frapper fermement mais non brutalement); c'est le « clapping ». Arrêter les vibrations pendant l'expectoration. Au bout de deux ou trois expirations, la toux survient (souvent il est utile de recommencer pendant l'expectoration). Recommencer en surveillant que le malade ne se fatigue pas trop. Faire de même pour les régions supérieure et inférieure en inclinant le malade en avant.

CONNAÎTRE LES ÉLÉMENTS DE SURVEILLANCE

– Cliniques : toux persistante, fébricule ou fièvre, expectoration jaunâtre ou verdâtre, dyspnée.
– Radiographies thoraciques, éventuellement au lit.
– Voire analyse des gaz du sang.

DÉMARCHE INFIRMIÈRE

DEVANT UNE FIÈVRE POST-OPÉRATOIRE

Il est fréquent de constater la survenue d'une fièvre en post-opératoire dont le degré et l'origine sont très variables.

Il est important que l'infirmier(e) en signale l'existence au chirurgien, mais il est également utile qu'il/elle puisse l'interpréter. L'analyse de la courbe thermique et du terrain constituent des éléments simples d'orientation permettant de prévoir les examens qui seront utiles.

Toute fièvre n'étant pas nécessairement de nature infectieuse, la prescription d'un antibiotique n'est donc pas systématique.

Courbe thermique « habituelle »

– La fièvre est discrète : 37,5 °C à 38 °C, et se normalise le 2e ou le 3e jour. C'est la courbe thermique « idéale ».

– Parfois la fièvre monte à 38 °C le lendemain, voire 39 °C le surlendemain. L'interrogatoire et l'examen constatent l'absence de signes d'appel, ce qui autorise à temporiser. En général la température se normalise le 4e ou le 5e jour.

Principales causes de fièvre post-opératoire

• ***Suppuration du foyer***

– Passé les 4 à 5 premiers jours, la fièvre recommence à monter progressivement, et l'on constate que la zone opératoire est œdématiée, chaude et douloureuse.

– Il peut s'agir d'un hématome infecté, d'une collection suppurée qui devront être évacués, ce qui fait chuter la température, et analysés.

– En cas de fièvre d'emblée élevée et qui le reste on évoquera une suppuration aiguë du foyer, amenant en général à réintervenir.

• ***Infection urinaire***

– Après retour à l'apyrexie la température remonte brusquement et peut être très élevée, 39 à 40 °C.

– Chez un sujet ayant une sonde vésicale, ou aux antécédents de cystite, d'adénome prostatique.

– L'examen des urines est le geste à faire immédiatement (urines souvent troubles) ainsi qu'un examen cytobactériologique avec antibiogramme. Des frissons feront pratiquer des hémocultures.

• ***Infection broncho-pulmonaire***

– C'est souvent une fièvre à 38 °C ou 39 °C qui réapparaît après le 6e jour ou plus tard, et qui s'accompagne de toux et d'expectoration purulente.

– Des antécédents broncho-pulmonaires et de tabagisme sont des facteurs favorisants.

– Une radiographie thoracique pourra être prescrite.

• ***Thrombophlébite***

– La fièvre s'installe progressivement, après les premiers jours post-opératoires, ou franchement après si le malade est alité. Le pouls s'accélère progressivement (« pouls grimpant »). À la palpation, un des mollets est moins souple, on peut percevoir un cordon veineux induré; la flexion dorsale du pied est douloureuse.

– Antécédents de thrombose veineuse, de varices, d'insuffisance cardiaque; sujets alités, plâtrés; opérations sur les membres inférieurs, la hanche en particulier.

– Il faut prévoir d'urgence un examen Doppler veineux, et bien sûr un traitement anticoagulant sera prescrit. Rappelons l'importance des soins préventifs et la survenue possible malgré un traitement anticoagulant.

• ***Lymphangite sur cathéter ou voie intraveineuse***

– La fièvre est souvent élevée, à 39 à 40 °C, avec signes locaux inflammatoires : induration veineuse, rougeur.

– Des hémocultures seront prescrites, et le cathéter sera enlevé et cultivé.

• ***Hématome, déshydratation, anémie***

– La fébricule des 2 premiers jours persiste et la température ne revient pas à 37 °C.

– Il peut s'agir d'un hématome en cours de résorption spontanée, justiciable de soins locaux simples (pansements alcoolisés), le problème étant de savoir s'il est ou s'il n'est pas infecté.

– Ou d'une déshydratation qui sera corrigée éventuellement par une perfusion hydro-électrolytique adaptée aux résultats de l'ionogramme, ou d'une anémie.

• ***Transfusion sanguine***

– Un clocher fébrile peut suivre une transfusion, mais ne s'accompagne pas de frissons et ne dure pas plus de 24 heures.

– En dehors d'une erreur de groupe, ou de la souillure d'un flacon.

– Nécessitant alors un contrôle du groupe du patient et des flacons transfusés, et des hémocultures.

• ***Escarres***

– La fièvre est souvent oscillante autour de 38°, ou s'accompagne de pics plus élevés. Localement il existe une infection, et des prélèvements seront effectués pour examen bactériologique.

– Sujets alités chroniques, obèses ou maigres; paraplégies, malgré les soins préventifs .

D'autres causes de fièvre sont possibles, mais elles sont plus rares, et, là aussi, c'est l'analyse des signes cliniques et du terrain qui orientent le diagnostic.

de Dupuytren, Fracture de jambe). Certains ne sont qu'inesthétiques (clavicule).

Atrophie musculaire, constante et précoce, elle est toujours aggravée par l'immobilisation (voir Fracture de la diaphyse fémorale). Une rééducation active doit lui être opposée précocement et doit être poursuivie avec assiduité.

Raideur articulaire, compliquant les fractures articulaires, exposées en outre à l'arthrose secondaire (fractures du genou, du coude) ou à une rétraction capsulaire, ou capsulite rétractile, (fracture et luxation de l'épaule), mais aussi les fractures nécessitant l'immobilisation de l'articulation voisine (raideur du genou dans les fractures de la diaphyse tibiale). La rééducation active doit lutter contre la raideur et la limiter.

Troubles trophiques et vasomoteurs, particulièrement fréquents aux membres inférieurs (voir Fractures de jambe et fracture de Dupuytren) : pigmentation ocre de la peau, qui devient fine, lisse et très fragile; œdème en fin de journée et à la fatigue; rétraction aponévrotique; syndrome algodystrophique (ou ostéoporose douloureuse post-traumatique, ou algodystrophie réflexe), d'évolution particulièrement prolongée et rebelle (voir p. 145).

Ostéonécrose aseptique, en particulier de la tête fémorale, de l'astragale, du scaphoïde carpien.

Fractures du membre supérieur

Fracture de la clavicule

Fréquente et de pronostic bénin, elle succède généralement à un traumatisme indirect : chute sur le moignon de l'épaule (vélo, moto, cheval), et elle siège le plus souvent au tiers moyen de l'os.

Signes

La fracture se traduit par une douleur dans la région claviculaire et une impotence relative du membre supérieur. Le blessé se présente le bras collé au corps, l'avant-bras demi-fléchi étant soutenu par la main opposée. Son épaule est abaissée et projetée en avant.

La palpation douce trouve une dénivellation en marche d'escalier du fragment interne de la clavicule qui est mobile et chevauche le fragment externe. L'extrémité acérée de l'os menace la peau. Il existe en outre une douleur exquise. La mobilité de l'articulation de l'épaule est conservée. Un gonflement et une ecchymose peuvent apparaître secondairement.

Des complications immédiates sont possibles mais rares : blessures vasculaires ou nerveuses, voire pulmonaires.

L'examen radiographique montre (figure 6.2) : le trait de fracture, oblique, au tiers moyen de l'os; le déplacement du fragment interne qui chevauche le fragment externe.

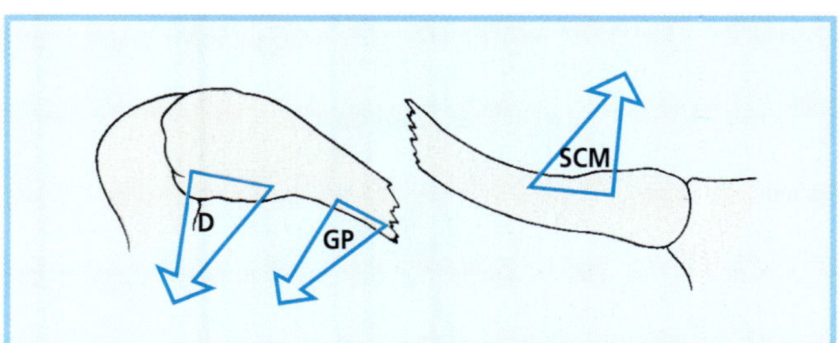

Fig. 6.2 Fracture de la clavicule. Déplacement dans une fracture du tiers moyen : le fragment interne est attiré par le sterno-cléido-mastoïdien.

Évolution

L'évolution est habituellement favorable; la consolidation est obtenue en 3 ou 4 semaines. Elle peut entraîner un cal hypertrophique, inesthétique par son siège et son volume, mais rarement gênant sur le plan fonctionnel.

Traitement

Le traitement orthopédique est appliqué dans la majorité des cas. Tous les procédés ont en commun l'immobilisation du bras en position de réduction, essentiellement par immobilisation coude au corps (bandage type Mayo Clinic, ou bandage simple).

Le coude est soutenu et isolé du thorax, un pansement épais sans pli est mis dans l'aisselle.

Exceptionnellement ostéosynthèse, en cas de menace de lésion cutanée ou de complication vasculo-nerveuse.

Fracture de la tête humérale

La forme la plus fréquente en est la **fracture du col chirurgical** de l'humérus qui est l'apanage du sujet âgé et menace de séquelles périarticulaires.

Signes

Le blessé, à la suite d'une chute sur l'épaule ou sur le coude, a ressenti une vive douleur de l'épaule et a depuis une impotence fonctionnelle généralement incomplète, ce qui peut retarder la consultation.

L'EXAMEN DU BLESSÉ dévêtu trouve une épaule apparemment normale ou légèrement tuméfiée : le déplacement est masqué par le deltoïde. La palpation réveille une douleur à la face externe du moignon de l'épaule et dans l'aisselle. Un certain degré de mobilité passive de l'épaule est possible sans réveiller trop de douleur, du fait de l'engrènement des fragments osseux et du caractère extra-articulaire de la fracture. Une ecchymose thoraco-brachiale apparaît tardivement.

L'EXAMEN RADIOGRAPHIQUE, indispensable devant ce tableau de contusion de l'épaule, montre (figure 6.3) : le trait de fracture, soit transversal sous les tubérosités de la tête humérale, soit oblique entre la petite et la grande tubérosité qui peut être détachée par un trait de refend ; dans ces **fractures engrenées**, le fragment inférieur pénètre dans le fragment supérieur. Le déplacement des fragments varie selon le mécanisme de la fracture et selon la position du fragment inférieur.

Évolution

L'évolution des fractures engrenées de la tête humérale se fait vers la consolidation en 3 à 4 semaines, même s'il n'y a pas eu de réduction orthopédique de la fracture.

Des complications tardives sont relativement fréquentes ; il s'agit surtout de séquelles articulaires et périarticulaires où entrent en jeu une raideur de l'articulation scapulo-humérale, une atrophie musculaire deltoïdienne et surtout une rétraction capsulaire ou capsulite rétractile de l'épaule (voir p. 184).

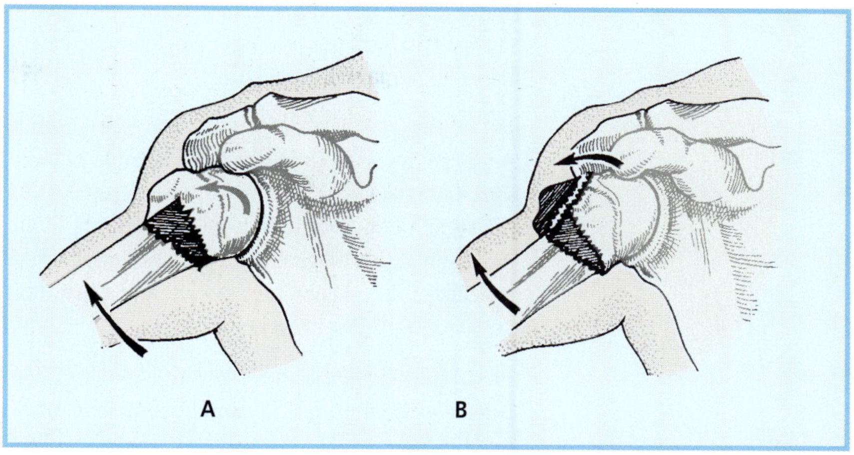

Fig. 6.3 **Fracture de la tête humérale.**
A. Par abduction. B. Fracture associée du trochiter.

Traitement

LE TRAITEMENT DES FRACTURES engrenées est simple :

- **La réduction « anatomique »** n'est pas indispensable et lorsque le déplacement est minime ou nul, il faut respecter l'engrènement des fragments qui « simplifie » la consolidation.
- **Une immobilisation** du bras et de l'épaule par un bandage type Mayo Clinic ou un appareil de Dujarrier, qui maintient le coude contre le thorax, sera maintenue pendant 3 à 4 semaines. L'ostéosynthèse par broches souples peut raccourcir la durée de l'immobilisation.
- **Une rééducation** est entreprise d'emblée pour la main et les doigts qui restent en dehors de l'appareillage. La rééducation active et précoce de l'épaule est indispensable pour assurer un bon pronostic fonctionnel.

EN CAS DE DÉPLACEMENT IMPORTANT, réduction sous anesthésie générale et immobilisation sur appareil d'abduction (plâtre thoraco-brachial ou attelle de Pouliquen). La réduction sanglante est tout à fait exceptionnelle.

Autres variétés plus rares

FRACTURE NON ENGRENÉE DU COL CHIRURGICAL, survenant plutôt chez un sujet jeune et s'accompagnant d'une déformation importante du bras. Il faut rechercher avec soin des complications vasculaires ou nerveuses, fréquentes.

FRACTURE DU COL ANATOMIQUE, survenant chez le sujet âgé après un choc direct sur l'épaule et réalisant un tableau de « contusion de l'épaule ». La radiographie montre le trait de fracture à la limite de la surface cartilagineuse : il s'agit d'une fracture articulaire. Elle peut être associée à une luxation antéro-interne de la tête humérale.

FRACTURES PARCELLAIRES, essentiellement fractures du trochiter, qui se compliquent souvent de raideur de l'épaule.

Fracture de la diaphyse humérale

Elle s'observe surtout chez l'homme adulte et expose à deux complications : paralysie radiale et pseudarthrose.

Signes

À LA SUITE D'UN TRAUMATISME DIRECT : coup violent sur le bras, écrasement par roue de voiture, le blessé a ressenti une vive douleur, perçu un craquement et a depuis une impotence totale du membre supérieur, qu'il présente soutenu par sa main valide.

L'examen du sujet dévêtu avec précaution montre un gonflement et une ecchymose et un raccourcissement du bras qui est en outre déformé : crosse à convexité externe. La palpation douce retrouve une zone douloureuse correspondant au foyer de fracture.

Il est dangereux de rechercher une mobilité anormale. Il est en revanche indispensable de rechercher d'emblée l'existence d'une **paralysie radiale** primitive dont le blessé serait prévenu : perte de la sensibilité le long du bord externe de l'avant-bras et du dos de la main; perte de l'extension active de la main et des premières phalanges, perte de l'abduction active du pouce.

L'EXAMEN RADIOGRAPHIQUE, de face et de profil, montre (figure 6.4) :

– le trait de fracture, généralement transversal en « marche d'escalier »; parfois oblique ou spiroïde, voire fracture comminutive;

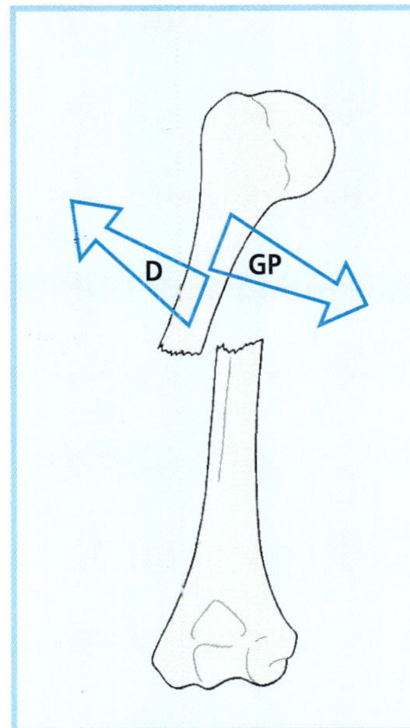

Fig. 6.4 Fracture de la diaphyse humérale au tiers moyen : angle à sommet antéro-externe du fait de l'action du deltoïde (D).

– le déplacement des fragments, variable, qui associe angulation, chevauchement, baïonnette et décalage.

Évolution

EN L'ABSENCE DE COMPLICATIONS, l'évolution est simple et de bon pronostic. La consolidation osseuse est obtenue en 6 à 8 semaines environ. Une bonne réduction, contrôlée régulièrement et qui se maintient pendant la période d'immobilisation, complétée par une rééducation active et assidue, assure une guérison sans séquelles.

DES COMPLICATIONS sont cependant possibles qui vont grever le pronostic fonctionnel :

- **Parmi les complications immédiates,** la plus fréquente et la plus redoutable est la ***paralysie radiale***, dont le pronostic est imprévisible et dépend de la nature de la lésion nerveuse (contusion, section); elle peut laisser comme séquelle une main « tombante ».
- **Parmi les complications secondaires** la ***pseudarthrose*** constitue la complication majeure de ces fractures; elle peut être favorisée par une interposition musculaire, mais bien souvent sa survenue est liée à une réduction insuffisante, une contention ou une immobilisation imparfaites.

Cliniquement, la pseudarthrose se traduit par une mobilité anormale et indolore au niveau du foyer de fracture, au-delà des délais habituels de consolidation. Sur les radiographies, le trait de fracture persiste et il n'y a pas de cal ; le canal médullaire est obturé. La pseudarthrose va gêner considérablement la fonction du membre et nécessiter un traitement chirurgical délicat.

Les cals vicieux sont fréquents, mais bien tolérés dans un grand nombre de cas, sauf les cals angulaires qui diminuent l'amplitude et la force des mouvements et peuvent léser secondairement le nerf radial.

Traitement

Il est avant tout orthopédique : soit extension continue simple pendant 3 semaines, suivie d'immobilisation par plâtre brachio-antibrachio-palmaire maintenu 4 à 6 semaines ; soit par un appareil d'immobilisation installé d'emblée, associé ou non à une traction sur le membre fracturé.

Mais parfois chirurgical en cas d'échec des manœuvres orthopédiques : enclouage d'une fracture transversale, plaque vissée ; ou en cas de complications : libération ou suture du nerf radial, ostéosynthèse à foyer ouvert et greffe d'une pseudarthrose.

Fracture du coude

Le coude est le siège de deux types fréquents de fractures : les fractures de l'extrémité inférieure de l'humérus et celles de l'olécrâne.

Les fractures de l'extrémité inférieure de l'humérus surviennent plus fréquemment chez l'enfant et réalisent des **fractures supracondyliennes** que nous décrirons.

Signes

Le blessé, à la suite d'un traumatisme indirect du coude — chute sur la main, le coude étendu —, a ressenti une vive douleur et a depuis une impotence totale du membre supérieur qu'il présente soutenu par sa main valide.

L'examen du blessé, dévêtu avec précaution, montre que l'avant-bras paraît raccourci ; le coude est le siège d'un gonflement important qui masque

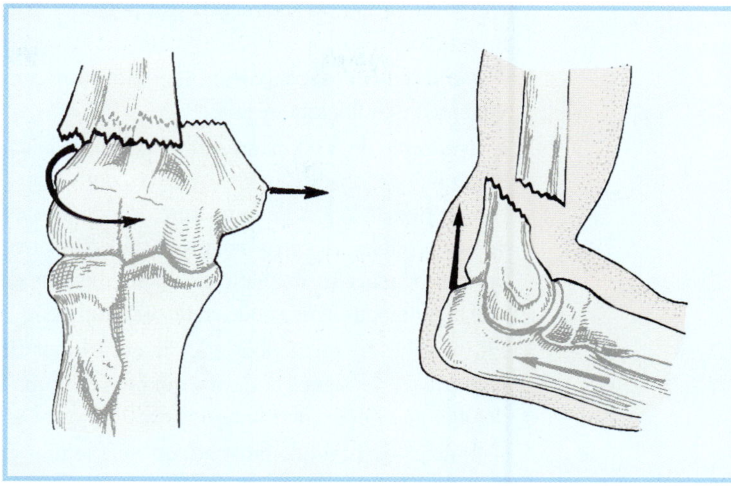

Fig. 6.5 Fracture de l'extrémité inférieure de l'humérus (fracture supracondylienne par extension) : le fragment supérieur menace en avant le paquet vasculo-nerveux.

très rapidement la déformation. Les 3 repères osseux que forment à la face postérieure du coude les saillies de l'olécrâne, de l'épitrochlée et de l'épicondyle sont en place et délimitent un triangle équilatéral.

Il est dangereux de rechercher des mouvements anormaux, car cette fracture expose à de **redoutables complications immédiates vasculaires ou nerveuses**. Il est indispensable d'étudier la chaleur, la motricité et la sensibilité de la main, le pouls radial.

L'examen radiographique, en particulier chez l'enfant, doit toujours comporter des clichés comparatifs du coude opposé. Il montre : le trait de fracture, situé au-dessus de la ligne claire radiotransparente du cartilage de conjugaison ; horizontal de face, oblique en bas et en avant sur le profil ; le déplacement des fragments ; le fragment supérieur est attiré en avant et sa pointe fait saillie ; le déplacement du fragment inférieur est complexe (ascensionné, basculé en avant, déplacé en dedans, en rotation interne) (figure 6.5).

Évolution

L'évolution d'une fracture de l'enfant, correctement traitée, se fait vers la consolidation en 4 à 6 semaines. Une rééducation active, **excluant tout massage ou mobilisation passive**, est indispensable pour assurer un pronostic fonctionnel satisfaisant.

DES COMPLICATIONS sont cependant possibles, parfois graves :

▶ **Déplacement secondaire,** imposant une surveillance radiologique régulière.

▶ **Syndrome de Volkmann** surtout. Cette redoutable complication est favorisée par la contusion de l'artère humérale lors de la fracture, les lésions nerveuses possibles, des manœuvres de réduction trop brutales ou répétées, un plâtre circulaire trop serré ou une immobilisation du coude en flexion trop aiguë.

Elle évolue en deux phases et il est capital de reconnaître les **signes d'alarme** qui peuvent suivre de quelques heures le traumatisme :

– douleurs de l'avant-bras irradiant vers le bras et la main;

– engourdissement ou fourmillements;

– œdème et cyanose de la main et des doigts qui deviennent froids, boudinés;

– diminution ou abolition du pouls.

DÉMARCHE INFIRMIÈRE

BLESSÉ PLÂTRÉ POUR FRACTURE DU COUDE

Le jeune F. C., 15 ans, a subi une réduction orthopédique pour une fracture supracondylienne du coude, non compliquée, et a été immobilisé dans un plâtre brachio-antibrachio-palmaire pour 6 semaines. Quels seront les éléments de surveillance et votre comportement?

EN CE QUI CONCERNE LE PLÂTRE

– S'assurer que les doigts soient bien dégagés et qu'il n'y ait pas de bagues aux doigts.
– Soutenir le plâtre par une écharpe sous l'avant-bras et bien surélever la main.
– Contrôler son bon entretien (pas de cassure).
– En cas de résine, bien qu'elle soit imputrescible, il est préférable de ne pas prendre de bain ou de douche sans protection.

RAPPELER AU BLESSÉ ET À SA FAMILLE LES SIGNES D'ALARME

– Douleurs de l'avant-bras irradiant vers le bras et la main.
– Engourdissement ou fourmillements.
– Œdème et cyanose de la main et des doigts qui deviennent froids, boudinés. L'œdème éventuel initial de la main doit régresser rapidement.
– Diminution ou abolition du pouls radial.

Ces signes, dont l'enfant et sa famille doivent être avertis, peuvent survenir très rapidement; ils doivent évoquer la survenue d'un syndrome de Volkmann, faire consulter immédiatement le chirurgien pour entraîner un traitement (ablation du plâtre).

RAPPELER

– Les dates des radios et consultations de contrôle.
– Que le blessé doit bien bouger ses doigts et se servir de sa main, mais sans faire d'effort.
– Que la rééducation sera active et non passive.
– Qu'il ne devra pas y avoir de massages pour ne pas favoriser la survenue d'un ostéome.

Ces signes, dont l'enfant et sa famille doivent être avertis, doivent entraîner un traitement immédiat (ablation du plâtre par le chirurgien), sinon s'installe le tableau de rétraction ischémique des fléchisseurs, irréversible. Le poignet et les doigts sont fléchis en crochet (main en « griffe »); des troubles trophiques, vasculaires et sensitifs s'y associent. La perte fonctionnelle du membre est définitive à ce stade.

▶ **Un ostéome périarticulaire** peut encore compliquer la fracture. Cette formation de tissu osseux siège généralement dans le muscle brachial antérieur; elle est favorisée par une réduction difficile, sanglante, et surtout par les massages et la mobilisation passive qui doivent être proscrits. Son image radiologique est d'apparition retardée. Volumineux, il peut gêner la flexion du coude.

▶ **La complication la plus fréquente** est la formation d'un **cal vicieux :** cal hypertrophique réalisant une butée, cal angulaire entraînant une déviation de l'axe. Le remaniement progressif du cal lors de la croissance de l'enfant peut améliorer le résultat fonctionnel.

Traitement

LE TRAITEMENT des fractures supracondyliennes de l'enfant avec déplacement comporte :

▶ **Une réduction d'urgence,** le plus souvent par des manœuvres orthopédiques, sous anesthésie générale, avec contrôle radiologique de la réduction.

▶ **L'immobilisation du membre** dans un plâtre brachio-antibrachio-palmaire, coude fléchi à angle droit. Dans certains cas, deux broches minces permettent de fixer la réduction.

▶ Rarement on a recours à la réduction sanglante.

Parmi les autres variétés de fractures du coude

LA FRACTURE PAR FLEXION, due à une chute sur le coude et donnant un déplacement inverse, est plus fréquente chez l'adulte; elle expose à une raideur articulaire.

LA FRACTURE DU CONDYLE EXTERNE chez l'enfant, est une fracture articulaire de consolidation lente.

LA FRACTURE DE L'ÉPITROCHLÉE, réalise un décollement épiphysaire chez l'enfant ; elle menace de paralysie cubitale, car le nerf cubital passe dans une gouttière à la face postérieure de l'épitrochlée.

LA FRACTURE DE L'OLÉCRÂNE (cubitus) qui réalise une rupture de l'appareil extenseur du coude. Elle se traduit par une impossibilité de l'extension active du coude, par l'existence d'une déformation du coude et par un point douloureux à l'extrémité supérieure de la crête cubitale. L'existence de lésions cutanées (ouverture) peut encore grever le pronostic. L'évolution après traitement chirurgical (immobilisation simple en l'absence de déplacement ; fixation osseuse chirurgicale, par cerclage, vissage, en cas de déplacement et dès que l'état de la peau le permet) assure une consolidation en 3 ou 4 semaines et un résultat fonctionnel satisfaisant, la rééducation permettant de limiter au mieux la raideur du coude.

LA FRACTURE DE LA TÊTE RADIALE, plus rare, survient chez l'adulte et entraîne une limitation élective et douloureuse de la supination.

Fracture des deux os de l'avant-bras

Ce sont les fractures qui touchent à la fois le radius et le cubitus au niveau de leurs diaphyses. Elles sont moins fréquentes chez l'adulte que chez l'enfant, chez qui elles réalisent habituellement une fracture « sous-périostée », en bois vert.

Signes

Dans la variété de fracture complète des deux os de l'avant-bras, à la suite d'un traumatisme, le blessé qui a ressenti une vive douleur se présente dans l'*attitude des traumatisés du membre supérieur* : bras collé au corps, avant-bras demi-fléchi et en pronation, soutenu par la main opposée. L'impotence fonctionnelle est complète.

Le blessé dévêtu, on constate un important gonflement de l'avant-bras, une douleur et une mobilité anormale des fragments à l'occasion des manœuvres de déshabillage qui doivent être prudentes. La déformation de l'avant-bras est caractéristique, les deux segments de l'avant-bras fracturé dessinant un angle ouvert en avant et en dedans ; il existe également un raccourcissement de l'avant-bras et un décalage d'importance variable (le fragment inférieur étant le plus souvent en pronation).

L'EXAMEN CLINIQUE apprécie en outre l'état de la peau, celui des vaisseaux, des nerfs de l'avant-bras et la mobilité des doigts. S'il existe une bague ou alliance aux doigts, elles doivent être retirées.

L'EXAMEN RADIOGRAPHIQUE, toujours comparatif avec le côté opposé chez l'enfant, comporte des clichés de face et de profil prenant sur une même plaque l'avant-bras et les articulations du coude et du poignet. Il confirme la fracture des deux os de l'avant-bras : le radius au tiers moyen de la diaphyse et le cubitus à un niveau voisin, légèrement supérieur ou inférieur. Surtout, il apprécie un déplacement des fragments souvent complexe, qui associe à des degrés variables angulation, raccourcissement et décalage (figure 6.6).

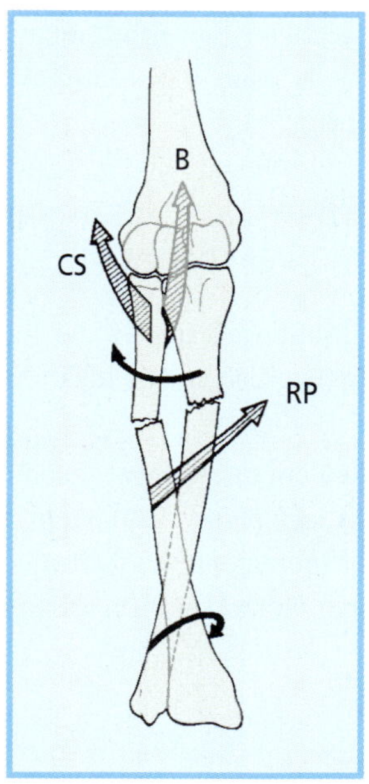

Fig. 6.6 Fracture des deux os de l'avant-bras au tiers supérieur :
- fragment supérieur en supination (action du court supinateur) ;
- fragment inférieur en pronation (action du rond pronateur).

Évolution

L'ÉVOLUTION FAVORABLE se fait vers la consolidation, toujours longue et qui nécessite une immobilisation de 8 semaines environ chez l'enfant, 12 semaines chez l'adulte. Le pronostic fonctionnel dépend en grande partie de la qualité de la réduction des déplacements des fragments osseux, en particulier du décalage dont dépend la fonction de prono-supination.

Des complications sont cependant possibles : complications immédiates relativement rares (ouverture du foyer de fracture, irréductibilité primitive) ; mais surtout complications secondaires ou tardives : cals vicieux angulaires, cals vicieux avec décalage limitant la prono-supination ; pseudarthroses radiale ou cubitale, dont le retentissement dépend du siège de la fracture ; syndrome de Volkmann redoutable (voir p. 86).

Traitement

Il est souvent difficile et demande une réduction parfaite des fragments osseux. Il peut être sanglant : réduction à « ciel ouvert » et fixation par ostéosynthèse ; une immobilisation plâtrée prolongée reste utile.

Le traitement peut être orthopédique : la réduction obtenue par des manœuvres manuelles ayant été vérifiée radiologiquement, la contention se fait par un plâtre moulé brachio-antibrachio-palmaire prenant le coude fléchi à 90° et s'arrêtant au pli de flexion inférieur de la main. Les contrôles radiologiques seront répétés.

Autres variétés de fracture des deux os de l'avant-bras

- **La fracture de Monteggia,** qui associe une fracture de la diaphyse cubitale et une luxation de la tête radiale.
- **Les fractures de l'enfant**, souvent incomplètes, en « bois vert », ou sous-périostées. Leur pronostic est meilleur et leur traitement plus facile que celui de l'adulte (simple immobilisation plâtrée, s'il n'existe pas de déplacement, ou réduction sous anesthésie générale).
- **Les fractures itératives,** qui sont souvent le fait de l'enfant, en raison de la lenteur de la consolidation.

Fracture de Pouteau-Colles

C'est une des formes les plus fréquentes des fractures de l'**extrémité inférieure du radius**. C'est une fracture sus-articulaire, qui est le fait de l'adulte et du sujet âgé, ostéoporotique.

Signes

À la suite d'un traumatisme généralement indirect — chute sur la paume de la main, poignet en hyperextension —, le blessé a ressenti une vive douleur du poignet et a depuis une impotence fonctionnelle ; sa main valide soutient le poignet douloureux qui est en pronation.

L'examen montre une déformation caractéristique en « subluxation postéro-externe » de la main. De face, déformation en « **baïonnette** » : l'axe de la main passe en dehors de celui de l'avant-bras. De profil, déformation en « **dos de fourchette** » : la face dorsale du poignet et la main sont déportées en arrière.

La palpation retrouve un point douloureux sur le bord externe du radius et l'ascension de la styloïde radiale, alors que la styloïde cubitale fait une saillie anormale : la ligne bistyloïdienne est devenue horizontale.

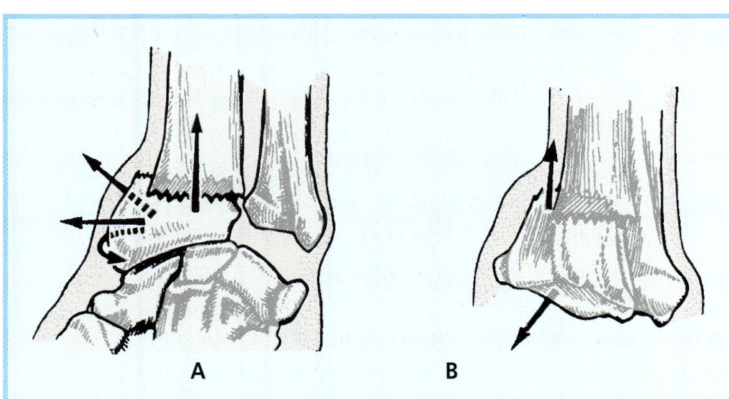

Fig. 6.7 Fracture de Pouteau-Colles. A. Le déplacement de face : ascension et pénétration des fragments, bascule externe. B. Le déplacement de profil : la surface articulaire regarde en bas et en arrière.

Les mouvements de flexion et d'extension passive du poignet sont possibles, car il s'agit d'une **fracture sus-articulaire**. Cette fracture est également engrenée et pénétrée et ne s'accompagne pas de mobilité anormale.

Dès ce stade de l'examen il faut **retirer d'urgence les bagues**, si le blessé en porte. Un gonflement apparaît assez vite et une ecchymose antérieure plus tardive est possible.

L'EXAMEN RADIOGRAPHIQUE montre (figure 6.7) :

– le trait de fracture, horizontal de face, siègeant franchement au-dessus des surfaces articulaires, transversal de profil ;

– le déplacement des fragments : le fragment supérieur vient pénétrer dans le fragment inférieur qui est fixé, engrené en position vicieuse ;

– la surface articulaire du radius est orientée vers l'arrière sur le cliché de profil.

Évolution

Elle est favorable dans la majorité des cas, et se fait vers la consolidation en 4 à 5 semaines, sous réserve d'un traitement, d'une surveillance et d'une rééducation corrects. Il importe en particulier, après la réduction et l'immobilisation plâtrée, de s'assurer que le plâtre n'est ni trop serré (surveillance de la coloration, la chaleur, la mobilité, la sensibilité des doigts), ni trop large (risque de déplacement secondaire).

DES COMPLICATIONS sont cependant possibles :

- **Cals vicieux** en dos de fourchette ou en baïonnette, pouvant retentir sur la force de préhension de la main ou limiter la prono-supination.
- **Raideur articulaire** contre laquelle on doit lutter par la rééducation active assidue.
- **Douleurs résiduelles.**
- **Troubles trophiques :** œdème douloureux, syndrome algodystrophique post-traumatique.

Traitement

Il comporte une réduction orthopédique manuelle, sous anesthésie générale ou locale ; un brochage est souvent associé. Après contrôle radiologique de la réduction, une immobilisation plâtrée, laissant le coude et les doigts libres, est maintenue pendant 4 à 5 semaines. La mobilisation des doigts est faite précocement et surveillée.

Dans les formes peu déplacées, une attelle plâtrée dorsale, voire un bandage élastique chez le sujet âgé, peut suffire et permettre une rééducation plus précoce.

Autres fractures de l'extrémité inférieure du radius

En dehors de cette forme caractéristique représentée par la fracture de Pouteau-Colles, les autres fractures de l'extrémité inférieure du radius peuvent se classer comme il suit.

- **Autres fractures extra-articulaires,** dont les fractures sous-périostées et les décollements épiphysaires chez l'enfant.
- **Fractures articulaires,** relativement fréquentes et de pronostic plus sévère, car elles exposent aux raideurs de l'articulation et à l'arthrose post-traumatique.
- **Fractures associées à une lésion carpienne :** fracture du scaphoïde, luxation rétro-lunaire du carpe, avec leurs complications propres.

Fracture du scaphoïde

C'est la plus fréquente des fractures des os du carpe ; elle atteint l'homme adulte et souvent sportif (gymnaste).

Signes

À la suite d'un traumatisme généralement direct, le blessé a ressenti une vive douleur dans la région du carpe et présente une impotence fonctionnelle variable. À l'examen, il existe une douleur et un gonflement du poignet qui prédomine à son bord externe ; la pression de la « tabatière anatomique » (qui est comblée) réveille une douleur exquise. Le diagnostic clinique peut être difficile et doit être complété par un examen radiographique ; celui-ci doit comporter plusieurs clichés sous diverses incidences, voire un scanner, car le trait de fracture peut être difficile à mettre en évidence ; habituellement, il est horizontal et siège à la partie moyenne de l'os, le déplacement des fragments étant variable.

Évolution

L'ÉVOLUTION FAVORABLE se fait vers la consolidation qui est souvent lente (2 mois et demi à 4 mois).

DES COMPLICATIONS sont possibles : troubles trophiques de la main et en particulier syndrome algodystrophique post-traumatique ; pseudarthrose du scaphoïde, qui n'est pas rare, tantôt peu douloureuse, tantôt franchement douloureuse et nécessitant un traitement chirurgical ; arthrose post-traumatique avec raideur.

Traitement

Il est le plus souvent orthopédique ; après réduction de la fracture par manœuvres externes et contrôle radiologique, l'immobilisation est assurée par un plâtre englobant la base du pouce et atteignant les têtes des métacarpiens ; la mobilisation des doigts est faite précocement. Il peut être chirurgical avec vissage.

Fracture des doigts

Fracture du premier métacarpien

Elle est particulière par son siège à la base de l'os ; elle succède à un traumatisme indirect : chute sur la main ouverte, ou traumatisme sur le bord radial du poing ; le blessé, qui a ressenti une vive douleur, présente une impotence fonctionnelle du pouce ; il existe un point douloureux assez précis à la palpation et un gonflement important du pouce qui masque habituellement la déformation. L'examen radiographique montre le trait de fracture oblique à la base du premier métacarpien, et le déplacement du fragment inférieur diaphysaire.

L'ÉVOLUTION FAVORABLE se fait vers la consolidation osseuse qui demande 5 à 6 semaines environ. Des séquelles ne sont pas rares : arthrose trapézo-métacarpienne en particulier, avec gêne douloureuse dans les mouvements d'abduction et d'opposition du pouce. Le principal risque est la rétraction de la première commissure, avec perte de l'opposition du pouce et donc de la pince digitale.

Fracture des autres métacarpiens

Elle siège en général au tiers moyen de la diaphyse ; c'est une fracture de l'adulte qui succède habituellement à un traumatisme direct. Le blessé a ressenti une vive douleur et présente une impotence fonctionnelle ; il existe une déformation souvent évidente du doigt, une douleur exquise à la palpation. L'examen radiographique montre le trait de fracture et le déplacement des fragments.

L'ÉVOLUTION FAVORABLE de la fracture d'un métacarpien nécessite un traitement correct ; la consolidation demande 3 à 4 semaines. Des complications et séquelles ne sont pas rares qui vont grever le pronostic fonctionnel : pseudarthrose, cal vicieux ; raideur articulaire qui nécessite une longue rééducation.

LE TRAITEMENT peut être orthopédique, par immobilisation souple par un élastoplaste, ou par attelle métallique malléable pour les fractures peu déplacées, ou par extension continue à l'aide d'une traction en flexion sur attelle. Il est parfois chirurgical : embrochage transcutané qui maintient en place les fragments.

Fractures des deux premières phalanges

Le plus souvent à l'index et à l'annulaire, elles sont souvent complexes ; à la suite d'un traumatisme, le blessé qui a ressenti une vive douleur présente une impotence fonctionnelle variable. Il existe une déformation, un gonflement du doigt et une douleur localisée à la palpation. L'examen radiographique montre le trait de fracture (diaphysaire ou épiphysaire) et le déplacement éventuel des fragments. L'évolution favorable de ces fractures nécessite un traitement correct qui rétablit aussi exactement que possible l'axe de la phalange et sa longueur. La consolidation demande 3 à 4 semaines. Des complications et séquelles ne sont pas rares, en particulier une raideur articulaire, qui nécessite une longue rééducation.

LE TRAITEMENT est habituellement orthopédique : simple immobilisation sur attelle recourbée du doigt en position de fonction lorsque le déplacement n'est pas important ; sinon, traitement chirurgical par brochage ou vissage.

Fracture de la phalangette

Elle succède à un écrasement du doigt et s'accompagne souvent d'un hématome sous-unguéal susceptible de s'infecter, ce qui justifie le traitement chirurgical : nettoyage du foyer de fracture et immobilisation sur attelle. Parfois, il existe un arrachement de l'insertion du tendon extenseur du doigt sur la phalangette : l'immobilisation du doigt en hyperextension de la troisième phalange peut suffire ; la suture chirurgicale est rarement nécessaire.

POINTS CLÉS

1. ▶ Les **délais de consolidation d'une fracture** sont habituellement connus et doivent être communiqués au patient.
2. ▶ L'« **ouverture** » de dehors en dedans d'une fracture entraîne un risque infectieux propre.
3. ▶ La **surveillance d'une immobilisation plâtrée** ou par résine doit permettre d'éviter nombre de complications.
4. ▶ Le **risque de complications thrombo-emboliques** conduit à prescrire un traitement anticoagulant préventif, dont la surveillance est essentielle.

Fractures des membres inférieurs

Fractures de la ceinture pelvienne

Ce sont les plus graves des fractures du bassin ; elles succèdent généralement à un traumatisme violent, responsable non seulement de la fracture, mais aussi de lésions viscérales associées mettant en jeu le pronostic vital.

Signes cliniques

LE BLESSÉ EST SOUVENT EN ÉTAT DE CHOC IMPORTANT, avec pâleur, pouls rapide, tension artérielle abaissée ; cet état impose un traitement urgent, premier temps indispensable du traitement de la fracture du bassin. Le groupe sanguin doit être immédiatement établi.

L'IMPOTENCE FONCTIONNELLE est quasi absolue et le blessé ressent des douleurs intenses au niveau du bassin : dans le pli inguinal, dans la fesse vers l'articulation sacro-iliaque.

L'EXAMEN DU BLESSÉ dévêtu et mobilisé avec précautions peut mettre en évidence une déformation, en particulier un raccourcissement d'un membre inférieur dont le pied tourne en dehors. La palpation des os de la ceinture pelvienne retrouve un ou plusieurs points douloureux, en avant dans le pli inguinal, en arrière dans le quadrant supéro-interne de la fesse. Les manœuvres de rapprochement ou d'écartement des ailes iliaques sont douloureuses.

DÉMARCHE INFIRMIÈRE

TRAUMATISÉ AYANT UNE FRACTURE DU BASSIN

M. F. B., 50 ans, a été hospitalisé, à la suite d'un accident de la voie publique, pour une suspicion de fracture du bassin. Quel peut-être votre comportement à son arrivée ?

APPRÉCIER LA GRAVITÉ DE LA SITUATION À L'ARRIVÉE

• ***La recherche d'un état de choc traumatique*** (risque vital) est essentielle.

• ***Les signes cliniques*** en sont : pâleur, accélération du pouls et abaissement de la tension artérielle qui doivent être recherchés très régulièrement car ils imposent un traitement d'urgence. Il faut donc :
- déterminer groupe sanguin, facteur Rhésus, agglutinines irrégulières ; NFS, hématocrite ; urée, glycémie ;
- poser un cathéter de gros calibre, préparer une perfusion selon prescription en attendant le sang iso-groupe iso-Rhésus ;

• ***En raison des complications urinaires*** possibles, faire uriner le malade :
- si le malade urine : garder les urines afin de les montrer, faire systématiquement une analyse à la bandelette pour rechercher une hématurie ;
- si le malade ne peut uriner : préparer le sondage vésical qui sera réalisé par le chirurgien.

• ***Calmer l'anxiété du malade,*** psychologiquement ou par thérapeutique, selon prescription.

PRÉPARER LE BLESSÉ

• ***À l'examen radiographique*** (mobilisation prudente du blessé à plusieurs, après l'examen par le chirurgien, transport en brancard ou dans le lit).

• ***Lorsqu'une intervention*** est envisagée :
- prévenir le blessé ;
- se renseigner sur l'heure du dernier repas (sonde gastrique si non à jeun), les antécédents (asthme, allergie, éthylisme, goutte, etc.) ;
- prévoir un bilan d'hémostase ;
- préparer le champ opératoire largement (abdomen, pubis, racine des cuisses) ;
- enlever éventuellement une prothèse dentaire, des lentilles de contact ;
- prémédication, selon prescription ;
- préparer et joindre le dossier.

DÉMARCHE INFIRMIÈRE

BLESSÉ OPÉRÉ D'UNE FRACTURE DU BASSIN

M. F. B. a été opéré d'une fracture du bassin avec complications urinaires. Une mise en extension continue est prévue. Quel sera votre comportement à son retour, après le passage en salle de réveil ?

PRÉPARER LE MATÉRIEL

– Préparation du lit à plat (pieds surélevés), matelas à eau éventuellement.
– Préparation du matériel de traction (cadre de traction, perroquet).
– Prévoir d'être plusieurs pour déplacer si besoin le blessé.
– Vérifier le matériel à oxygène et l'aspiration pharyngée.

PRÉVOIR LA POURSUITE DE LA SURVEILLANCE

– Surveiller le faciès, la coloration et la chaleur de la peau, pouls, tension artérielle, toutes les demi-heures pour dépister un choc post-opératoire.
– Surveiller la conscience et contrôler la déglutition (le malade avale sa salive).
– Contrôler l'efficacité du matériel orthopédique (avec le chirurgien).
– Contrôler l'efficacité du traitement antalgique (avec l'anesthésiste).

SURVEILLANCE URINAIRE

– Se renseigner sur le type de lésion urinaire. S'il y a eu une plaie de vessie : sonde urétrale (possibilité de drainage par lame); s'il y a eu une plaie urétrale : le malade peut revenir avec une cystostomie et une sonde urétrale.
– Vérifier que les sondes soient bien fixées et reliées à une poche à urines stérile.
– Noter l'aspect, l'odeur éventuellement, la couleur (rouge : hémorragie; troubles et fétides : infection), ainsi que la quantité et le débit.
– Prévenir l'infection et faire un examen cytobactériologique, selon prescription médicale.
– Vérifier que l'orifice se referme bien après ablation de la sonde de cystostomie (10 à 15 jours).
– Aider à la rééducation du blessé après ablation de la sonde urétrale.
– Faire boire au minimum 2 litres par 24 h, dès que permis.

SURVEILLANCE DE L'EXTENSION CONTINUE

– S'assurer que la broche ne puisse se déplacer latéralement (elle doit être bien tendue) et que les points de pénétration ne s'infectent pas.
– Vérifier le maintien dans la position recherchée (bon alignement du corps), et qu'un autre segment du membre ne soit pas en position vicieuse (pied maintenu à angle droit).
– Ne jamais retirer les poids (réfection du lit).
– La traction post-opératoire ayant un effet antalgique, signaler si le malade souffre (anomalie).
– Stimuler le malade pour qu'il exécute la mobilisation demandée pour éviter une thrombophlébite et la raideur articulaire.

PRÉVENIR LES AUTRES COMPLICATIONS DE DÉCUBITUS (VOIR P. 61).

Aider le malade

– Pour les actes courants : alimentation (ration calorique suffisamment riche), toilette, mictions, défécation.
– Lui laisser la sonnette à portée de la main.
– L'encourager, car une hospitalisation longue est prévisible.
– Lui faire comprendre la nécessité de sa coopération pour la rééducation.

DÈS CE PREMIER EXAMEN CLINIQUE, IL FAUT RECHERCHER DES COMPLICATIONS IMMÉDIATES ASSOCIÉES ; les plus fréquentes sont les **complications urinaires.** Il faut faire uriner le blessé et contrôler la couleur et la quantité des urines émises (analyse des urines à la bandelette pour rechercher une hématurie) ; lorsque la miction est difficile et ne ramène que très peu d'urines sanglantes, on suspecte une lésion vésicale. Lorsque toute miction est impossible, la recherche d'un globe vésical s'impose ; il peut s'agir d'une rétention réflexe ou d'une rupture de l'urètre. Une rupture de la vessie est également possible.

Signes radiographiques

Le bilan clinique des lésions fait, et le blessé déchoqué, l'examen radiographique montre les traits de fracture, généralement verticaux et qui atteignent soit l'arc antérieur de la ceinture pelvienne (au niveau du trou obturateur), soit l'arc postérieur (aile iliaque ou sacrum), soit les deux ;

en outre, les traits peuvent être unilatéraux ou bilatéraux, réalisant divers types anatomiques de fracture et conditionnant le déplacement des fragments.

Évolution

Elle est souvent grave ; du fait de l'importance du traumatisme, les lésions viscérales sont fréquentes qui mettent en jeu le pronostic vital.

Dans les cas non compliqués, le pronostic est plus favorable ; après une immobilisation de 2 à 3 mois, le pronostic fonctionnel est dans l'ensemble relativement satisfaisant.

Lorsqu'il existe des complications urinaires, des séquelles ne sont pas rares : rétrécissement urétral, infection urinaire.

Traitement

Il commence sur les lieux mêmes de l'accident par une mobilisation et un transport très prudents du blessé, voire par le traitement immédiat de l'état de choc.

LE TRAITEMENT de la fracture proprement dite est essentiellement orthopédique : la réduction par traction continue ou sur table orthopédique spéciale n'est pas toujours parfaite, la contention est difficile faute de points d'appui et de prise sur les fragments osseux.

Lorsqu'il existe des lésions urinaires, elles constituent le second temps du traitement.

L'immobilisation est maintenue pendant 2 à 3 mois en général. En revanche, il est indispensable de favoriser le plus tôt possible des exercices au lit pour mobiliser les articulations des membres inférieurs, pour lutter contre l'atrophie musculaire.

Fractures du cotyle

Ce sont des **fractures articulaires** qui menacent la fonction de l'articulation coxo-fémorale. On distingue :

Fractures par enfoncement du cotyle

Elles succèdent à un traumatisme violent sur le grand trochanter ; l'état de choc y est constant, l'impotence fonctionnelle complète.

L'EXAMEN RADIOGRAPHIQUE montre le déplacement de la tête fémorale qui a tendance à pénétrer plus ou moins dans le bassin, et le trait de fracture transversal qui sépare la cavité cotyloïdienne en deux.

L'ÉVOLUTION est grevée du risque très fréquent d'arthrose de la hanche dans les années qui suivent l'accident, ou de raideur et d'ankylose articulaire, bien souvent malgré un traitement correct comportant réduction et contention de la réduction (par traction en général).

Fractures du cotyle associées à une luxation de la hanche

Très particulières par leurs circonstances de survenue au cours d'un accident d'automobile : au cours d'un choc de face, les genoux heurtent le tableau de bord et la tête fémorale fracture le rebord cotyloïdien postérieur et se luxe en arrière risquant ainsi de léser le nerf sciatique.

Le tableau réalisé est celui d'une luxation de la hanche, mais l'examen radiographique attentif (clichés de face, de profil et de 3/4, et surtout le scanner) recherche la fracture du rebord cotyloïdien et les corps étrangers intra-articulaires.

LE TRAITEMENT comporte la réduction de la luxation et éventuellement la fixation chirurgicale du rebord cotyloïdien lorsque la luxation se reproduit après réduction.

Le pronostic est ici aussi dominé par le risque d'arthrose secondaire.

Fractures partielles du bassin

Elles sont beaucoup plus bénignes et guérissent le plus souvent par simple immobilisation au lit.

Fractures de l'ilion, de l'ischion, du coccyx

Elles peuvent laisser des douleurs séquellaires rebelles.

Fractures du sacrum

Elles se voient de plus en plus souvent, chez les sujets âgés **ostéoporotiques** à la suite d'un traumatisme minime, comme une simple chute sur les fesses.

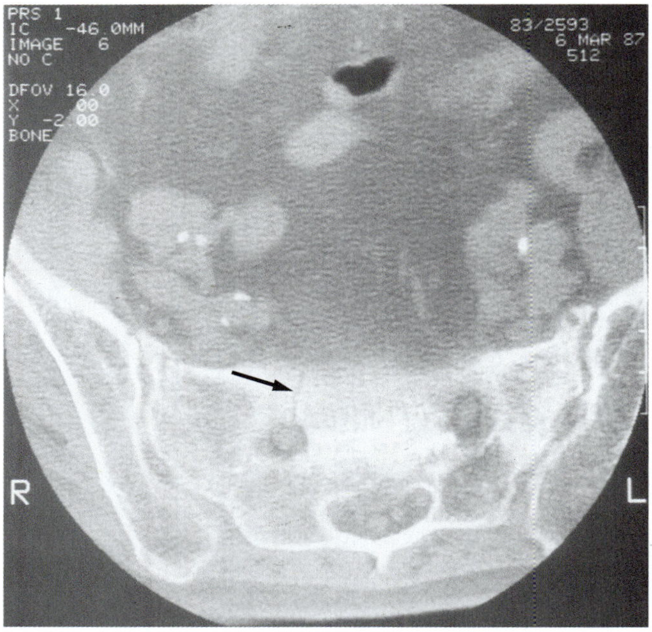

Photo 6.2 Scanner de fracture du sacrum.

LEUR DIAGNOSTIC, facilement évoqué cliniquement devant une douleur survenant à la marche et à l'appui, peut être difficile radiologiquement car le trait de fracture n'est pas toujours évident sur les premières radiographies. En revanche les moyens modernes d'imagerie, scintigraphie, scanner (photo 6.2), IRM, le permettent dans ces cas difficiles.

LE TRAITEMENT repose dans la majorité des cas sur le repos : en position allongée ou assise au début, pendant 1 à 3 semaines; puis repos relatif, quand les douleurs ont diminué, limitant simplement l'appui, pendant les 3 à 4 semaines suivantes, comme pour les tassements vertébraux (voir p. 138-141). Le risque principal est thrombo-embolique.

Fractures du col du fémur

Particulièrement fréquentes chez le sujet âgé, notamment la femme, leurs complications générales secondaires peuvent être redoutables et mettre en jeu le pronostic vital.

Signes

La fracture succède en général à un traumatisme plus ou moins important : chute sur le pied, le genou ou la hanche, et chez le sujet âgé, ostéoporotique, il peut s'agir d'une chute de sa hauteur. Le blessé qui a ressenti une vive douleur à la hanche ne peut se relever; il existe une impotence fonctionnelle plus ou moins absolue.

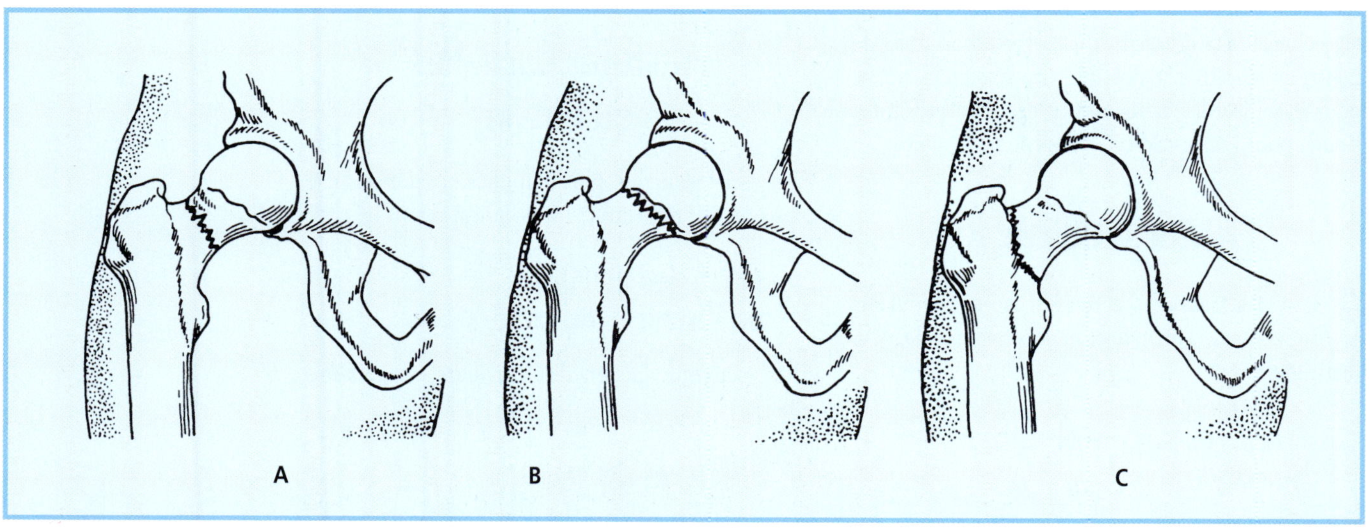

Fig. 6.8 Formes anatomiques des fractures du col du fémur.
A. Fracture transcervicale. B. Fracture sous-capitale. C. Fracture cervico-trochantérienne.

DÉMARCHE INFIRMIÈRE

MALADE PRÉSENTANT UNE FRACTURE DU COL DU FÉMUR

Mme F., 70 ans, est tombée accidentellement dans la rue et, impotente, a été hospitalisée. On a diagnostiqué une fracture transcervicale du col du fémur, et elle doit être opérée pour pose d'une prothèse. Quelle sera votre action préopératoire ?

Rassurer la blessée en ce qui concerne l'opération :

- qui est très bien codifiée et donne d'excellents résultats;
- dont le but est de permettre une reprise rapide de l'appui et de la marche, et de limiter ainsi le risque de complications;
- de façon à permettre un retour à la situation préalable d'autonomie.

S'enquérir de ses antécédents médicaux et chirurgicaux :

- à la recherche d'une affection nécessitant des précautions : thrombophlébite, diabète, goutte, allergie, hypertension artérielle, insuffisance cardiaque, insuffisance respiratoire, etc., et les traitements suivis;
- degré d'autonomie, entourage familial, pour anticiper sur le retour à domicile (voir appréciation du handicap, p. 23).

Participer au bilan préopératoire :

- NFS, créatininémie, urée, glycémie, protidémie; ionogramme;
- groupe sanguin, facteur Rhésus, agglutinines irrégulières;
- bilan d'hémostase;
- ECG, radio des poumons;
- analyse des urines à la bandelette;
- contrôle de la température;
- évaluer le capital veineux.

Appliquer les prescriptions éventuelles :

- qui peuvent être nécessaires afin d'intervenir dans les meilleures conditions possibles;
- perfusion pour rééquilibration hydro-électrolytique, par exemple;
- sondage vésical (incontinence sur table d'opération);
- prémédication et antalgiques;
- laisser à jeun.

Préparer le champ opératoire :

- selon les habitudes du service;
- préparation minutieuse de la peau (brossage, eau-savon, pédiluve si besoin);
- rasage large du membre inférieur, pubis, hanche, en évitant de faire des lésions cutanées;
- badigeonnage avec antiseptique;
- en cas d'escarre, la signaler au chirurgien et faire le pansement le matin de l'intervention.

Préparer :

- le dossier qui accompagnera la blessée au bloc opératoire;
- la chambre pour le retour.

L'examen du blessé dévêtu montre une déformation caractéristique du membre inférieur : raccourci, en légère flexion et en rotation externe (la rotule n'est plus au zénith, la pointe du pied est dirigée en dehors).

Il existe deux variétés anatomiques principales de fractures du col du fémur qui seront affirmées par l'examen radiologique, mais que certains signes cliniques permettent de soupçonner déjà (figure 6.8).

Les fractures cervicales vraies (fractures par adduction)

- il existe dans le pli de l'aine une tuméfaction douloureuse;
- alors que la pression du grand trochanter est indolore;
- les radiographies de face montrent le trait de fracture : soit « sous-capital » à la jonction entre la tête et le col, soit « transcervical » en plein dans le col, horizontal ou vertical. Le cliché de profil montre le

DÉMARCHE INFIRMIÈRE

MALADE OPÉRÉE D'UNE FRACTURE DU COL DU FÉMUR

Mme F., 70 ans, après sa chute a été opérée d'une prothèse pour sa fracture transcervicale du col du fémur. Quelle sera votre action à son retour de la salle de réveil ?

Installation de la blessée

• ***Le transport et l'installation*** (à plusieurs) exigent des précautions concernant :
– La malade qui est en décubitus dorsal strict.
– Le membre opéré, qui doit rester en position neutre, c'est-à-dire en légère abduction, sans rotation (rotule « au zénith »), et en extension. Cette position du membre devra être maintenue lors de la réfection du lit; un triangle d'abduction ou un coussin entre les cuisses, un sac de sable le long de la face externe du pied et de la cheville pour éviter la rotation externe, y aideront.
– Fixer le bras ayant la perfusion.
– Fixer le collecteur d'urines.

La surveillance post-opératoire immédiate comporte

• ***Des soins généraux :***
– Prévenir en cas d'agitation du malade qu'il faut rassurer lors de son réveil.
– Quelque soit le type d'anesthésie, générale ou loco-régionale (voir p. 195), surveillance du pouls, de la tension artérielle (toutes les demi-heures ou heures le 1er jour), dont les chiffres seront transcrits sur la pancarte. La chute de la tension artérielle, l'accélération du pouls étant les témoins d'un choc nécessitant un traitement rapide et l'appel du médecin anesthésiste.
– Surveillance de la respiration, d'une sonde d'oxygénothérapie éventuelle. L'oxymétrie de pouls réalise une surveillance fiable de la saturation artérielle en oxygène.
– Contrôler l'efficacité du traitement antalgique et la PCA (pompe pour analgésie autocontrôlée) par le patient (voir p. 195) (avec l'anesthésiste).
– Prise de la température, qui peut s'élever le 1er jour.
– Surveillance de la diurèse et d'une éventuelle sonde urinaire.

• ***Des soins locaux :***
– Vérifier l'absence de saignement au niveau du pansement.
– Surveiller les drains de Redon : vérifier leur bonne fixation, le vide; les changer toutes les 6 heures et noter le volume en signalant les pertes importantes; prévenir le chirurgien en cas d'obturation. Ablation selon prescription, en général entre le 2e et le 3e jour, selon le saignement recueilli.
– Pansement sec et occlusif, aseptique, en évitant les souillures par l'urine.
– Recherche d'un hématome, dépisté sur une modification de la coloration des téguments, un clocher thermique vers le 4e jour accompagné de douleur; d'un éventuel abcès : avec inflammation, chaleur, peau tendue et clocher thermique 10 jours après l'intervention.
– Ablation des fils ou des agrafes, selon prescription, dès cicatrisation (en moyenne 15 jours pour les fils et 21 jours pour les agrafes).

La surveillance et les soins ultérieurs comportent

• ***La prévention des complications de décubitus***
(Voir p. 60 à 62).

• ***Des soins propres à la mise en place d'une prothèse de hanche***
– Prévention des positions vicieuses dans le lit, en particulier l'adduction et la rotation interne, susceptibles de luxer la prothèse.
– Début assez précoce de la rééducation au lit : exercices de posture en légère flexion au début, puis contractions statiques musculaires, mise au fauteuil avant la remise en charge et la reprise de la marche (jamais seul, et avec des cannes béquilles).

Préparation de la sortie

– Recherche d'un centre de rééducation souvent nécessaire.
– Rendez-vous pour le cliché de contrôle avant la prochaine consultation.
– Prescriptions médicamenteuses (antalgiques, éventuellement antivitamines K en relais de l'héparine).
– Remettre une fiche de conseils pratiques au patient (voir p. 171).

bâillement vers l'avant du foyer de fracture et la bascule de la tête du fémur. Le déplacement du fragment inférieur explique la déformation clinique.

Les fractures trochantériennes

– surviennent plus volontiers chez un sujet plus âgé ;
– la déformation y est plus importante ;
– dans la région trochantérienne, on trouve à la palpation un point douloureux exquis et un épaississement, et plus tardivement une ecchymose ;
– les radiographies de face et de profil montrent le trait de fracture : soit « cervico-trochantérien » vrai à l'union du col et du massif trochantérien; soit « intertrochantérien », séparant grand et petit trochanters; soit « pertrochantérien » à travers les deux trochanters; soit « sous-trochantérien » ou

« trochantéro-diaphysaire ». Le déplacement du fragment inférieur explique la déformation clinique.

Évolution

Elle est bien différente selon l'apparition ou non de complications.

L'évolution favorable est favorisée par un traitement correct, adapté au cas particulier que représentent la fracture elle-même mais aussi le blessé, et des soins infirmiers assidus et une rééducation précoce.

Complications fréquentes

Complications immédiates

Elles sont contemporaines de la fracture : vasculo-nerveuses, rares ; association à d'autres fractures ou à une luxation de la hanche.

Complications secondaires, surtout, liées au décubitus

L'importance des soins infirmiers dans leur prévention est à souligner (voir p. 78 à 80).

Complications tardives

Enfin, qui grèvent le pronostic fonctionnel :

– pseudarthrose du col fémoral, dans les fractures cervicales ;

– nécrose de la tête fémorale dans les fractures sous-capitales, exposant à l'arthrose de la hanche ;

– cal vicieux des fractures trochantériennes, en général en coxa vara, pouvant retentir sur les articulations sus- et sous-jacentes.

Traitement

Il est différent selon le type de la fracture, l'âge et l'état général du sujet.

Il est pratiquement toujours chirurgical et son but vise à réduire et contenir correctement la fracture pour mobiliser rapidement le blessé (ce qui est indépendant de la reprise de l'appui). On citera schématiquement les méthodes auxquelles il est fait appel et qui nécessitent une anesthésie générale :

– réduction et vissage d'une fracture transcervicale chez le sujet jeune ;

– remplacement de la tête fémorale par une prothèse dans les fractures transcervicales au-delà de 65 ans, permettant une reprise précoce de l'appui ;

– réduction et mise en place d'une ostéosynthèse (clou-plaque, vis plaque, etc.) sur la diaphyse dans les fractures trochantériennes.

Fracture de la diaphyse fémorale

Les fractures de la diaphyse fémorale sont d'une grande fréquence au cours des accidents de la circulation. Leur pronostic est grave, tant immédiatement (état de choc) que secondairement. Les lésions musculaires y sont importantes et participent à la gravité de ces fractures.

Nous décrirons la **fracture du tiers moyen de la diaphyse**.

Pronostic

Le pronostic de ces fractures est souvent grave chez le sujet âgé. En effet, malgré la qualité des soins orthopédiques et médicaux et de la rééducation, jusqu'à 30 % des patients de plus de 75 ans sont décédés 1 an après la fracture, 55 % regagnent leur lieu de vie initial, dont la moitié avec une dépendance accrue pour les aides à la marche.

La rééducation, qui commence pendant l'hospitalisation, est nécessaire au réapprentissage de la marche avec ou sans aides, et à la récupération d'une autonomie conditionnant le retour à domicile, ou dans les cas moins favorables le séjour en résidence ou maison médicalisée, ou en hôpital de long séjour.

Signes

À l'occasion d'un accident souvent grave, le blessé a ressenti une vive douleur de la cuisse, un craquement et a depuis une impotence complète.

Le blessé est souvent en **état de choc** : pâleur, pouls rapide, tension artérielle abaissée ; cet état impose un traitement urgent. Le groupe sanguin doit être immédiatement établi.

L'EXAMEN DU BLESSÉ, **dévêtu avec précaution**, montre une déformation évidente : raccourcissement de la cuisse, en outre déformée en crosse à convexité antéro-externe ; rotation externe de la jambe, le pied étant tourné en dehors. Un gonflement et une ecchymose de la cuisse vont rapidement apparaître. Il est dangereux de chercher des mouvements anormaux.

Il est indispensable de rechercher des complications immédiates :

- **Lésion cutanée ; lésion vasculaire** (pouls poplité et pédieux) ; **lésion nerveuse** (sensibilité et mobilité des orteils) ; **lésion articulaire.**

▶ **Lésions associées d'autres organes,** car il s'agit souvent de polytraumatisés.

APRÈS AVOIR IMMOBILISÉ PROVISOIREMENT LA FRACTURE, L'EXAMEN RADIOGRAPHIQUE montre :

▶ **Le trait de fracture,** le plus souvent transversal au tiers moyen de la diaphyse, ou spiroïde, ou oblique. Un trait de refend peut atteindre le genou.

▶ **Le déplacement** qui associe à des degrés divers chevauchement, angulation et rotation externe du fragment inférieur.

▶ **Les clichés** doivent comporter une vue de la hanche et du genou.

Évolution

L'évolution favorable d'une fracture fermée se fait vers la consolidation, en 3 à 4 mois, selon qu'il s'agit d'une fracture spiroïde ou transversale.

Une rééducation active, musculaire et articulaire doit s'efforcer de prévenir ou de limiter l'amyotrophie du quadriceps et la raideur du genou, d'une grande fréquence.

DES COMPLICATIONS sont cependant possibles.

▶ **Les unes immédiates :** état de choc traumatique; ouverture du foyer de fracture, le plus souvent de dehors en dedans; elle s'accompagne de grosses lésions des parties molles et expose à l'infection du foyer de fracture.

▶ **Les autres secondaires, générales :** thrombophlébite, accidents de décubitus.

▶ **Les autres tardives :** retard de consolidation qui est fréquent; cals vicieux dont certains peuvent retentir sur la hanche ou le genou; pseudarthrose, de pronostic fonctionnel très sévère.

Traitement des fractures du tiers moyen de la diaphyse fémorale

SON PREMIER TEMPS consiste à « déchoquer » le blessé.

LE TRAITEMENT de la fracture elle-même est généralement chirurgical et fait appel à divers types d'ostéosynthèse : enclouage centromédullaire, clou verrouillé, plaque vissée, ou à une traction quand des lésions cutanées ne permettent pas une ostéosynthèse.

ENFIN, CERTAINES COMPLICATIONS LOCALES secondaires nécessiteront elles aussi un traitement chirurgical adapté (pseudarthroses).

Fracture de l'extrémité inférieure du fémur

Ce sont des fractures d'une grande fréquence au cours des accidents de la circulation. Leur pronostic est grave tant immédiatement (état de choc) que secondairement, menaçant de raideur invalidante du genou.

Signes

À l'occasion d'un accident de la circulation souvent grave, le blessé a ressenti une vive douleur du genou, perçu un craquement et a depuis une impotence totale.

LE BLESSÉ EST SOUVENT EN ÉTAT DE CHOC : pâleur, pouls rapide, tension artérielle abaissée; cet état impose un traitement urgent. Le groupe sanguin doit être immédiatement établi.

L'EXAMEN DU BLESSÉ dévêtu avec précaution montre une déformation évidente : gonflement par un épanchement considérable de la cuisse et du genou, siège d'ecchymoses très rapidement; raccourcissement et élargissement de la cuisse; parfois saillie en avant du fragment supérieur et déviation latérale du fragment inférieur.

IL EST INUTILE ET DANGEREUX DE RECHERCHER DES MOUVEMENTS ANORMAUX. Il est indispensable de rechercher des complications immédiates : lésions cutanées; lésions vasculaires (palpation des pouls pédieux et tibial postérieur, chaleur du pied); lésions nerveuses (sensibilité et mobilité des orteils); lésions associées d'autres organes chez ce blessé qui est souvent un polytraumatisé.

APRÈS AVOIR IMMOBILISÉ PROVISOIREMENT LA FRACTURE, L'EXAMEN RADIOGRAPHIQUE montre :

▶ **Le plus souvent,** une fracture supracondylienne (figure 6.9) : le trait siège au tiers inférieur de la diaphyse fémorale : oblique, spiroïde ou comminutif; le déplacement dominé par la bascule en arrière, l'ascension et le chevauchement du fragment inférieur.

▶ **Plus rarement,** une fracture sus- et intercondylienne, séparant par des traits complexes les condyles entre eux et la diaphyse; beaucoup plus rarement, une fracture unicondylienne.

Les clichés doivent toujours comporter une vue de la hanche.

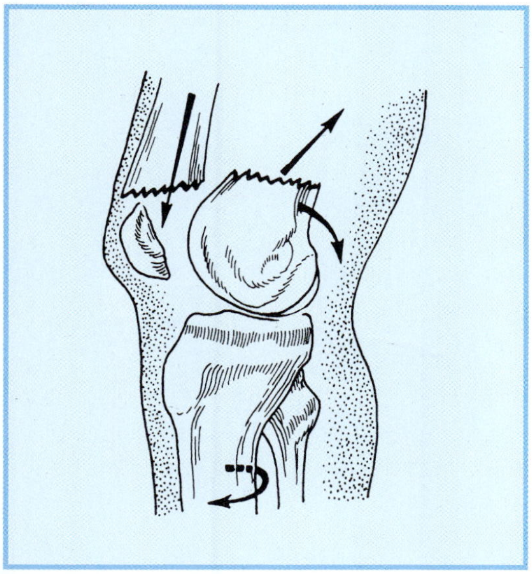

Fig. 6.9 Fracture supracondylienne de l'extrémité inférieure du fémur.

Évolution

L'ÉVOLUTION FAVORABLE d'une fracture fermée se fait vers la consolidation en 3 à 4 mois. Une rééducation active musculaire et articulaire doit s'efforcer de limiter l'amyotrophie du quadriceps et la raideur du genou, qui sont d'une grande fréquence.

DES COMPLICATIONS SONT FRÉQUENTES, qui font la gravité de ces fractures :

- **Immédiates :** état de choc traumatique et lésions associées, menaçant le pronostic vital et devant être traités d'urgence; ouverture du foyer de fracture, qui menace d'infection le foyer osseux et l'articulation; elle retarde en outre la consolidation; lésions vasculaires poplitées enfin.
- **Secondaires :** hématomes, exposant à l'infection, qui doivent être surveillés à chaque pansement et peuvent nécessiter un drainage; accidents de décubitus chez les sujets âgés; thrombophlébites et embolies pulmonaires.
- **Tardives :** déplacements secondaires; pseudarthrose, relativement fréquente et très grave, de traitement difficile; cals vicieux, généralement graves, car retentissant sur la statique du genou; raideur du genou enfin, qui constitue une séquelle presque constante, souvent très invalidante, parfois malgré une rééducation patiente et persévérante.

Traitement

Outre le traitement de l'état de choc, il s'adresse à diverses méthodes.

- **Orthopédique :** mise en traction-suspension par broche transtibiale.
- **Chirurgicale :** ostéosynthèse, qui permet une rééducation plus rapide, limitant ainsi l'importance de l'atrophie du quadriceps et la raideur de l'articulation du genou.

Fracture de la rotule

C'est une fracture articulaire qui interrompt la continuité de l'appareil extenseur du genou.

Signes

Dans la **fracture transversale fermée** de la rotule, à la suite d'un traumatisme :

– soit indirect : chute genou fléchi, suivie d'une contraction brusque du quadriceps pour se relever (la rotule en porte-à-faux sur la trochlée se fracture);

– soit direct : chute sur genou fléchi;

Le blessé a ressenti une douleur du genou, a perçu un craquement et n'a pu se relever; l'impotence est totale.

L'EXAMEN CLINIQUE du membre dévêtu montre, si le blessé est vu très tôt, une dépression transversale barrant la rotule et très douloureuse à la palpation. Plus tard : un gros genou avec épanchement articulaire (hémarthrose); la palpation des bords latéraux de la rotule retrouve des points douloureux très évocateurs.

Il est dangereux de rechercher des mouvements anormaux et d'étudier la mobilité active et passive du genou qui aggraverait les dégâts.

Il est indispensable de préciser l'**état de la peau**, car l'existence de lésions préalables ou d'une érosion, voire d'une ouverture contemporaine de l'accident, entre en ligne de compte dans les indications thérapeutiques.

L'EXAMEN RADIOGRAPHIQUE montre : le trait de fracture, transversal à l'union du tiers inférieur et du tiers moyen; des traits de refend parfois; le déplacement des fragments, en rapport avec l'état des ailerons rotuliens, avec souvent écart entre les fragments osseux.

Évolution

L'ÉVOLUTION FAVORABLE d'une fracture transversale de la rotule, opérée, se fait vers la consolidation en 30 à 40 jours. Une rééducation active, musculaire et articulaire doit s'efforcer de prévenir et de limiter l'amyotrophie du quadriceps et la raideur du genou.

COMPLICATIONS POSSIBLES :

- **Les unes immédiates :** ouverture du foyer de fracture qui réalise une « plaie articulaire » et peut se compliquer d'infection : ostéite et arthrite septique du genou. Lésions associées des ligaments ou des ménisques du genou ; luxation de la hanche.
- **Les autres tardives :** moins la pseudarthrose ou les cals vicieux, qui ne se voient plus guère depuis que l'intervention chirurgicale est presque systématique, que l'arthrose secondaire du genou si la surface articulaire de la rotule n'a pu être reconstituée avec précision. Enfin la raideur du genou et surtout l'amyotrophie quadricipitale, qui doivent être combattues par une rééducation active.

Traitement

Il est essentiellement chirurgical : ostéosynthèse (par cerclage, suture ou vis) suivie de mise en genouillère plâtrée. Il vise à reconstituer parfaitement la surface articulaire et les ailerons rotuliens.

Autres formes de fracture de la rotule

- **Les fractures sans déplacement,** qui nécessitent une immobilisation plâtrée en extension.
- **Les fractures comminutives** qui peuvent obliger à une patellectomie (ablation de la rotule) totale ou partielle.
- **Les fractures parcellaires,** qui peuvent bénéficier d'une attelle ajustable.

Fractures des plateaux tibiaux

Ce sont des fractures articulaires qui mettent en jeu le pronostic fonctionnel du genou et dont la fréquence est liée aux accidents de la circulation.

Signes

À l'occasion d'un traumatisme dont le mécanisme est variable : valgus forcé lors d'une chute d'un véhicule à deux roues ou choc direct sur la face externe du genou, le blessé a ressenti une vive douleur, a perçu un craquement et n'a pas pu se relever ; l'impotence est complète.

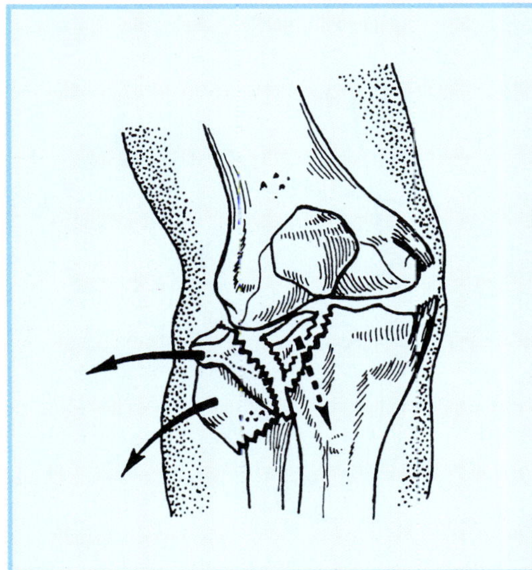

Fig. 6.10 Fracture « séparation-enfoncement » du plateau tibial externe.

L'EXAMEN CLINIQUE montre : un gros genou, avec épanchement intra-articulaire *(hémarthrose)* ; parfois une déviation de l'axe de la jambe (il existe souvent des mouvements de latéralité). Il est nécessaire de rechercher dès cet examen : une lésion cutanée, érosion ou phlyctène ; une lésion ligamentaire associée ; une autre lésion ou fracture selon la nature du traumatisme.

APRÈS IMMOBILISATION L'EXAMEN RADIOGRAPHIQUE montre le plus souvent une fracture du plateau tibial externe, associant généralement un enfoncement et une séparation, lésant gravement la surface articulaire, plus rarement une fracture du plateau tibial interne, voire une fracture des deux plateaux tibiaux (figure 6.10). La recherche de l'enfoncement du plateau tibial est parfois difficile et demande une lecture attentive des clichés de profil, voire un scanner.

Évolution

L'ÉVOLUTION FAVORABLE de ces fractures se fait vers la consolidation en trois mois. Une rééducation active musculaire et articulaire doit s'efforcer de prévenir et de limiter l'amyotrophie du quadriceps et la raideur articulaire.

Des complications sont possibles :

- **Soit précoces,** hématomes exposant à l'infection, qui doivent être surveillés à chaque pansement et peuvent nécessiter un drainage.
- **Soit tardives,** portant surtout sur la fonction articulaire : les lésions cartilagineuses, la reconstitution parfois imparfaite de la surface articulaire exposent à une *arthrose post-traumatique* du genou ; en outre, la reconstitution des axes doit être parfaite pour éviter les déséquilibres statiques du genou, source de douleur et d'arthrose.

Traitement

Il est complexe et fait appel à différentes méthodes ; schématiquement :

- **Immobilisation plâtrée simple** en l'absence de déplacement important.
- **Réduction sanglante** avec ostéosynthèse et greffe.

Une rééducation active, musculaire et articulaire, aussi précoce que possible, est indispensable de même que la prévention des complications thrombo-emboliques, favorisées par l'absence prolongée d'appui sur le membre fracturé.

Fracture des deux os de la jambe

Ce sont des fractures qui intéressent à la fois les diaphyses du tibia et du péroné et qui sont parmi les plus fréquentes des fractures des membres inférieurs.

Leur évolution est souvent compliquée : ouverture du foyer de fracture, retard de consolidation, séquelles.

Nous envisagerons séparément les fractures fermées et les fractures ouvertes.

Fracture fermée de la jambe

Signes

À la suite d'un traumatisme variable, direct : accident de la voie publique (pare-chocs), ou indirect : mécanisme de torsion (ski) ou de flexion, le blessé a ressenti une vive douleur dans la jambe, perçu un craquement et n'a pas pu se relever ; l'impotence fonctionnelle est absolue.

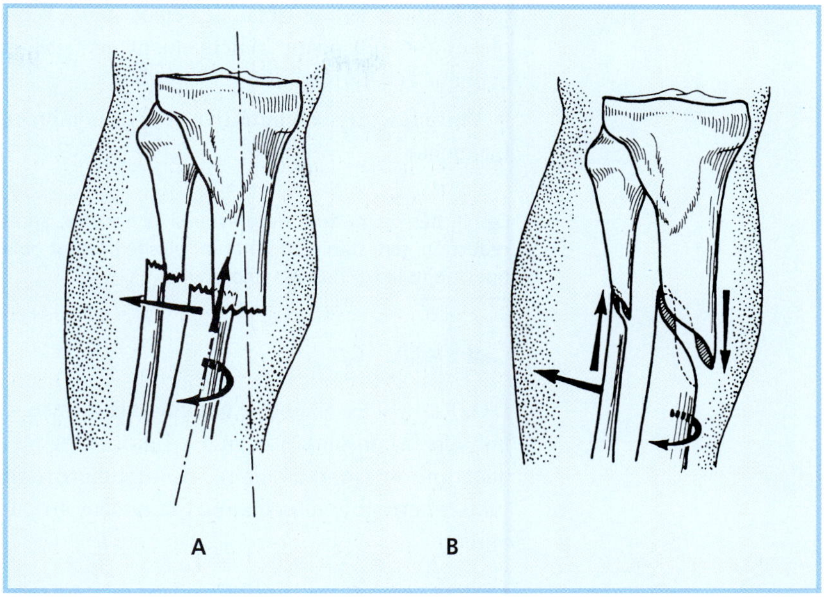

Fig. 6.11 Formes anatomiques des fractures de la jambe. A. Fracture transversale : rotation externe, translation latérale, chevauchement-angulation. B. Fracture spiroïde : la facilité du glissement explique l'instabilité de la réduction orthopédique.

L'examen clinique du blessé, dévêtu avec précaution, montre une **déformation** évidente : angulation des fragments en crosse à convexité antéro-externe ; rotation externe du fragment inférieur, le pied reposant sur son bord externe ; raccourcissement de la jambe ; un gonflement va apparaître rapidement ainsi que des ecchymoses et des phlyctènes.

Il est inutile et dangereux de rechercher des mouvements anormaux. Il est indispensable de rechercher des complications immédiates : lésions cutanées : contusion, ecchymoses, phlyctènes, menace d'ouverture par le fragment supérieur ; lésions musculaires, nerveuses et vasculaires, articulaires sus- ou sous-jacentes.

Après avoir immobilisé provisoirement la fracture, les radiographies de face et de profil, prenant les articulations sus- et sous-jacentes, précisent le type de fracture (figure 6.11).

- **Soit fracture transversale,** dont le trait à la partie moyenne du tibia est souvent irrégulier et dentelé et le trait péronier a une hauteur voisine.
- **Soit fracture spiroïde ou oblique à biseau long :** le trait tibial est long et les deux segments dessinent une pointe acérée ; le trait péronier siège

plus haut que le trait tibial. Le déplacement, complexe, est cependant généralement modéré et explique la déformation.

- **Voire fracture communitive** avec de nombreux fragments.

Ces clichés permettent de prévoir si la fracture, après réduction, sera stable ou instable : plus le trait est oblique, moins la fracture est stable.

Évolution

L'ÉVOLUTION FAVORABLE d'une fracture fermée se fait vers la consolidation en 3 à 4 mois. Une rééducation active musculaire et articulaire doit limiter l'atrophie musculaire et la raideur articulaire.

DES COMPLICATIONS sont cependant relativement fréquentes :

- Complications secondaires :

– déplacement secondaire de la fracture qui doit être dépisté par des clichés répétés ;

– nécrose cutanée secondaire ;

– décompensation d'une maladie préalable (diabète, goutte, éthylisme chronique) ;

– thrombophlébites surtout, parfois difficiles à reconnaître sous plâtre, redoutables par leurs séquelles veineuses et leur risque d'embolie pulmonaire. Tout gonflement du pied et des orteils doit être signalé par l'infirmier(e).

- **Complications tardives,** qui font toute la gravité de ces fractures :

– retards de consolidation ;

– pseudarthroses, fréquentes, graves sur le plan fonctionnel ;

– cals vicieux angulaires, ou avec décalage (rare mais sévère par son retentissement) ;

– troubles trophiques tardifs, très fréquents : pigmentation ocre de la peau qui devient fine, fragile ; œdème dur, douloureux ; amyotrophie ; ostéoporose douloureuse post-traumatique (ou syndrome algodystrophique) ;

– raideur articulaire du genou ou de la cheville.

Traitement

Il vise à obtenir un résultat anatomique satisfaisant dont dépend le résultat fonctionnel. Il comporte :

- **Une réduction d'urgence,** sous anesthésie générale.
- **Une contention** qui fait appel, selon les cas, à : un plâtre cruro-pédieux si la réduction est stable (fractures transversales) ; une ostéosynthèse interne suivie de plâtre (vissage, enclouage centromédullaire, plaque vissée) si la réduction n'est pas stable (fracture spiroïde) ou par fixateur externe.
- **Une rééducation musculaire** du quadriceps est commencée très tôt, ainsi qu'un béquillage sans appui. Généralement après le 45ᵉ jour, le genou est libéré et sera rééduqué. Après ablation définitive du plâtre, rééducation de la cheville.
- **Un traitement anticoagulant** est fréquemment institué, le risque de complications thrombo-emboliques étant particulièrement important, en raison de l'immobilisation plâtrée et de l'absence d'appui.

Fractures ouvertes de la jambe

Ce sont les fractures des deux os de la jambe où une lésion cutanée fait communiquer le foyer de fracture avec l'extérieur. Elles représentent une urgence thérapeutique ; en plus des complications habituelles des fractures fermées, le pronostic est aggravé par le risque d'infection du foyer de fracture. Nous envisagerons ici les **fractures ouvertes de dehors en dedans.**

Signes

À la suite d'un traumatisme direct : accident de la voie publique en général, le blessé, plus ou moins choqué, a ressenti une vive douleur, a une impotence complète et une déformation caractéristique qui associe une rotation externe (le pied repose sur le lit sur son bord externe), un raccourcissement et une angulation du membre inférieur.

L'OUVERTURE EST SOUVENT ÉVIDENTE : un fragment osseux fait saillie ou, par la plaie, sourd du sang noirâtre mêlé de graisse. Parfois la plaie est minime ou siège à distance du foyer de fracture ; seule l'intervention chirurgicale peut préciser s'il existe ou non communication avec l'extérieur.

DÉMARCHE INFIRMIÈRE

FRACTURE TRAITÉE PAR TRACTION CONTINUE

Indications de la traction

- Certaines fractures des extrémités inférieures du fémur ou de la jambe, quand elles sont très comminutives ou ouvertes.
- Certaines fractures diaphysaires quand les lésions cutanées ne permettent pas une ostéosynthèse ou un fixateur externe.
- Certaines fractures-luxations du rachis cervical.
- Elle peut être continue jusqu'à la consolidation osseuse, ou temporaire jusqu'à ce que la cicatrisation cutanée permette une ostéosynthèse.

Traction

- Elle est appliquée à une partie du corps ou à une extrémité, pendant qu'une contre-extension tire dans la direction opposée ; dans la traction directe cette contre-extension est constituée par le poids du corps.
- La traction-suspension soulage une partie élective d'un membre, à l'aide de poids et de poulies suspendus à un cadre et d'étriers ou de sangles ou de hamac.
- Elle peut être appliquée sur la peau par des bandes collantes élastiques ou non, ou être transosseuse à l'aide de broches ou de clous transfixiant l'os.

Préparation du lit

- Prévoir un matelas à eau.
- De quoi surélever les pieds ou la tête du lit (contre-extension).
- Installer le cadre.
- Préparer poids, ficelles, poulies (vérifier leur bonne marche).
- Préparer attelle et hamac.
- Faire le lit en deux parties (draps et couvertures).

Installation du malade

- L'installer en conservant l'alignement du membre, la traction s'effectuant en opposition exacte de la contre-extension.
- Glisser le hamac, l'attelle sous le membre.
- Ajuster la ficelle, les poulies correspondantes.
- Mettre les poids en place selon prescription (en règle, 1 kg par 10 kg de poids).
- S'assurer de l'absence de frottement, tant au niveau du montage, qu'au niveau du membre.

Surveillance de l'extension

- S'assurer de la permanence du bon alignement des différents segments du corps et de la traction.
- Ne jamais retirer les poids (pour la réfection du lit) car la traction doit être continue.
- Prévenir l'équinisme du pied en le maintenant à angle droit.
- Vérifier que la broche soit bien tendue et qu'elle ne bouge pas.
- Surveiller les points d'entrée de la broche : signaler toute rougeur, tout suintement, toute douleur, pour déceler une éventuelle infection locale.
- Faire le pansement si nécessaire et s'il y en a.
- Contrôler la sensibilité cutanée à la recherche d'une compression nerveuse.
- Signaler si le malade souffre (anomalie, car la traction a un effet antalgique).

Surveillance générale

- Prévention des complications de décubitus.
- Aider le malade dans ses actes quotidiens (toilette, mictions, défécation).
- Le distraire et être attentif à ses besoins pour lui faire accepter sa longue immobilisation.
- Travailler en collaboration avec les kinésithérapeutes pour la rééducation.

Dans l'immédiat, **le premier geste est de protéger la plaie avec un pansement stérile** et de mettre en route une **antibiothérapie prophylactique** et de vérifier la **vaccination antitétanique**.

Il est indispensable de rechercher d'autres complications immédiates :

- état de choc traumatique qui nécessiterait un traitement urgent et impose la détermination du groupe sanguin ;
- lésions nerveuses ou vasculaires ;
- lésions articulaires.

DÉMARCHE INFIRMIÈRE

À L'ARRIVÉE D'UN BLESSÉ AVEC FRACTURE OUVERTE DE JAMBE

EN CE QUI CONCERNE LA JAMBE :

– déshabiller le blessé, en découpant ses vêtements au besoin;
– recouvrir la plaie avec un pansement stérile, pour limiter le risque majeur que représente ici l'infection;
– aligner la fracture en traction, le membre étant sur une attelle;
– rasage et nettoyage seront faits généralement sous prémédication ou anesthésie générale, ce qui permettra de le faire plus complètement et d'éviter d'aggraver par la douleur un état de choc;
– préparer le transport pour l'examen radiologique.

S'IL S'AGIT D'UN POLYTRAUMATISÉ :

– contrôler la coloration et la chaleur des téguments, le pouls, la tension artérielle, pour déceler un état de choc qui nécessiterait un traitement d'urgence;
– établir le groupe sanguin, faire une NFS et/ou un hématocrite;
– poser éventuellement un cathéter et préparer une perfusion selon prescription.

EN CE QUI CONCERNE LE BLESSÉ :

– prévention du tétanos : il est nécessaire de se renseigner sur la date du dernier rappel de vaccin antitétanique et sur l'existence possible d'une réaction allergique à une injection antérieure de sérum antitétanique;
– s'enquérir de l'heure du dernier repas, de l'existence de maladies préalables (diabète, goutte, éthylisme, traitements en cours, etc.);
– réconforter et rassurer le malade, lui expliquer ce qu'on va lui faire;
– vérifier l'autorisation d'intervenir s'il s'agit d'un mineur.

Il est important de connaître les circonstances, le lieu et l'heure de l'accident, afin d'apprécier les risques de souillure, l'heure de la pose éventuelle d'un garrot.

APRÈS AVOIR IMMOBILISÉ PROVISOIREMENT LA FRACTURE ET PROTÉGÉ LA PLAIE PAR UN PANSEMENT STÉRILE les **radiographies,** prenant les articulations sus- et sous-jacentes, précisent le type de fracture : soit fracture transversale, soit fracture spiroïde ou oblique longue, soit surtout fracture plurifragmentaire : en aile de papillon, à double étage ou comminutive.

Ces clichés permettent de prévoir si la fracture, après réduction, sera stable ou instable.

Évolution

Deux types d'évolution peuvent être décrits en fonction du risque septique :

DANS LES MEILLEURS CAS L'ÉVOLUTION RESTE ASEPTIQUE : le traitement a transformé la fracture ouverte en fracture fermée. Cette évolution sous-entend une surveillance rigoureuse de la plaie, grâce à une large fenêtre dans le plâtre, et de la stabilité de la fracture par des radiographies répétées.

La cicatrisation cutanée est obtenue et la fracture consolidée, mais en des délais généralement plus longs que ceux pour une fracture fermée (qui sont de 3 à 4 mois).

Toutefois, cette évolution favorable n'exclut pas un certain nombre de complications, comme dans les fractures fermées.

L'ÉVOLUTION PEUT ÊTRE DÉFAVORABLE, SEPTIQUE :

– *exceptionnellement* par infection générale, ou tétanos prévenu par la séro-anatoxinothérapie;

– *rarement* gangrène et phlegmon des parties molles;

– *habituellement*, **suppuration locale**, qui se traduit par une désunion cutanée laissant s'écouler du pus exposant à une infection de l'os : **ostéite** qui aboutit elle-même à un cal fistuleux ou à une pseudarthrose fistuleuse de pronostic redoutable dont la guérison demandera des mois ou des années de traitement.

Traitement

Très complexe, il vise à **obtenir une fracture « couverte et stable »**, les problèmes cutanés et osseux étant liés. Il comporte schématiquement, en urgence, en salle d'opération, sous anesthésie générale :

- **Un nettoyage chirurgical** de la plaie.
- **Une réduction** aussi parfaite que possible de la fracture.
- **Une contention** (stabilisation) de la fracture dont les indications sont liées aux possibilités d'opération des lésions cutanées et qui fait appel à diverses méthodes : plâtre cruro-pédieux fenêtré, ostéosynthèse interne (vis, enclouage, plaque vissée), fixateur externe, aboutissant à un montage solide.

Une *antibiothérapie et une prévention du tétanos* sont indispensables. Un traitement anticoagulant ou hypocoagulant est habituel, car le risque de thrombophlébite est important.

Secondairement, une *rééducation* musculaire et articulaire est indispensable.

Le traitement des complications est particulièrement complexe.

Fracture de Dupuytren

C'est une **fracture articulaire** du cou-de-pied qui intéresse les malléoles du tibia et du péroné : **fracture bimalléolaire**. Elle est fréquente et son pronostic fonctionnel peut être sévère en cas de cal vicieux.

Signes

À l'occasion d'un traumatisme, généralement une chute avec torsion du pied en dehors (pied coincé dans un rail), le blessé a ressenti une vive douleur, perçu un craquement et n'a pu se relever ; l'impotence fonctionnelle est complète.

L'EXAMEN CLINIQUE du blessé, dévêtu avec précaution, montre une *déformation caractéristique du cou-de-pied* : le pied est déjeté en dehors (abduction) et repose sur son bord externe sur le plan du lit (rotation externe) ; la plante du pied regarde en dehors (valgus) ; « coup de hache » au-dessus de la malléole externe ; saillie de la malléole interne fracturée ; de profil, le pied est déplacé en arrière (accentuation de la saillie du talon et raccourcissement du dos du pied). Un gonflement important va apparaître rapidement, ainsi que des phlyctènes bien souvent.

Il est dangereux de rechercher des mouvements anormaux. Il est nécessaire de rechercher des complications immédiates :

- **Lésions cutanées :** éraillures, phlyctènes, saillie osseuse menaçante, ouverture cutanée souvent interne ;
- **Lésions vasculaires et nerveuses** très rares.

L'EXAMEN RADIOGRAPHIQUE, après immobilisation provisoire de la fracture, montre : le trait de fracture sur la malléole interne du tibia et sur le péroné, soit haut situé (Dupuytren haute) (figure 6.12), soit bas situé au niveau de l'interligne tibio-péronier (Dupuytren basse) ; le déplacement des fragments qui explique la déformation. Enfin, les clichés dépistent des complications osseuses : diastasis tibio-péronier (c'est-à-dire un élargissement de l'espace entre les deux os) (figure 6.13) ; troisième fragment tibial postérieur.

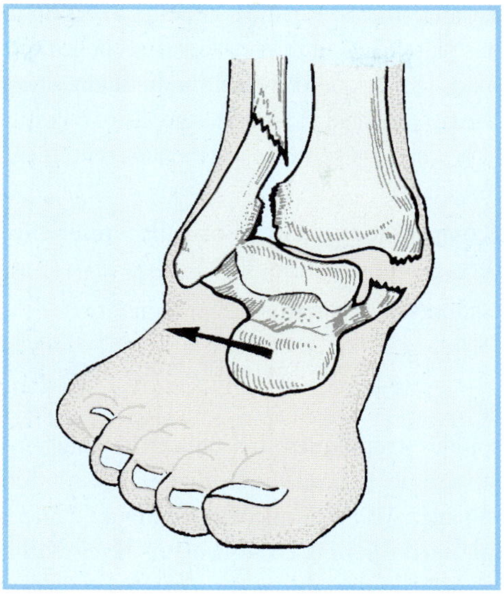

Fig. 6.12 Fracture de Dupuytren (type haute).

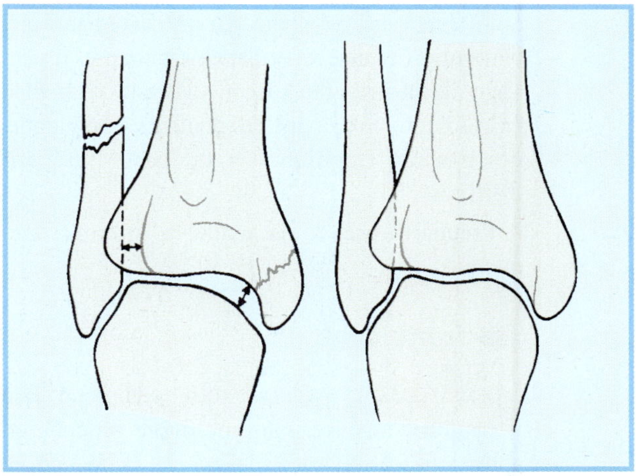

Fig. 6.13 Diastasis tibio-péronier.

Évolution

L'ÉVOLUTION FAVORABLE d'une fracture de Dupuytren se fait vers la consolidation en 90 jours d'immobilisation plâtrée ; elle comprend un béquillage sans appui, puis la marche avec appui sur botte plâtrée à partir du 60e jour. De nombreuses fractures aboutissent à une restitution fonctionnelle complète ; un certain nombre guérissent avec des séquelles peu importantes : œdème malléolaire en fin de journée, limitation modérée des mouvements de la tibio-tarsienne (flexion dorsale).

DES COMPLICATIONS SECONDAIRES sont cependant assez fréquentes :

- **Essentiellement déplacement secondaire sous plâtre,** dû à la fonte de l'œdème.

Thrombophlébites, parfois difficiles à reconnaître sous plâtre, redoutables par leurs séquelles veineuses et leur risque d'embolie pulmonaire ; tout gonflement du pied doit être signalé par l'infirmier(e). Leur prévention justifie un traitement anticoagulant.

Décompensation d'une maladie antérieure (diabète, goutte, éthylisme).

Accidents de décubitus (très rarement).

DES COMPLICATIONS TARDIVES enfin sont possibles :

Troubles trophiques, très fréquents : pigmentation ocre de la peau, fine, fragile, œdème dur, douloureux ; syndrome algodystrophique ; raideur articulaire du genou et surtout de la cheville, contre laquelle une rééducation assidue doit être mise en œuvre.

Surtout cals vicieux du cou-de-pied, complication majeure, très gênante fonctionnellement, et qui doivent être prévenus par un traitement, une contention et une surveillance rigoureuse. Il peut s'agir de la persistance d'un diastasis, d'un pied valgus équin entraînant des douleurs à la marche, des troubles trophiques et un risque ultérieur d'arthrose.

Pseudarthrose de la malléole interne, rarement.

Traitement

LE TRAITEMENT ORTHOPÉDIQUE comprend une réduction d'urgence, sous anesthésie générale et, après vérification radiologique de la réduction, une contention par plâtre cruro-pédieux, prenant le pied à angle droit. Le plâtre doit être parfaitement moulé, la surveillance doit être rigoureuse pour s'assurer qu'il ne devient pas trop grand lorsqu'un œdème a diminué, et qu'une phlébite n'apparaît pas sous plâtre.

Le plâtre est maintenu trois mois ; des contrôles radiologiques périodiques sont nécessaires.

Après ablation du plâtre, une rééducation active musculaire et articulaire est indispensable pour diminuer les raideurs de la tibio-tarsienne.

EN CAS D'ÉCHEC DE LA RÉDUCTION ORTHOPÉDIQUE, le traitement sera chirurgical : réduction sanglante et ostéosynthèse par broches, vis ou plaques vissées. L'absence de plâtre permet une mobilisation précoce, sans appui, de l'articulation.

Fractures du calcanéum

Les fractures du calcanéum, fréquentes chez l'adulte, sont particulièrement redoutables par leurs séquelles fonctionnelles graves et prolongées.

Les fractures « thalamiques » sont les plus fréquentes ; le thalamus est la surface articulaire postérieure située sur la face supérieure du calcanéum et qui s'articule avec l'astragale (articulation astragalo-calcanéenne ou sous-astragalienne).

Signes

Le blessé, à la suite d'un traumatisme, généralement une chute sur les talons d'un lieu élevé (ouvriers du bâtiment) ou d'une projection de bas en haut, a ressenti une vive douleur et présente depuis une impotence fonctionnelle marquée.

L'EXAMEN CLINIQUE permet le diagnostic ; il existe :

– un empâtement sous les deux malléoles, douloureux à la pression ;

– un affaissement de la voûte plantaire ;

– une déviation en valgus du talon ;

– une *ecchymose* sous-malléolaire et sous la plante du pied, qui apparaît de façon précoce et est très caractéristique, centrale et arrondie.

– les mouvements de l'articulation tibio-tarsienne (flexion-extension du pied) sont conservés, mais ceux de l'articulation sous-astragalienne (valgus et varus du pied) sont impossibles et leur recherche douloureuse.

L'examen doit rechercher systématiquement des lésions associées, en particulier du rachis, des membres inférieurs et du calcanéum opposé.

L'EXAMEN RADIOGRAPHIQUE, clichés de profil strict et en incidence axiale, montre le trait de fracture, le nombre et surtout le déplacement éventuel des fragments : on parle ici d'enfoncement du thalamus, vertical ou horizontal (figure 6.14).

Évolution

MÊME DANS LES CAS FAVORABLES, l'*évolution est toujours longue* ; elle se fait vers la consolidation osseuse en 2 mois au moins, la marche avec appui ne se faisant qu'après le 3e mois.

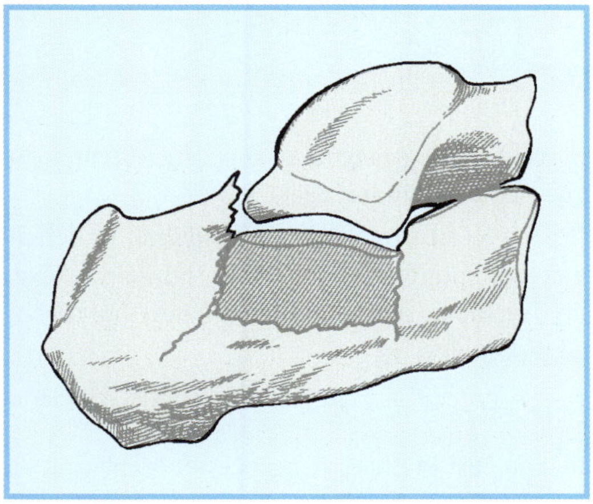

Fig. 6.14 **Fracture du calcanéum avec enfoncement horizontal du thalamus.**

DES SÉQUELLES ET DES COMPLICATIONS sont fréquentes :

- **Ostéo-articulaires** : raideur douloureuse de l'articulation sous-astragalienne et du pied; cal vicieux : pied plat valgus douloureux qui entraîne un handicap fonctionnel considérable rendant la marche en terrain accidenté très pénible; arthrose sous-astragalienne post-traumatique, douloureuse; voire finalement arthrodèse chirurgicale, pour obtenir un pied limité dans ses mouvements, mais solide et indolore.
- **Trophiques** : œdème dur avec cyanose du talon et du pied, très fréquent; risque de nécrose cutanée, exposant à une ostéite calcanéenne interminable.

Traitement

TRÈS COMPLEXE, il vise à la reconstitution du calcanéum pour sauvegarder l'articulation sous-astragalienne. Schématiquement :

- **Dans les fractures simples** sans enfoncement : botte plâtrée ou mobilisation précoce. La marche étant reprise assez vite mais sans appui, qui ne sera autorisé qu'après 3 mois.
- **En cas de déplacement :** réduction orthopédique par traction à l'aide de broches ou d'un levier métallique, suivie d'immobilisation plâtrée après contrôle radiologique de la réduction; ou ostéosynthèse par vis et plaque vissée avec greffe osseuse. Dans ce cas, la surveillance de la peau est très importante en raison du risque de nécrose cutanée autour de la cicatrice.

DANS TOUS LES CAS, il faut insister sur l'importance de la rééducation douce, progressive et assidue, qui comporte : des massages circulatoires contre l'œdème et l'infiltration des téguments, très fréquents; une mobilisation passive et active de l'articulation sous-astragalienne.

DÉMARCHE INFIRMIÈRE

BLESSÉ PORTEUR D'UN PLÂTRE CRURO-PÉDIEUX POUR FRACTURE DE JAMBE

PRÉPARATION DU LIT :

- interposer un plan dur;
- surélever le pied du lit (à défaut d'attelle);
- préparer deux oreillers;
- préparer un perroquet (mobilisation du malade);
- préparer des sacs de sable.

ACCUEIL DU MALADE :

- installer le malade, soit dans les attelles, soit avec les oreillers;
- vérifier le séchage du plâtre;
- vérifier si la date en est bien notée;
- vérifier si le jersey est bien retourné et que le plâtre ne blesse pas le malade;
- caler le plâtre avec des sacs de sable;
- rassurer le malade;
- lui expliquer la limitation de ses mouvements;
- s'enquérir d'une maladie préalable pour prévenir une éventuelle décompensation, d'un traitement en cours.

SURVEILLANCE DURANT LES PREMIÈRES 48 HEURES :

- surveiller les points d'appui du plâtre;
- retourner le malade le soir même avec une aide (rotation côté plâtré);
- surveiller les extrémités en vue de dépister une compression : refroidissement, coloration, fourmillement, engourdissement;
- prévenir le chirurgien à l'apparition de ces signes et prévoir le matériel en vue de l'ouverture du plâtre;
- passer le bassin ou l'urinal en soulevant le membre plâtré sur les oreillers et en plaçant éventuellement des oreillers sous la région lombaire;
- soins locaux : bien sécher le périnée.

SURVEILLANCE LES JOURS SUIVANTS :

- vérifier l'efficacité du plâtre (qui peut devenir trop grand par régression de l'œdème);
- prévoir les contrôles radiographiques;
- lever le malade dès que possible (béquillage sans appui);
- entretenir le tonus musculaire par mobilisation des orteils et contraction statique du quadriceps, du mollet, plus difficiles sous plâtre;
- dépister les complications thrombo-emboliques : surveiller pouls et température; surveiller le gonflement du pied;
- surveillance du traitement anticoagulant selon son type : héparine de bas poids moléculaire, héparine ou antivitamine K.

Fractures du rachis

Le pronostic des fractures du rachis, dont la fréquence est en relation avec celle des accidents de la route, est lié à l'absence ou à l'existence de lésions de la moelle épinière et des racines rachidiennes.

Nous envisagerons successivement : les fractures du rachis dorso-lombaire sans lésions neurologiques; les fractures du rachis dorso-lombaire avec lésions neurologiques; les autres formes cliniques des fractures du rachis.

Fractures du rachis dorso-lombaire sans lésions neurologiques

Leur pronostic, lié exclusivement aux lésions osseuses, est dans l'ensemble favorable.

Signes

À la suite d'un accident de la route ou d'une chute sur les talons, responsable d'un traumatisme important, le blessé a ressenti une douleur de la région dorso-lombaire, d'intensité variable. La motricité des membres inférieurs est conservée, mais ce blessé doit être transporté puis déshabillé avec précaution (en rectitude de tout l'axe crâne-rachis-membres).

Il faut rechercher d'emblée l'existence d'un état de choc : pâleur, augmentation du pouls, abaissement de la tension artérielle, qui impose la recherche d'une lésion viscérale associée (polytraumatisé); un traitement d'urgence peut s'imposer, aussi la détermination du groupe sanguin doit-elle être faite d'urgence.

Examen clinique

Il peut montrer des signes évocateurs de fracture : point douloureux à la pression d'une épineuse dorso-lombaire, parfois la **saillie exagérée d'une épineuse**.

Ces signes peuvent être discrets, de même que la douleur, ce qui n'exclut nullement la possibilité d'une fracture du rachis, circonstance qui impose la recherche systématique d'un déficit neurologique aux membres inférieurs.

Il n'y a ici **ni trouble de la sensibilité, ni déficit moteur**; une **rétention d'urines**, un iléus réflexe, avec syndrome subocclusif, transitoires, sont cependant possibles.

Examen radiologique

Il doit être pratiqué d'urgence, en déplaçant le blessé avec une grande prudence : en maintenant une traction dans l'axe crâne-rachis-membres, à plusieurs personnes. Les clichés d'ensemble et les clichés centrés montrent, sur une ou plusieurs vertèbres : une fracture parcellaire, ou un tassement cunéiforme (à sommet antérieur), ou un écrasement total du corps vertébral.

Dans cette forme sans complications neurologiques, les apophyses articulaires des vertèbres sont respectées.

Évolution et traitement

L'évolution de ces fractures est **généralement favorable** vers la consolidation en 2 à 3 mois; c'est l'importance du déplacement éventuel et la stabilité de la fracture qui vont déterminer le choix du traitement et le délai de la remise en charge.

DANS LES FORMES LES PLUS SIMPLES une simple immobilisation au lit pendant 1 à 3 semaines est suffisante, avec rééducation entreprise d'emblée.

CERTAINES FORMES DEVRONT ÊTRE RÉDUITES ORTHOPÉDIQUEMENT, par la méthode de Bœhler, et immobilisées pendant 3 mois en général par un corset plâtré ou en matériau plus léger fait sur mesure. La remise en charge sera rapide si le déplacement est minime, 10 à 15 jours après la mise en place du plâtre; dans le cas contraire une immobilisation au lit plus longue sera nécessaire, pendant laquelle la rééducation sera commencée pour renforcer la musculature paravertébrale et entretenir celle des membres inférieurs.

D'AUTRES FORMES DEVRONT ÊTRE RÉDUITES CHIRURGICALEMENT, avec fixation par des plaques vissées, ou des vis mises dans les pédicules et solidarisées par des tiges, etc. Les suites opératoires comporteront les soins de pansements, (en déplaçant le blessé à plusieurs et en le faisant rouler sur le lit sans imprimer de mouvement de rotation à la colonne), l'ablation des drains de Redon au 3e ou 5e jour et celle des fils vers le 15e jour, la rééducation commencée très tôt. Une immobilisation par corset plâtré suivra pendant au moins 3 mois, permettant la déambulation.

DANS TOUS LES CAS LA SURVEILLANCE portera sur :

- **L'absence d'apparition de troubles neurologiques :** signaler toute dysesthésie ou paresthésie des membres inférieurs.
- **Le contrôle des sphincters urinaire et anal ;** une rétention d'urines, un iléus réflexe, avec syndrome subocclusif, transitoires, sont cependant possibles initialement.
- **Les points d'appui du plâtre.**
- **La prévention classique des complications de décubitus.**

À LONG TERME, UNE RÉÉDUCATION assidue doit permettre une récupération fonctionnelle suffisante si ce n'est totale. Des séquelles douloureuses sont toutefois possibles.

Il faut signaler le fait que ces fractures, lorsqu'elles surviennent sur des sujets psychologiquement fragiles ou chez des travailleurs manuels, peuvent favoriser un état de « sinistrose » qui peut lui-même avoir un retentissement socioprofessionnel considérable.

Fractures du rachis dorso-lombaire avec complications neurologiques

Le pronostic de ces fractures est généralement sévère, en relation avec les lésions de la moelle épinière, se traduisant par une paraplégie qui peut être définitive.

Signes

À la suite d'un accident de la route ou d'une chute sur les talons, responsable d'un traumatisme violent, le blessé a ressenti une douleur de la région dorso-lombaire, d'intensité variable.

Dès l'arrivée

L'IMPOTENCE FONCTIONNELLE est évidente : **le blessé ne peut remuer les membres inférieurs qui sont en outre insensibles.**

Il est fondamental de transporter, de déshabiller et d'examiner ce blessé avec de grandes précautions pour ne pas aggraver les lésions ; il doit être **maintenu en rectitude et en traction** de tout l'axe crâne-rachis-membres.

IL FAUT RECHERCHER D'EMBLÉE L'EXISTENCE D'UN ÉTAT DE CHOC : pâleur, augmentation du pouls, abaissement de la tension artérielle, qui impose la recherche d'une lésion viscérale associée (polytraumatisé) ; un traitement d'urgence du choc peut s'imposer, aussi la détermination du groupe sanguin doit-elle être faite d'urgence.

Examen clinique

Il confirme l'existence de lésions neurologiques sous forme d'une **paraplégie complète** :

- paralysie flasque des deux membres inférieurs ;
- anesthésie superficielle (à tous les modes) ;
- abolition des réflexes ostéo-tendineux (rotuliens et achilléens) ;
- réflexes cutanés plantaires indifférents (à ce stade de paraplégie flasque, il n'y a pas de signe de Babinski) ;
- troubles sphinctériens : rétention d'urines avec globe vésical indolore (une sonde à demeure doit être installée avec asepsie et prudence car il peut y avoir d'autres lésions associées chez un polytraumatisé) ; incontinence des matières.

L'examen précise en outre la limite supérieure des troubles sensitifs sur l'abdomen, qui indique le niveau de la fracture.

Il montre aussi des signes évocateurs de fracture : point douloureux à la pression d'une épineuse dorso-lombaire, parfois saillie d'une épineuse, voire écart exagéré entre deux épineuses.

Examen radiographique

Il doit être pratiqué d'urgence en déplaçant le sujet avec une grande prudence, en bloc et sous traction dans l'axe, à plusieurs personnes. Les clichés d'ensemble et les clichés centrés, de face et de profil, montrent le plus souvent une fracture-luxation, avec :

- une fracture du corps vertébral : tassement cunéiforme ou fracture comminutive ;

DÉMARCHE INFIRMIÈRE

À L'ARRIVÉE D'UN BLESSÉ SUSPECT DE FRACTURE DU RACHIS

M. F. R., 45 ans, a été renversé sur la voie publique par une voiture, et a été transporté allongé par un ambulancier témoin, aux urgences. Il se plaint de son dos et ne peut se tenir debout. Quel sera votre comportement à son arrivée ?

Les deux questions principales concernent l'existence d'un état de choc et la situation neurologique.

CE QU'IL FAUT DEMANDER AU BLESSÉ :

- s'il peut remuer les jambes spontanément, et bouger les membres supérieurs;
- si sa peau a une sensibilité normale au toucher;
- s'il a des dysesthésies ou des paresthésies des extrémités;
- s'il a une gêne respiratoire;
- si, en dehors du rachis douloureux, une autre région de son corps a été blessée.

CE QUE L'ON PEUT FAIRE :

- laisser le blessé sur le brancard, et prévenir d'urgence le chirurgien;
- prendre et noter le pouls et la pression artérielle, tachycardie et hypotension évoquant un état de choc;
- en analyser les autres éléments : faciès, coloration et chaleur de la peau et des extrémités, dyspnée;
- dans ce cas il faut déterminer d'urgence le groupe sanguin, poser un cathéter veineux, et préparer une perfusion selon prescription;
- palper l'abdomen à la recherche d'un globe vésical, et dans ce cas préparer une sonde vésicale;
- prévoir le transport en service de radiologie.

CE QU'IL NE FAUT PAS FAIRE :

- le déshabiller sans attendre l'arrivée du chirurgien;
- le mobiliser sans précaution pour ne pas aggraver une lésion neurologique;
- le blessé devant être mobilisé en rectitude de tout l'axe crâne-rachis-membres inférieurs.

– une lésion de « l'arc postérieur » de la vertèbre : fracture ou luxation des apophyses articulaires postérieures, qui assurent normalement la stabilité du rachis. C'est l'instabilité de ces lésions qui est responsable des lésions neurologiques.

L'IRM, obtenue en urgence, est un examen essentiel pour apprécier l'importance des lésions osseuses et leur retentissement neurologique.

Évolution

Le pronostic de ces fractures du rachis dorso-lombaire avec complications neurologiques est difficile à fixer d'emblée, mais dans l'ensemble est très sévère.

Complications immédiates et secondaires

CERTAINES PEUVENT ENGAGER LE PRONOSTIC VITAL :

- **État de choc et lésions viscérales associées.**
- **Escarres** qui apparaissent en quelques heures et sont rapidement extensives, nécessitant des soins infirmiers constants.
- **Infection urinaire** compliquant la rétention d'urine et les troubles sphinctériens qui persistent.
- **Complications thrombo-emboliques.**
- **Infection bronchique et pulmonaire.**
- **Ossifications périarticulaires.**
- **Ostéoporose d'immobilisation.**
- **Lithiase rénale.**

Ultérieurement

LE PRONOSTIC EST SOUS LA DÉPENDANCE DE L'ÉVOLUTION NEUROLOGIQUE ; schématiquement :

- **La paraplégie** peut parfois régresser totalement : il s'agissait d'une « contusion médullaire ».
- Elle peut rester définitivement flasque.
- **Le plus souvent** la paraplégie flasque passe au stade de **spasticité** : avec réapparition des réflexes ostéo-tendineux et apparition d'un signe de Babinski (réflexe cutané plantaire en extension), et le pronostic dépend :

– d'une part, des ***troubles sphinctériens*** qui peuvent persister définitivement; l'apparition d'un

DÉMARCHE INFIRMIÈRE

SOINS ET SURVEILLANCE D'UN BLESSÉ OPÉRÉ DE FRACTURE DU RACHIS DORSAL AVEC COMPLICATIONS NEUROLOGIQUES

M. F. R., 45 ans, avait une fracture déplacée de la 12e vertèbre lombaire et une paraplégie. Il a été opéré, le déplacement et la fracture ont été réduits, et la fixation obtenue par 2 plaques vissées. Quels vont être les éléments de surveillance et les soins nécessités par la paraplégie ?

Éléments de surveillance :

- pouls et pression artérielle;
- température;
- état neurologique : mobilité spontanée des membres inférieurs, existence de dysesthésies et de paresthésies;
- état cutané aux points d'appui;
- urines : quantité, couleur, examen à la bandelette; surveillance de la sonde vésicale;
- transit intestinal.

Soins généraux :

- assurer une bonne hydratation, par voie veineuse au début, un apport protidique important et cellulosique suffisant;
- prévention d'un ulcère de stress, sur prescription de médications anti-H2;
- antibiothérapie éventuelle;
- prévention « classique » des complications de décubitus et, en particulier ici :

Prévention et lutte contre les escarres :

- d'apparition très rapide, car le blessé a perdu toute sensation douloureuse;
- matelas à eau ou lit fluidisé, indispensables mais insuffisants;
- changements réguliers de position toutes les 3 heures de jour comme de nuit;
- hygiène des points d'appui, massages et glaçage d'une zone irritée;
- toilette du blessé, en le séchant bien, en ne le laissant pas dans l'humidité.

Prévention des rétractions tendineuses et attitudes vicieuses :

- placer les articulations des membres inférieurs en position de fonction;
- alterner les positions : flexion, extension;
- encourager la rééducation.

Prévention des infections urinaires :

- asepsie pendant l'entretien de la sonde vésicale et du collecteur d'urines;
- sonde changée toutes les semaines;
- prélèvements réguliers pour examen bactériologique;
- désinfectants et antibiotiques éventuels sur prescription;
- début de rééducation urinaire, dès que possible, par clampage de la sonde une heure par jour, puis plus souvent.

Assistance pour l'évacuation rectale :

- régime suffisant en cellulose;
- suppositoire de glycérine;
- petit lavement, laxatif, sur prescription;
- évacuation d'un fécalome.

Autres domaines de prévention propres aux paraplégies :

- prévention de la lithiase rénale, boissons en quantité suffisante pour assurer une diurèse abondante;
- prévention de l'ostéoporose d'immobilisation;
- prévention des ossifications périarticulaires.

Assistance et rééducation :

- assistance du malade, de sa famille;
- rééducation fonctionnelle de la paralysie des membres inférieurs et de la vessie, entreprise le plus tôt possible et poursuivie avec persévérance;
- car dans tous les cas l'évolution sera très longue.

automatisme vésical donnera la possibilité d'une évacuation régulière de la vessie;

– d'autre part, du degré de récupération fonctionnelle de la ***paralysie*** des membres inférieurs, nécessitant une rééducation tenace, avec lutte contre les rétractions musculaires, les troubles trophiques, et éventuellement interventions orthopédiques correctrices.

Traitement

Très complexe, il comporte schématiquement :

UNE RÉDUCTION ORTHOPÉDIQUE SANGLANTE et une ostéosynthèse de la fracture, avec libération des éléments nerveux.

SURTOUT DES MESURES PRÉVENTIVES des différentes complications, justifiant le *transfert de ces blessés dans des centres spécialisés* :

– réhydratation par voie veineuse et apport protidique important;

– prévention d'un ulcère de stress;

– prévention et lutte contre les escarres, d'apparition très rapide : hygiène des points d'appui, changements réguliers de position toutes les 3 heures de jour comme de nuit, matelas à eau ou lit fluidisé, etc.;

– sonde urinaire à demeure ouverte en permanence et clampée une heure par jour, changée toutes les semaines, prévention de l'infection urinaire;

– prévention de l'ostéoporose d'immobilisation et de la lithiase rénale;

– lutte contre les rétractions tendineuses et les déformations;

– prévention des autres complications de décubitus.

Tous ces éléments étant couplés avec la rééducation fonctionnelle de la paralysie des membres inférieurs et de la vessie, dans le but de réaliser la toujours **difficile réadaptation** sociale, voire professionnelle de ces blessés.

Autres fractures du rachis

Fracture de l'odontoïde

La fracture de l'apophyse odontoïde de l'axis (deuxième vertèbre cervicale) est la plus fréquente des fractures du rachis cervical, dont le pronostic est grevé du risque de mort subite par déplacement secondaire.

Elle complique un traumatisme généralement en hyperflexion du cou et entraîne des douleurs cervicales intenses, permanentes ou parfois en éclair; une attitude penchée de la tête ou un torticolis accompagnent une limitation des mouvements du cou. Il est indispensable de mobiliser ces blessés avec de grandes précautions et de rechercher des signes d'atteinte neurologique.

L'EXAMEN RADIOGRAPHIQUE du blessé, mobilisé avec de grandes précautions, comporte un cliché de face « bouche ouverte », un cliché de profil; il est complété selon l'urgence par une IRM. Il montre le trait de fracture à la base de l'odontoïde, et le déplacement éventuel, vers l'avant, de l'odontoïde.

LE PRONOSTIC est essentiellement lié à l'existence ou l'apparition de troubles neurologiques, qui doivent donc être recherchés d'emblée puis quotidiennement les premiers jours en cas de lésion instable initialement, quel qu'en ait été le traitement :

– dysesthésies ou paresthésies de membres supérieurs;

– paralysie des 4 membres (tétraplégie), avec syndrome pyramidal;

– troubles neurovégétatifs gravissimes : hyperthermie incontrôlable, troubles respiratoires, troubles du rythme cardiaque, iléus paralytique, hémorragies digestives.

L'existence de troubles neurologiques rend le traitement extrêmement urgent et délicat, tenant compte à la fois des lésions osseuses qui doivent être réduites et stabilisées, et tout autant des complications immédiates neurovégétatives qui nécessitent une prise en charge en service de réanimation. Ultérieurement, ces blessés pourront bénéficier de soins spécialisés dans des centres de rééducation adaptés.

Fractures de la colonne cervicale basse

Elles sont comparables à celles des autres segments de la colonne dorsale avec leur risque de lésions neurologiques médullaires, et en plus le risque de troubles neurovégétatifs lorsque les lésions siègent au-dessus de D5.

Fractures des dernières vertèbres lombaires

Elles n'entraînent pas de lésions médullaires, puisque la moelle se termine en général au niveau de la première lombaire, mais peuvent léser les racines de la queue de cheval.

Tassements-fractures vertébraux de l'ostéoporose

Ils doivent être envisagés séparément (voir le chapitre *Déminéralisations*, p. 137).

Ils ne concernent jamais le rachis cervical et ne s'accompagnent pratiquement jamais de complications neurologiques.

Fractures pathologiques du rachis

Elles sont extrêmement fréquentes, le rachis étant une localisation élective des métastases cancéreuses (cancers du sein, de la thyroïde, du rein, du poumon qui donnent des métastases « ostéolytiques »). Un traumatisme peut parfaitement entraîner une fracture sur une métastase vertébrale jusqu'alors ignorée, dont la reconnaissance présente des difficultés variables.

POINTS CLÉS

1. ▶ Le pronostic des **fractures du rachis** dépend de l'atteinte éventuelle de la moelle épinière.
2. ▶ Il est fondamental de transporter, de déshabiller et d'examiner les blessés ayant un tel risque avec de grandes précautions ; ils doivent être maintenus en rectitude et en traction de tout l'axe crâne-rachis-membres.

Polytraumatisés

On désigne sous le nom de polytraumatisés des blessés porteurs de lésions multiples de l'appareil locomoteur, des viscères abdominaux ou thoraciques, du crâne. La multiplicité des lésions, leur étendue expliquent l'état de choc de ces blessés, état qui impose à lui seul un traitement d'urgence, premier élément à la fois du bilan et du traitement des lésions.

La fréquence des polytraumatismes est en relation directe avec celle des accidents de la circulation. L'analyse des circonstances de l'accident est d'une grande utilité.

État de choc

IL SE TRADUIT SUR LE PLAN CLINIQUE par :

- une pâleur de la peau qui est froide et moite ;
- une respiration superficielle et rapide ;
- une augmentation du pouls au-dessus de 100 pulsations par minute ;
- un abaissement ou un effondrement de la tension artérielle ;
- le blessé est tantôt calme, tantôt très agité et anxieux ; il peut se plaindre d'une soif intense ;
- une hémorragie, extériorisée ou non, peut contribuer à dominer cet état de choc : la détermination du groupe sanguin, une numération globulaire ou un hématocrite sont indispensables en urgence.

L'ÉTAT DE CHOC IMPOSE EN EFFET UN TRAITEMENT D'EXTRÊME URGENCE, car il peut à lui seul engager le pronostic vital ; il comporte :

- un local équipé et adapté à ces blessés graves ;
- des transfusions sanguines ;
- une oxygénothérapie ;
- un traitement de la douleur, par des médications antalgiques majeures, mais aussi par l'immobilisation provisoire d'une fracture ;
- il faut également calmer l'anxiété du blessé.

Bilan précis des lésions

Il peut être entrepris une fois que le choc a été traité. Il doit être systématique pour ne pas méconnaître certaines lésions chez des blessés inconscients, et prudent pour ne pas aggraver certaines lésions. Il comporte un examen clinique et radiologique.

Très schématiquement :

DÉMARCHE INFIRMIÈRE

À L'ARRIVÉE D'UN POLYTRAUMATISÉ

Dans la mesure du possible l'accueil et les premiers soins seront faits dans un local adapté à ces grands blessés, ou au moins dans un local isolé.

Apprécier le degré d'un état de choc éventuel

Il se traduit sur le plan clinique par :
- une pâleur de la peau qui est froide et moite ;
- une respiration superficielle et rapide ;
- une accélération du pouls au-dessus de 100 pulsations par minute ;
- un abaissement ou un effondrement de la tension artérielle ;
- le blessé est tantôt calme, tantôt très agité et anxieux ; il peut se plaindre d'une soif intense ;
- une hémorragie, extériorisée ou non, peut contribuer à dominer cet état de choc.

La détermination du ***groupe sanguin***, une numération globulaire ou un ***hématocrite*** sont indispensables en urgence.

Des gestes de première urgence peuvent s'imposer

L'état de choc impose en effet un traitement d'extrême urgence, car il peut à lui seul engager le pronostic vital :
- en cas de collapsus tensionnel : pose d'un cathéter veineux pour perfusion ;
- en cas de troubles respiratoires, s'assurer de la liberté des voies aériennes supérieures : enlever un dentier, aspiration pharyngée, etc. ; prévoir le matériel nécessaire à une intubation ;
- en cas d'hémorragie externe : compression prolongée d'une plaie artérielle saignant par jets rythmés, voire garrot ; compression d'une hémorragie veineuse ; ceci en attendant le geste chirurgical.

Apprécier l'état neurologique :
- degré de conscience, et son évolution depuis l'accident ;
- troubles de la parole ;
- dilatation pupillaire unilatérale ;
- mobilité spontanée des membres ;
- sensibilité cutanée.

D'autres gestes peuvent suivre

Après avoir déshabillé le blessé avec prudence, de préférence en présence du chirurgien, et en traction dans l'axe crâne-rachis-membres inférieurs s'il y a une suspicion de fracture du rachis :
- immobilisation provisoire d'un membre fracturé sur attelle, coquille ;
- pansement stérile sur une plaie cutanée en regard d'une fracture ouverte ;
- préparation d'un sondage urinaire en cas de globe vésical ;
- traitement de la douleur et de l'anxiété du blessé, sur prescription.

Renseignements généraux :
- circonstances de l'accident ;
- identité du blessé ;
- documents indiquant une maladie préalable ou un traitement médical en cours ;
- personnes à prévenir.

Lésions crâniennes et encéphaliques

▸ **Étude de la conscience du blessé ;** l'apparition d'une perte de la conscience après un intervalle « libre » où la conscience était normale est très suggestive d'un « hématome extradural », lésion qui représente une extrême urgence thérapeutique.

▸ **Palpation du crâne et du cuir chevelu** à la recherche d'une embarrure (enfoncement).

▸ **Examen neurologique** à la recherche de signes dits « en foyer », car leur regroupement permet de localiser certaines lésions du cerveau ; en particulier, recherche d'une dilatation pupillaire unilatérale (mydriase).

Étude du revêtement cutané

▸ **Recherche de plaies et contusions cutanées.** Leur existence au niveau d'une fracture en signe

« l'ouverture »; elles doivent être immédiatement protégées par un pansement stérile.

- **Recherche d'une plaie artérielle,** dont s'échappe un sang rouge, par jets rythmés; une compression locale immédiate digitale ou par pansement compressif appuyé s'impose. En cas d'inefficacité, pose, au-dessus de la plaie artérielle, d'un garrot dont on notera l'heure de la mise en place.
- **Recherche de lésions veineuses** justiciables d'un pansement compressif.

Lésions thoraciques, cardio-respiratoires

- **Étude de la respiration;** un encombrement pharyngo-bronchique impose une aspiration. Un arrêt respiratoire impose une respiration assistée, « bouche-à-bouche », ou mieux, après intubation, par mise sous ventilation assistée.
- **Recherche d'un pneumothorax, d'un hémothorax, d'une fracture de côtes,** voire d'un « volet costal ».
- Recherche de signes en faveur d'une lésion du cœur.

Lésions abdominales

- **Plaie de l'abdomen,** qui devra être explorée chirurgicalement pour dépister une lésion viscérale.
- **Contusion de l'abdomen,** qui doit être surveillée de très près car elle peut se compliquer d'une rupture de rate avec tableau dramatique d'hémorragie interne.
- **Recherche d'une hématurie,** d'une rétention d'urines qui évoque une fracture du bassin ou du rachis associée.

Lésions squelettiques

- **L'examen** de tout le squelette doit être systématique : membres, bassin, crâne.
- **Rachis :** la suspicion de fracture du rachis, avec son risque de complications neurologiques, impose de transporter le blessé en rectitude et traction dans l'axe crâne-rachis-membres.
- Articulations.

Ce n'est que ce bilan terminé que le traitement des lésions pourra être entrepris dans un ordre déterminé par leur degré d'urgence. Il sera au mieux effectué dans des centres spécialisés où ces blessés pourront être transportés, dès que leur état de choc sera amélioré, grâce à des équipes spécialisées qui pourront poursuivre la réanimation.

Entorses et luxations

Généralités. Définitions

Entorse

Une entorse est une lésion traumatique de l'appareil capsulo-ligamentaire d'une articulation sans déplacement des surfaces articulaires, survenant après un mouvement forcé.

On oppose schématiquement :

LES ENTORSES BÉNIGNES, où les lésions ligamentaires consistent en une simple élongation, et qui évoluent vers la guérison; des récidives et des troubles trophiques séquellaires sont cependant possibles.

LES ENTORSES GRAVES, où les lésions ligamentaires consistent en une rupture à la partie moyenne ou en une désinsertion avec arrachement osseux; leur traitement doit être attentif pour éviter de graves complications : instabilité et douleurs articulaires; entorses à répétition; arthrose post-traumatique.

Aux lésions ligamentaires s'associent constamment des troubles vasomoteurs.

Luxation

Une luxation est un déplacement permanent des surfaces articulaires l'une par rapport à l'autre.

La luxation est dite complète si la perte des rapports entre les deux surfaces est totale. Ailleurs, lorsqu'il reste un contact partiel, c'est une luxation incomplète ou subluxation.

LES LUXATIONS peuvent être :

- **Traumatiques** : à la suite d'un traumatisme extérieur violent déplaçant les extrémités osseuses.
- **Congénitales,** liées à une malformation architecturale des extrémités osseuses (voir *Arthrose de la hanche*, p. 168).

- **Pathologiques** enfin, liées à des lésions capsulo-ligamentaires ou osseuses (comme à la main dans la polyarthrite rhumatoïde, ou dans les arthropathies nerveuses).

PARMI LES LUXATIONS TRAUMATIQUES, on oppose :

- **Les luxations récentes,** où aux lésions capsulo-ligamentaires s'associent des lésions des parties molles. Elles doivent être réduites d'urgence.
- **Les luxations anciennes,** où la luxation n'est plus réductible par les méthodes orthopédiques, car les parties molles se sont organisées autour en une « néo-articulation ».
- **Les luxations récidivantes,** qui se reproduisent pour des traumatismes de plus en plus minimes (épaule, articulation temporo-maxillaire).

Entorse du genou

L'entorse du **ligament latéral interne** du genou est particulièrement fréquente et son pronostic, généralement bénin, peut être aggravé par l'existence de mouvements anormaux qui témoignent d'une « entorse grave ».

Signes

À la suite d'un mouvement forcé de la jambe (abduction avec flexion et rotation externe), le blessé, un adulte jeune et sportif en général, a ressenti une vive douleur, parfois syncopale, à la face interne du genou, accompagnée d'une impotence relative. Cette douleur diminue rapidement, permettant la reprise de la marche, mais va réapparaître en quelques heures, entraînant une boiterie. Cette **évolution en trois temps de la douleur** est très suggestive de l'entorse.

À L'EXAMEN, le genou est gonflé, légèrement fléchi ; il n'y a pas de désaxation. Il existe un épanchement liquidien dans la cavité articulaire. La palpation douce trouve un point douloureux exquis sur le trajet ou les insertions osseuses du ligament latéral interne où une ecchymose peut apparaître. Les mouvements passifs normaux peuvent être limités par la douleur.

L'EXAMEN RADIOGRAPHIQUE simple est habituellement normal ; il peut cependant montrer un arrachement de l'insertion du ligament latéral interne.

IL EST INDISPENSABLE DE PRÉCISER LE DEGRÉ DE GRAVITÉ DE L'ENTORSE PAR LA RECHERCHE DE MOUVEMENTS ANORMAUX, par l'examen clinique et radiologique, comparativement au côté opposé (figure 6.15).

- **Mouvements de latéralité en valgus,** traduisant la rupture du ligament latéral interne ; parfois difficiles à mettre en évidence du fait de la douleur et de la contracture musculaire, ils seront alors recherchés après anesthésie locale. Ils seront objectivés par la prise de clichés en valgus forcé qui montrent un bâillement de l'interligne articulaire du genou dans son compartiment interne.
- **Mouvements de tiroir,** traduisant la rupture d'un ligament croisé du genou.

La présence d'un mouvement de latéralité ou de tiroir, toujours anormale, signe l'entorse grave. Il est nécessaire de s'assurer de l'absence de signes cliniques évocateurs d'une lésion associée d'un ménisque.

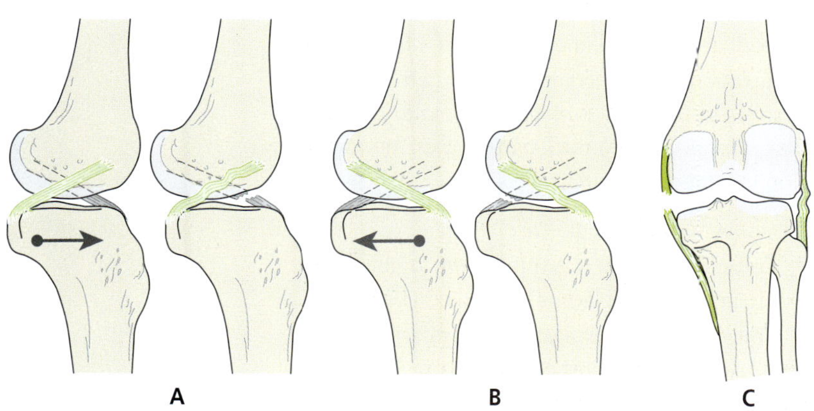

Fig. 6.15 Entorse grave du genou : les mouvements anormaux.
A. Tiroir antérieur (rupture du ligament croisé antéro-externe).
B. Tiroir postérieur (rupture du ligament croisé postéro-interne).
C. Mouvement en valgus (rupture du LLI).

Évolution

L'ÉVOLUTION D'UNE ENTORSE BÉNIGNE est pratiquement toujours favorable en 3 semaines environ. Des séquelles minimes sont toutefois possibles :

- petites douleurs à l'occasion de mouvements forcés ;
- récidives (avec parfois hydarthrose réactionnelle) contre lesquelles on doit lutter par une rééducation active du quadriceps.

L'ÉVOLUTION D'UNE ENTORSE GRAVE est souvent plus sévère. Certes un traitement immédiat correct ainsi qu'une rééducation active assidue chez un sujet jeune ou volontaire peuvent aboutir à une guérison, mais des complications sont possibles :

- instabilité du genou, avec entorses et hydarthroses à répétition ;
- douleurs récidivantes du genou ;
- accidents de blocage évoquant une lésion associée d'un ménisque ;
- amyotrophie du quadriceps ;
- plus tardivement et rarement, arthrose du genou.

Traitement

DANS LES ENTORSES BÉNIGNES, il cherche à lutter contre la douleur et la réaction vasomotrice par des antalgiques, le glaçage, et parfois une genouillère plâtrée ou un bandage du genou qui permettent la reprise de la marche.

DANS LES ENTORSES GRAVES, le traitement immédiat fait appel soit à l'immobilisation plâtrée pendant 5 semaines (avec la surveillance habituelle qui s'impose en ce cas), soit à la réparation chirurgicale. Celle-ci s'adresse surtout aux ruptures complètes des ligaments, le choix de la technique étant affaire de cas particuliers prenant en compte l'âge du sujet, son activité préalable, les possibilités de réparation en fonction du bilan préopératoire (IRM, arthroscopie, arthrographie), les préférences de l'opérateur.

DANS TOUS LES CAS, LA RÉÉDUCATION active assidue du quadriceps est un élément essentiel du résultat fonctionnel.

Entorse de la cheville

L'entorse du **ligament latéral externe** de la cheville est particulièrement fréquente, et son pronostic est habituellement favorable.

Signes

À la suite d'un mouvement forcé de torsion en dedans de la cheville, le blessé, un adolescent ou un adulte jeune et sportif en général, a ressenti une vive douleur du cou-de-pied, parfois syncopale, accompagnée d'une impotence relative. Cette douleur diminue rapidement, permettant une reprise de la marche, mais va réapparaître en quelques heures, l'impotence étant variable. Cette **évolution en trois temps de la douleur** est très suggestive de l'entorse.

À L'EXAMEN, il existe une tuméfaction de la région de la malléole externe, avec souvent une ecchymose d'apparition progressive. La chaleur locale est augmentée (réaction vasomotrice). La palpation douce trouve un point douloureux exquis (précis, isolé) sur le trajet ou sur les insertions osseuses du ligament latéral externe, en particulier au bord antérieur de la malléole externe. Les mouvements passifs normaux peuvent être limités par la douleur. Il n'existe pas de déformation et l'examen radiographique simple confirme l'absence de fracture ; il peut cependant montrer parfois un arrachement de l'insertion du ligament.

IL EST INDISPENSABLE de préciser le degré de gravité de l'entorse par la **recherche de mouvements anormaux**, par l'examen clinique et radiologique, comparativement au côté opposé :

- mouvement anormal en varus, traduisant la rupture du ligament latéral externe ;
- parfois difficile à mettre en évidence du fait de la douleur et de la contracture musculaire, il sera alors recherché après anesthésie locale ;
- il sera objectivé par la prise de clichés en varus forcé, qui montrent un bâillement en dehors de l'interligne tibio-astragalien et une bascule de l'astragale.

La présence d'un mouvement anormal en varus forcé signe l'entorse grave.

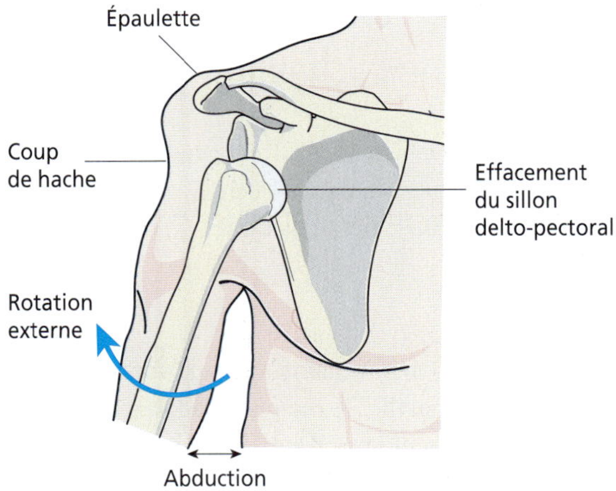

Fig. 6.16 **L'inspection dans la luxation de l'épaule.**

Évolution

L'évolution d'une entorse bénigne est pratiquement toujours favorable ; la guérison sans séquelles est obtenue en 2 à 3 semaines.

LES RÉCIDIVES surtout sont possibles, favorisées par une laxité ligamentaire trop importante, ou par une entorse grave méconnue ou insuffisamment traitée. Elles exposent :

– à des douleurs récidivantes ;

– à une instabilité à la marche en terrain irrégulier ;

– rarement à une arthrose.

Un traitement correct, une rééducation musculaire et articulaire active et assidue doivent chercher à les prévenir.

DANS TOUS LES CAS, DES TROUBLES TROPHIQUES sont possibles :

– œdème en fin de journée ;

– atrophie musculaire ;

– syndrome algodystrophique, d'évolution souvent longue.

Traitement

DANS LES ENTORSES BÉNIGNES, le traitement cherche à lutter contre la douleur et la réaction vasomotrice par des antalgiques, le glaçage ; un bandage élastique si la cheville est tuméfiée aide à la reprise d'une mobilisation active immédiate.

DANS LES ENTORSES GRAVES, le traitement fait appel soit à l'immobilisation plâtrée dans une botte de marche pendant 5 semaines (avec la surveillance habituelle qui s'impose en ce cas), soit à la réparation chirurgicale, selon la gravité.

DANS TOUS LES CAS, la rééducation active et assidue des muscles péroniers est un élément essentiel du résultat fonctionnel.

Luxation de l'épaule

La luxation de l'épaule est la plus fréquente des luxations traumatiques. Son pronostic est habituellement favorable.

Dans la **luxation antéro-interne**, variété habituelle, la tête de l'humérus est luxée hors de la cavité glénoïde de l'omoplate et se projette en avant et en dedans dans l'aisselle.

Signes

À la suite d'une chute sur la main, le bras étant en abduction et en rotation externe, le blessé, généralement un adulte jeune, a ressenti une vive douleur de l'épaule et a une impotence fonctionnelle du membre supérieur qu'il présente fléchi et soutenu par sa main valide.

L'EXAMEN DU BLESSÉ dévêtu permet facilement le diagnostic, s'il est vu tôt. Il montre (figure 6.16) :

– l'aplatissement du moignon de l'épaule qui a perdu son galbe : « signe de l'épaulette » (auquel contribue un « coup de hache » à la face externe du bras) ;

– le coude écarté du corps, bras en abduction ; si l'on peut avec douceur obtenir quelques mouvements, il est impossible de ramener le coude au corps ;

– à la palpation, il existe un « vide sous-acromial » : la tête humérale luxée n'est plus perçue sous l'acromion, mais dans l'aisselle.

Il est indispensable de rechercher immédiatement une complication dont le blessé doit être averti, pour qu'il ne l'impute pas aux manœuvres thérapeutiques :

– complication vasculaire par la prise des pouls ;

– complication nerveuse surtout : ***paralysie du nerf circonflexe,*** avec perte de la sensibilité du moignon de l'épaule ;

– plus rarement lésion du plexus brachial.

L'EXAMEN RADIOGRAPHIQUE, avec des clichés de face et de profil, confirme la luxation antérieure : la cavité glénoïde de l'omoplate est vide et la tête de l'humérus se projette en dedans et en avant ; il révèle parfois une fracture associée du trochiter ou même de la tête humérale.

Évolution

L'ÉVOLUTION d'une luxation de l'épaule correctement traitée est le plus souvent favorable, grâce à une rééducation active assidue, excluant les massages et commencée vers le 15e jour.

DES COMPLICATIONS sont possibles :

Complications immédiates :

– paralysie du nerf circonflexe, souvent réversible, mais menaçant les mouvements d'abduction de l'épaule si elle persiste ;

– lésions du plexus brachial, rares mais très graves ;

– fractures associées qui vont aggraver le pronostic fonctionnel, le risque de séquelles (raideur articulaire, périarthrite, ou capsulite rétractile), et modifient le traitement.

Complications tardives :

– périarthrite scapulo-humérale, source de douleurs et de limitation de mouvements usuels tels que se coiffer, se vêtir et de dévêtir, mais souvent améliorée par les infiltrations locales aseptiques de dérivés de la cortisone ;

– luxation récidivante, fréquente chez le sujet jeune, survenant pour des traumatismes de plus en plus minimes, et pouvant entraîner un handicap fonctionnel justifiant alors une intervention chirurgicale.

Traitement

Dans les luxations antéro-internes sans lésions osseuses associées, le traitement consiste en une réduction précoce, sous anesthésie générale, puis, après contrôle radiologique, en une contention par appareil immobilisant le coude au corps, type Mayo Clinic, pendant 2 à 3 semaines.

La rééducation comporte une mobilisation active de l'articulation à partir du 15e-20e jour, et une rééducation musculaire assidue, mais doit exclure les massages.

Luxation du coude

La luxation traumatique du coude est particulièrement fréquente chez l'enfant ; son pronostic est habituellement favorable.

Dans la **luxation postérieure** du coude, variété habituelle, les surfaces articulaires de l'extrémité inférieure de l'humérus ont perdu tout contact avec les surfaces correspondantes du radius et du cubitus, qui sont luxés en arrière.

Signes

Le blessé, un enfant de 5 à 15 ans en général, à la suite d'une chute sur la paume de la main l'avant-bras étant en extension a ressenti une vive douleur du coude et a une impotence fonctionnelle du membre supérieur qu'il présente fléchi, soutenu par sa main valide.

L'EXAMEN DU BLESSÉ dévêtu avec précaution permet le diagnostic s'il est vu tôt. Il montre une déformation caractéristique de profil (figure 6.17) :

– raccourcissement de l'avant-bras ;

– l'extrémité inférieure de l'humérus fait saillie en avant du pli du coude ;

– l'olécrâne fait une saillie anormale en arrière.

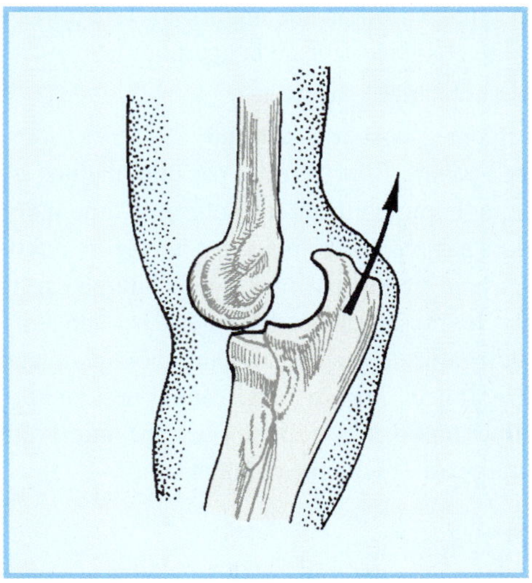

Fig. 6.17 Luxation postérieure du coude.

Cet aspect est voisin de celui des fractures supracondyliennes de l'humérus, mais la palpation permet le diagnostic :

– les repères anatomiques normaux du coude ne sont plus à leur place normale (triangle équilatéral) : la saillie de l'olécrâne est surmontée d'une dépression ;

– la trochlée humérale luxée est palpée en avant, et la tête du radius en arrière et en dehors.

Plus tard, un gonflement masque les déformations.

Il est indispensable de rechercher des complications immédiates, vasculo-nerveuses, et surtout osseuses, par la radio.

L'EXAMEN RADIOGRAPHIQUE, (avec des clichés de face et de profil, toujours comparatifs avec le côté opposé chez l'enfant), confirme la luxation postérieure du radius et du cubitus et révèle souvent une fracture associée.

Évolution

L'ÉVOLUTION d'une luxation du coude correctement traitée est le plus souvent favorable, grâce à une rééducation active assidue, **excluant tout massage.**

DES COMPLICATIONS sont cependant possibles :

- **Complications immédiates :**

– exceptionnelles lésions vasculaires ou nerveuses ;

– fractures associées surtout, qui vont aggraver le pronostic : fracture de l'épitrochlée ; fracture-tassement de la tête du radius qui peut limiter la fonction de prono-supination ; fracture du bec de l'apophyse coronoïde du cubitus, facteur d'incoercibilité ou de récidive de la luxation.

- **Complications tardives :**

L'**ostéome post-traumatique** s'observe surtout chez l'enfant. Il est favorisé par une fracture associée, une immobilisation insuffisante, une mobilisation passive et des massages. Cette production osseuse se traduit par une masse dure perceptible dans le muscle brachial antérieur ; son image radiologique demande plusieurs mois pour apparaître. Il peut entraîner une gêne fonctionnelle et justifier, après 1 an et demi ou 2 ans, une exérèse chirurgicale (l'ostéome est alors « mûr »).

Traitement

Dans les luxations postérieures sans lésions osseuses associées, le traitement consiste en une réduction précoce, puis, après contrôle radiologique, en une immobilisation par plâtre maintenue pendant une quinzaine de jours.

La rééducation comporte une mobilisation active reprise progressivement à partir du 15e jour, une rééducation musculaire active et assidue, mais doit formellement **exclure la mobilisation passive et surtout les massages.**

Luxation traumatique de la hanche

Cette luxation, relativement rare, nécessite un traumatisme violent qui explique la fréquence des lésions associées engageant le pronostic immédiat. Le pronostic lointain est souvent sévère, menaçant la fonction articulaire de la hanche.

Dans la luxation dite « régulière » postérieure, variété la plus fréquente, la tête du fémur s'est luxée en arrière de la cavité cotyloïde.

Signes

À la suite d'un traumatisme violent (accident de voiture), le blessé a ressenti une vive douleur et présente une impotence fonctionnelle complète.

Il peut être en état de choc traumatique, avec pâleur, augmentation du pouls et abaissement de la tension artérielle, ce qui nécessite un traitement et une détermination du groupe sanguin en urgence.

L'EXAMEN CLINIQUE du blessé, dévêtu avec précaution, permet souvent le diagnostic devant l'attitude vicieuse du membre inférieur (en flexion, adduction et rotation interne) :

– le genou touche la cuisse opposée au-dessus de la rotule ;

– le pied, tourné en dedans, repose sur le pied opposé ;

– les mouvements d'abduction et la rotation externe sont impossibles.

- **Il est indispensable de rechercher des complications immédiates** :

– outre l'état de choc traumatique, il faut rechercher d'autres fractures et des lésions viscérales associées chez ce polytraumatisé ;

– des complications vasculaires par la prise des pouls sous-jacents et l'étude de la chaleur locale ;

– des complications nerveuses surtout : paralysie sciatique, par l'étude de la sensibilité superficielle de la jambe et du pied et éventuellement de la motricité, et dont le blessé sera averti ;

– complications osseuses par l'examen radiologique (fracture de la rotule, fracture du cotyle, etc.).

L'EXAMEN RADIOGRAPHIQUE est indispensable, dès que le blessé est déchoqué, et en le mobilisant avec précaution. Les clichés du bassin de face et sous incidences complémentaires, confirment la luxation : la tête fémorale a quitté la cavité cotyloïde qui est déshabitée ; son siège exact sera ainsi précisé. Ils révèlent une éventuelle lésion osseuse associée : fracture du rebord cotyloïdien, fracture du bord postérieur du toit du cotyle qui, méconnue, exposerait à l'instabilité de la réduction et à la récidive de la luxation ; fracture du cotyle lui-même exposant à des séquelles graves (arthrose de la hanche) ; fracture de la tête du fémur.

Évolution

Dans les formes non compliquées, grâce à un traitement précoce et correct, l'évolution est favorable en 2 à 3 mois, avec récupération complète. Des douleurs résiduelles sont possibles.

DES COMPLICATIONS ne sont pas rares qui vont aggraver le pronostic :

– paralysie du nerf sciatique, ou du tronc du sciatique poplité externe, qui peut persister et laisser comme séquelle un pied « tombant » ;

– raideur articulaire et amyotrophie, contre lesquelles on doit lutter par une rééducation active et assidue ;

– nécrose de la tête fémorale, tardive et qui peut se révéler plusieurs mois après la luxation ;

– arthrose post-traumatique de la hanche, enfin, séquelle des fractures associées ou d'une nécrose de la tête.

Traitement

Le traitement de la luxation postérieure récente sans lésions osseuses comporte :

– le traitement en urgence d'un éventuel état de choc ;

– puis, le plus précocement possible, une réduction sous anesthésie générale de la luxation ;

– après contrôle radiologique de la stabilité de la réduction, mise en décharge pendant 3 semaines ;

– une rééducation musculaire et articulaire active et assidue sera rapidement entreprise. La marche avec appui complet ne sera autorisée généralement qu'après 5 à 6 semaines.

En cas de lésion osseuse associée, si la réduction orthopédique est incomplète ou instable, une intervention chirurgicale sera nécessaire pour fixer le fragment.

Lésions méniscales

Les lésions traumatiques des ménisques représentent une pathologie fréquente chez le sujet jeune, souvent sportif.

Signes

C'est en général à la suite d'un mouvement forcé associant une rotation du genou sur un genou bloqué en flexion, que la lésion se produit. Il en résulte une gêne fonctionnelle variable, ce qui explique que le diagnostic n'en soit pas toujours porté immédiatement après l'accident, qui est parfois méconnu.

Tantôt le blessé se présente avec un genou douloureux et gonflé par un épanchement de synovie. Tantôt il décrit des épisodes de blocage du genou, caractéristiques, pendant lesquels toute extension est impossible ; après quelques mouvements le blocage peut céder, mais se reproduit souvent.

L'EXAMEN CLINIQUE, après éventuelle ponction évacuatrice du genou, peut retrouver des signes évocateurs de lésion méniscale, mais il est nécessaire d'avoir une confirmation de la lésion, et de préciser son type et son siège sur le ménisque externe ou le ménisque interne.

Ces renseignements peuvent être obtenus soit par une arthrographie du genou, soit par une IRM (photo 6.3) qui ne nécessite pas d'injection dans l'articulation.

DÉMARCHE INFIRMIÈRE

APRÈS ARTHROSCOPIE POUR LÉSION MÉNISCALE

M. M., 35 ans, à la suite d'un accident de football, a eu des blocages douloureux du genou du fait d'une lésion du ménisque interne. La gêne fonctionnelle a conduit à pratiquer l'exérèse du fragment « en anse de seau » responsable des blocages, par arthroscopie sous anesthésie loco-régionale. Que pouvez-vous lui dire après l'arthroscopie ?

EN CE QUI CONCERNE LES SOINS POST-OPÉRATOIRES :

- pansement simple sur les orifices d'entrée du matériel;
- bandage souple du genou;
- refroidir le genou avec une vessie de glace ou un sac plastique contenant des glaçons, 1/4 d'heure 4 à 5 fois par jour;
- toilette en protégeant le genou;
- les fils seront enlevés entre le 8e et le 15e jour, en consultation.

EN CE QUI CONCERNE LA FONCTION DU GENOU, JUSQU'À LA CONSULTATION :

- ne pas chercher à plier le genou au-delà de 90° : les positions à genoux et accroupie sont interdites;
- la station assise, la marche, la montée et la descente des escaliers sont permises, sans excès;
- la station debout et la marche prolongées sont à limiter;
- l'activité sportive ne sera pas reprise avant d'avoir l'accord du chirurgien, en général après le 1er mois.

EN CE QUI CONCERNE LA RÉÉDUCATION :

- il est conseillé, plusieurs fois par jour, de placer le membre inférieur en extension et en léger porte-à-faux;
- de faire des exercices de contraction de la cuisse, maintenue tendue pendant une dizaine de secondes, et des mouvements de surélévation du membre inférieur jambe tendue, aussi souvent que possible;
- à ce stade il n'est pas nécessaire de s'adresser à un kinésithérapeute; cela peut être utile, ultérieurement, si l'ancienneté de la lésion méniscale a entraîné une grande amyotrophie du quadriceps.

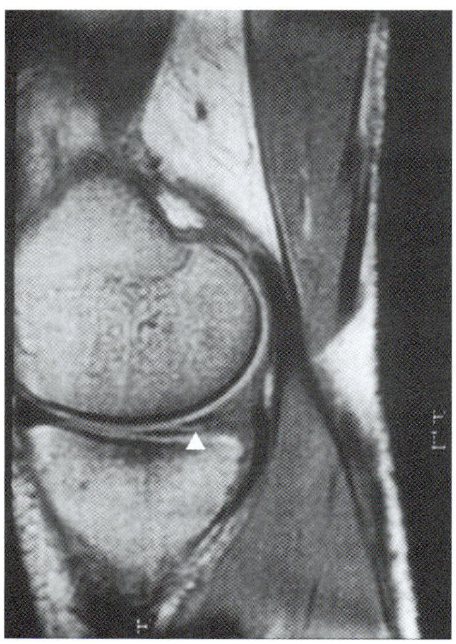

Photo 6.3 IRM du genou, en pondération T_1. La lésion méniscale (▲) apparaît sous forme d'un trait blanc au sein du triangle méniscal noir.

Dans certains cas très évidents il est possible de recourir à l'arthroscopie, qui visualisera la lésion méniscale et en permettra le traitement dans un même temps opératoire. Le plus souvent la lésion siège sur le ménisque interne, et il existe plusieurs degrés : fente verticale, fente étendue vers l'avant avec fragment détaché « en anse de seau » ou détaché à une extrémité qui peut se bloquer.

Évolution

Lorsque le ménisque lésé se comporte comme un corps étranger intra-articulaire, il est source de blocages et d'hydarthroses à répétition, donc d'une gêne fonctionnelle importante. C'est pourquoi il est nécessaire d'opérer de telles lésions méniscales, car elles n'ont aucune possibilité spontanée de cicatrisation, le ménisque étant avasculaire.

Dans les formes méconnues, en général parce que relativement bien tolérées pendant plusieurs années, l'évolution à long terme risque de se faire vers une arthrose précoce.

Traitement

Il s'adresse le plus souvent à l'arthroscopie du genou, qui permet une exérèse limitée à la partie lésée du ménisque, en conservant sa partie périphérique.

Les suites opératoires sont simplifiées et raccourcies par rapport aux interventions classiques, ainsi que la remise en charge et la reprise de l'activité dont les délais sont variables selon les habitudes de l'opérateur et l'activité du sujet opéré.

Moignons d'amputation

Les indications principales de l'amputation des membres sont : certains traumatismes avec dégâts anatomiques irréparables, certaines infections ou gangrènes massives, les artérites évoluées, certaines tumeurs osseuses malignes primitives.

DANS LE CAS DE L'AMPUTATION AU-DESSUS DU GENOU, la plus fréquente, elle se fait :
– soit au tiers supérieur de la cuisse ;
– soit au tiers inférieur, permettant de profiter du maximum de longueur de l'os.

LE MOIGNON D'AMPUTATION peut être :
– laissé ouvert, en cas d'infection ou de gangrène ;
– ou fermé par une plastie musculaire, avec drainage.

Soins post-opératoires

- **Le pansement de la cicatrice,** qui doit être compressif pour éviter l'œdème.
- **La surveillance quotidienne** du moignon pour éviter qu'il ne se mette en flexion et abduction sur le bassin. Des exercices musculaires en hyperextension, ou la mise du malade sur le ventre peuvent y aider.
- **Dans le cas d'un moignon laissé temporairement ouvert,** les soins des volets cutanés seront attentifs, et le moignon mis en traction avec du jersey collé pour éviter la rétraction cutanée.

Choix de la prothèse

IL N'EST PAS SIMPLE. Le but est de concilier une prothèse confortable, fonctionnelle et esthétique. Entrent en considération :
– la longueur du moignon et son « habillage » ;
– son œdème et son induration (troubles trophiques) ;
– sa sensibilité à la pression, l'existence d'une hyperesthésie douloureuse créant un handicap ;
– l'aspect de la cicatrice, qui doit être souple et mobile, indolore ;
– le siège de la cicatrice, à distance des points de pression de la prothèse ;
– l'âge du malade, sa volonté, son psychisme.

SCHÉMATIQUEMENT, LA FIXATION DE LA PROTHÈSE se fait :
– soit par « dépression », et il est important de corriger toute fuite d'air entre le moignon et la prothèse ;
– soit par suspension au bassin.
Dans tous les cas, l'adaptation à la prothèse se fera progressivement sous surveillance régulière, car le moignon est en remaniement constant, au mieux dans un centre spécialisé.

Douleurs des moignons d'amputation

Banales dans les jours qui suivent l'intervention, de même que « l'illusion de présence » du membre amputé (membre fantôme) qui est indolore et s'estompe rapidement, des douleurs sévères peuvent s'installer et persister ensuite :

- **Douleurs fixes, spontanées ou provoquées,** qui relèvent d'une irritation ou d'une mauvaise cicatrisation d'un nerf (névrome).
- **Douleurs irradiées** vers la racine du membre ou vers l'extrémité du membre fantôme, exagérées par le froid, s'accompagnant d'œdème et de cyanose, d'origine vasomotrice,
- **Douleurs dites « causalgiques » :** grande hyperesthésie douloureuse du moignon, avec retentissement psychique important.

L'évolution de ces douleurs est très variable et dépend de nombreux facteurs : mécanisme de la douleur, état du moignon, psychisme du sujet, possibilités thérapeutiques.

Pathologie infectieuse

7

Siège de l'infection ostéo-articulaire

Le siège de l'infection peut être :

L'os : on parle alors d'**ostéite** (ostéite septique, par opposition aux très rares ostéites aseptiques d'origine inflammatoire) ou d'**ostéomyélite** quand la moelle osseuse est aussi atteinte. Son risque principal est le passage à la chronicité.

L'ARTICULATION : on parle d'**arthrite septique**, dont le risque est la perte de la fonction articulaire c'est-à-dire la raideur voire l'ankylose. Le germe est ici présent dans l'articulation, par opposition aux arthrites dites « réactionnelles » (voir p. 148).

LE CORPS VERTÉBRAL : on parle de **spondylite**, mais cette atteinte est rarement isolée.

LE DISQUE INTERVERTÉBRAL ET LES VERTÈBRES ADJACENTES : on parle de **spondylo-discite**, dont le risque est l'extension au contenu du canal rachidien réalisant une épidurite infectieuse menaçant les racines nerveuses et la moelle épinière.

Agents de l'infection ostéo-articulaire

L'agent de l'infection peut être :

- **Un germe dit banal,** le plus souvent un staphylocoque doré à partir d'une infection cutanée, parfois un colibacille ou un gonocoque à partir d'une infection urinaire ou génitale.
- **Le bacille de Koch**, agent de la tuberculose; la spondylo-discite tuberculeuse porte le nom de mal de Pott. Les sujets ont souvent, dans leurs antécédents, une autre localisation de la tuberculose (pulmonaire, pleurale, génitale), parfois encore évolutive, ou sont des « transplantés » c'est-à-dire des sujets venant de l'étranger, en général non vaccinés par le BCG, ou des sujets « immunodéprimés » (Sida, traitements « immuno-modulateurs »).
- **Moins souvent des germes dits opportunistes** comme ceux rencontrés au cours du Sida, ou **des champignons.**
- **Les agents infectieux bactériens** ont la particularité d'entraîner des lésions ostéo-articulaires qui peuvent évoluer très rapidement vers la destruction. *Leur mise en évidence*, fondamentale pour adapter au mieux le traitement et ainsi limiter le risque de séquelles, est parfois très difficile.
- **Les virus,** comme on peut en voir au cours des arthrites de la phase initiale de l'hépatite B, de l'infection à parvovirus, etc., ne détruisent pas l'articulation et ne font pas partie des arthrites septiques (voir tableau 10.1, p. 149).

Ostéomyélite aiguë

L'ostéomyélite est une infection de l'os et de la moelle osseuse, presque toujours par un staphylocoque doré.

C'est généralement une infection staphylococcique cutanée (furoncle, panaris) qui est le point de départ de la diffusion des germes par voie sanguine. Ceux-ci parviennent en définitive à l'os qu'ils vont infecter. Mais bien souvent, le point de départ (ou porte d'entrée du microbe) n'est pas retrouvé, la lésion cutanée initiale étant trop insignifiante pour être reconnue.

L'ostéomyélite survient presque exclusivement à l'âge de la croissance et surtout de 5 à 15 ans. Les garçons sont plus souvent atteints que les filles. Les os longs, surtout le fémur et le tibia, sont touchés avec prédilection. Près de la moitié des ostéomyélites siègent donc au voisinage du genou.

Signes

LA SYMPTOMATOLOGIE s'installe de manière très brutale et comporte :

- **Un syndrome infectieux aigu** : fièvre élevée (conduisant à pratiquer des hémocultures et un ECBU), tachycardie, augmentation des polynucléaires neutrophiles, de la vitesse de sédimentation et de la CRP.
- **Un syndrome osseux** dont la particularité est d'être très localisé : douleur violente, d'apparition

subite, exacerbée par le moindre mouvement, siégeant au niveau de la métaphyse de l'os atteint (cette douleur est provoquée ou renforcée par la pression sur toute la circonférence de l'os intéressé, notamment en deux points opposés de la région métaphysaire). Par contre, l'articulation de voisinage n'est pas atteinte et la mobilisation douce reste possible.

L'ensemble de ces signes suffit à évoquer le diagnostic.

LES RADIOGRAPHIES sont nécessaires mais peu utiles au début : les premières images caractéristiques n'apparaîtront en effet que plusieurs jours après le début des signes cliniques (décalcification localisée, réaction périostée). Si l'on peut disposer en urgence d'une imagerie par résonance magnétique (IRM), elle apportera une confirmation diagnostique précieuse.

Mais on ne saurait attendre cet examen car le traitement de l'ostéomyélite doit être entrepris de toute urgence et le diagnostic doit être essentiellement clinique.

Évolution

SOUS L'INFLUENCE DU TRAITEMENT, on obtient, dans la quasi-totalité des cas, un résultat rapide et excellent : le syndrome infectieux et notamment la fièvre s'atténuent puis disparaissent, il en est de même pour la douleur osseuse métaphysaire. On aura ainsi pu éviter :

– la diffusion de l'infection à tout l'organisme (avec son risque vital) ;

– l'atteinte de l'articulation de voisinage par propagation des germes (avec son retentissement fonctionnel).

ASSEZ RAREMENT, depuis l'ère des antibiotiques, on observe une évolution plus prolongée caractérisée par la formation d'un **abcès sous-périosté** : tuméfaction profonde douloureuse au contact de l'os. L'évacuation de l'abcès est nécessaire et permet souvent la guérison.

PARFOIS, MALGRÉ CETTE INTERVENTION, l'évolution se fait vers l'**ostéomyélite chronique** qui se manifeste par des douleurs osseuses, des signes inflammatoires locaux et généraux, parfois la formation de fistules cutanées qui donnent issue à du pus et à des fragments d'os nécrosés. Le cours de l'ostéomyélite chronique s'étend sur des années et procède par poussées aiguës entre lesquelles les signes cliniques disparaissent totalement. Le retentissement fonctionnel est souvent sérieux : la croissance du membre intéressé peut être troublée (raccourcissement, déviation).

Traitement

Il est extrêmement urgent, il consiste à :

– mettre en route une **antibiothérapie** par voie générale (pénicilline G, antibiotiques antistaphylococciques) ;

– associée à une **immobilisation** plâtrée du membre atteint, de préférence au moyen d'un plâtre bivalve.

Arthrites septiques des membres à germes banals

Les arthrites septiques sont des infections articulaires provoquées par la présence d'un agent infectieux à l'intérieur d'une ou de plusieurs articulations.

Étiologies

- **L'infection de l'articulation peut résulter d'une inoculation microbienne directe** par plaie articulaire ou à l'occasion de l'injection intra-articulaire de corticoïdes, parfois malgré les précautions d'asepsie nécessaires.
- **Plus rarement, elle se fait par propagation** à partir d'un foyer infectieux osseux voisin (ostéomyélite) ou cutané.
- **L'infection peut se faire par voie hématogène** et ne toucher qu'une seule articulation (comme dans les cas précédents), mais les bactéries peuvent aussi infecter simultanément plusieurs jointures, c'est ce qu'on observe parfois au cours des septicémies (à staphylocoques par exemple).
- **La porte d'entrée peut être vénérienne** (arthrites gonococciques) ou **urinaire** (colibacille, etc.).

Signes

Signes cliniques

Ils apparaissent de façon brutale : la ou les jointures atteintes sont très douloureuses, entraînant une gêne à la mobilisation et une impotence marquée dans les arthrites du membre inférieur. L'articulation est gonflée, rouge et chaude à la palpation.

Une fièvre élevée s'associe habituellement à ces signes et conduit à pratiquer des hémocultures et une ponction articulaire, parfois un examen bactériologique urinaire ou d'un prélèvement génital, avant tout traitement.

Lorsque l'infection complique une infiltration, les signes en sont intriqués avec ceux de la maladie sous-jacente et le diagnostic peut en être retardé.

Signes biologiques

La vitesse de sédimentation est fortement augmentée ainsi que la protéine C réactive (CRP), la numération-formule sanguine montre une hyperleucocytose avec augmentation des polynucléaires neutrophiles. Des hémocultures, un ECBU, sont toujours faits pour tenter d'isoler un germe.

Signes radiologiques

Ils apparaissent avec retard, quelques semaines après le début des signes cliniques : pincement global de l'interligne articulaire, traduisant la destruction cartilagineuse, puis encoches et géodes osseuses traduisant la destruction osseuse, mais on ne saurait les attendre pour aboutir au diagnostic. L'IRM en revanche peut apporter des arguments plus précoces.

Ponction articulaire

C'EST L'EXAMEN CAPITAL à pratiquer le plus rapidement possible.

– Il permet de retirer un liquide trouble ou même franchement purulent.

– L'analyse cytologique montre qu'il contient de nombreux polynucléaires altérés (plus de 50 000/mm^3).

– L'analyse bactériologique (examen au microscope et culture) permet d'isoler le germe en cause (staphylocoque, autre germe « banal », ou gonocoque plus difficilement).

En fait, il arrive que les divers examens bactériologiques ne permettent pas de déceler le germe responsable, mais au moindre doute un traitement antibiotique doit être entrepris de peur de laisser évoluer une arthrite septique vers la destruction ostéo-cartilagineuse, source de gêne fonctionnelle définitive voire d'infection généralisée avec son risque vital.

Traitement

Le traitement de cette affection est donc une **urgence** médicale. Il comporte des **antibiotiques adaptés** à combattre le germe lorsque celui-ci est isolé (antibiogramme) ; dans le cas contraire, on choisit des antibiotiques actifs sur les différents types de bactéries (antibiotiques à large spectre). Il sera prolongé pendant plusieurs semaines en fonction de l'amélioration des signes cliniques et de la diminution de la vitesse de sédimentation et de la CRP, surveillée régulièrement.

L'immobilisation de la jointure par un plâtre bivalve est également utile dans les premiers temps de la maladie.

Enfin, l'évacuation de l'épanchement articulaire par ponction ou lavage permet de débarrasser l'articulation des substances toxiques qu'elle contient. Elle permet aussi de vérifier l'efficacité du traitement en analysant le liquide qui se stérilise et devient de plus en plus clair, donc moins riche en polynucléaires.

L'intervention chirurgicale, en cas d'inefficacité du traitement médical, est rarement nécessaire.

Spondylodiscites à germes banals

Ce sont les infections du disque et des vertèbres adjacentes par un pyogène, qui sont actuellement plus fréquentes que les spondylodiscites tuberculeuses (mal de Pott).

Signes

Signes cliniques

Le début est souvent brusque avec fièvre élevée et parfois frissons, douleurs rachidiennes très intenses, imposant le décubitus qui ne les calme qu'imparfaitement. L'examen clinique révèle une raideur douloureuse du segment rachidien atteint, dans toutes les directions. L'état général est souvent altéré.

Signes biologiques

Une hyperleucocytose à polynucléaires, une augmentation importante de la vitesse de sédimentation et de la CRP sont fréquents. Les hémocultures, un ECBU, peuvent parfois mettre en évidence le germe responsable.

Signes radiologiques

Ils sont très en retard par rapport aux symptômes cliniques. Le plus précoce est l'affaissement du

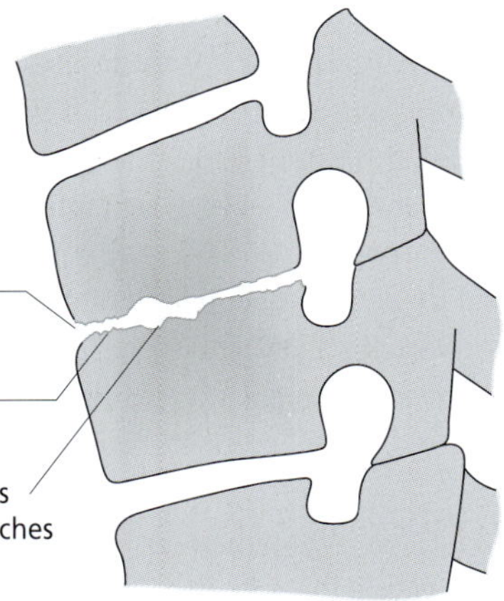

Fig. 7.1 Spondylodiscite.

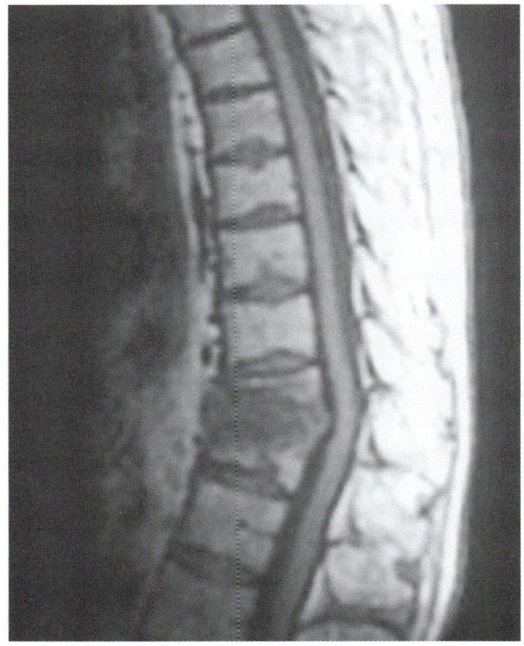

Photo 7.1 IRM de spondylodiscite évoluée : hyposignal du disque et des corps vertébraux adjacents, abcès en avant et angulation postérieure.

disque intervertébral ; il s'y associe plus ou moins vite une irrégularité et des érosions des plateaux vertébraux adjacents avec parfois des encoches.

Le scanner et surtout l'IRM peuvent montrer des signes beaucoup plus précocement, et en particulier l'image d'un abcès (figure 7.1 et photo 7.1).

Étiologie

Il est parfois très difficile de reconnaître le germe en cause ; si le staphylocoque doré est le plus fréquent, il peut aussi s'agir d'un streptocoque, d'un bacille Gram négatif, ou, en milieu rural exposé, d'une *Brucella*.

Nous verrons dans le paragraphe consacré au mal de Pott qu'une ponction-biopsie au trocart, ou une exploration chirurgicale peuvent être parfois indiquées pour mettre en évidence le germe ou faire la distinction avec une spondylodiscite tuberculeuse. Il reste néanmoins fréquent (30 à 40 % des cas) que l'on ne puisse pas isoler de germe, ce qui va compliquer singulièrement les décisions thérapeutiques.

Traitement

Il comporte une antibiothérapie adaptée au germe, longtemps prolongée (en général 3 mois), une immobilisation relative ou en corset plâtré, ou en matériau léger thermomoulable.

Mal de Pott

On désigne sous ce nom l'atteinte tuberculeuse du disque et des deux corps vertébraux adjacents (d'où le nom de spondylodiscite tuberculeuse). Le mal de Pott peut siéger à tous les étages de la colonne vertébrale.

Signes

Signes cliniques

Les signes révélateurs sont des douleurs rachidiennes apparues progressivement dans la région intéressée, incomplètement calmées par la position couchée et parfois associées à des douleurs radiculaires (traduisant l'irritation des racines postérieures des nerfs rachidiens). L'état général est altéré, un amaigrissement est fréquent, ainsi qu'une fébricule.

L'examen clinique révèle une diminution de la mobilité du segment du rachis touché par l'infection : raideur dans toutes les directions. Le tassement des vertèbres, assez tardif, peut entraîner une saillie postérieure, perçue à la palpation des épineuses.

Les **abcès tuberculeux** accompagnent souvent les lésions osseuses et discales du mal de Pott. En cas de localisation lombaire, ils peuvent être perçus à distance du foyer osseux, à la palpation de la fosse iliaque, car ces abcès descendent dans la gaine du psoas.

Signes radiologiques

Le **scanner,** l'**imagerie par résonance magnétique**, centrés sur la zone suspecte (parfois repérée par une hyperfixation à la scintigraphie osseuse), donnent souvent des images précoces de l'infection du disque, des géodes osseuses et d'éventuels abcès. Les signes radiologiques classiques sont trop tardifs; le plus précoce est l'affaissement du disque intervertébral associé à des destructions osseuses de voisinage. Les deux plateaux vertébraux adjacents deviennent flous, irréguliers, creusés d'encoches mal limitées. Ultérieurement vont apparaître des géodes à l'intérieur du corps de la vertèbre.

L'examen radiographique recherchera une lésion pulmonaire associée, séquellaire ou même évolutive.

Signes biologiques

La vitesse de sédimentation est modérément augmentée, les réactions cutanées à la tuberculine sont positives (ce qui n'a de valeur qu'en cas de virage récent).

Diagnostic étiologique

L'ensemble des signes que nous venons de décrire permet généralement d'évoquer fortement le diagnostic de mal de Pott.

Cependant, la **preuve absolue** — c'est-à-dire la découverte de BK (bacille de Koch) ou de lésions histologiques typiques de tuberculose —, n'est pas facile à obtenir au niveau du rachis.

C'est pourquoi, en cas de doute avec une autre infection disco-vertébrale due à un autre germe (spondylodiscite à germes banals, plus fréquente), on est contraint de pratiquer une **ponction-biopsie** après repérage sous scanner, voire une intervention chirurgicale « exploratrice », qui permet de voir les lésions et d'effectuer les prélèvements nécessaires. Suivant les résultats de ces examens, on pourra alors prescrire l'antibiothérapie adaptée.

Évolution

Favorable sous l'influence du traitement spécifique, elle se fait vers la réparation osseuse sous forme d'une fusion plus ou moins complète entre les vertèbres touchées avec disparition du disque. Mais à tout moment, surtout en l'absence de traitement précoce, pèse le risque de compression de la moelle par un abcès intrarachidien ou par une vertèbre détruite, menaçant de paraplégie engageant le pronostic fonctionnel.

Traitement du mal de Pott et des arthrites tuberculeuses

LA BASE DU TRAITEMENT est représentée par **l'antibiothérapie spécifique** du BK.

- **L'association médicamenteuse classique** comprend trois ou quatre antibiotiques (par exemple : *Rimifon, Rifadine, Ethambutol*; et *Pirilène* pendant les 2 premiers mois).
- **Le traitement** est entrepris dès le diagnostic porté et poursuivi pendant environ un an, quelles que soient les mesures orthopédiques ou chirurgicales complémentaires.
- **La surveillance de la toxicité** de ces produits est bien sûr indispensable (surveillance hépatique pour le *Rimifon*, surtout lorsqu'il est associé à la *Rifadine*; surveillance oculaire pour l'*Éthambutol*).
- **L'efficacité** est jugée sur l'amélioration des signes cliniques, radiographiques, tomodensitométriques ou en IRM, et sur la VS.

LE TRAITEMENT ORTHOPÉDIQUE complète parfois l'antibiothérapie : décubitus et immobilisation plâtrée pour un mal de Pott ou une arthrite des membres.

ENFIN, LE TRAITEMENT CHIRURGICAL est actuellement plus rarement utilisé, sauf dans certaines formes de mal de Pott avec complication neurologique (compression médullaire) ou en cas de doute diagnostique avec une autre infection disco-vertébrale.

Arthrites tuberculeuses des membres

La tuberculose articulaire ne frappe en général qu'une seule jointure, mais deux ou trois atteintes successives peuvent s'observer.

Si la localisation vertébrale (mal de Pott) est la plus fréquente, les localisations aux articulations des membres touchent surtout le genou, la hanche (coxalgie), plus rarement le coude, la cheville, etc. Elles présentent quelques traits communs qui nous permettent de les étudier de manière globale, indépendamment du siège précis de l'atteinte.

Signes cliniques

Ils sont d'installation bien plus progressive que dans les arthrites septiques à germe banal.

- **Les signes inflammatoires** sont au début moins marqués, la douleur est plus modérée, il n'y a pas de rougeur locale, la fièvre manque ou est discrète.
- **L'examen clinique** perçoit très souvent une adénopathie régionale et, à un stade tardif de l'évolution, la tuberculose articulaire peut donner des ***abcès froids***.

Signes biologiques

La **vitesse de sédimentation** est modérément augmentée, les réactions cutanées à la tuberculine sont positives (ce qui n'a de valeur qu'en cas de virage récent).

Signes radiologiques

Au stade de début de la maladie, **les signes radiologiques** osseux peuvent être absents, car la lésion tuberculeuse siège initialement dans la membrane synoviale (non visible radiographiquement); l'intérêt de l'**IRM** est grand qui peut parfaitement mettre en évidence l'épaississement de la synoviale, et des lésions cartilagineuses débutantes. Toutefois, elle ne permet pas d'identifier le germe en cause. Dans les formes évoluées les signes radiologiques caractéristiques d'une arthrite vont apparaître (pincement global de l'interligne articulaire, décalcification des extrémités), puis les signes importants de destruction osseuse (encoches, géodes).

Ponction articulaire

Elle montre un liquide clair ou légèrement trouble, contenant de nombreux lymphocytes. Le bacille de Koch est malheureusement rarement retrouvé à l'examen direct, et inconstamment et tardivement à la culture sur milieux spéciaux (milieu de Loewenstein, Coletsos); les méthodes récentes d'amplification génique (PCR) sont plus sensibles et permettent d'écourter le délai.

Biopsie synoviale

Elle est, pour ces raisons, souvent nécessaire au diagnostic précoce; facile à pratiquer au niveau du genou (par ponction-biopsie à l'aiguille), elle demande une arthroscopie ou une intervention chirurgicale au niveau de la hanche, de la cheville... Elle montre des lésions histologiques spécifiques de la tuberculose (follicules tuberculeux, nécrose caséeuse). Un traitement antibacillaire peut donc être entrepris précocement, évitant ainsi les séquelles fonctionnelles autrefois très lourdes des arthrites tuberculeuses des membres (ankylose de la hanche, du genou...).

POINTS CLÉS

1. ▶ La mise en évidence du **germe responsable d'une infection ostéo-articulaire**, parfois très difficile, est essentielle au traitement et à son bon résultat.
2. ▶ Le traitement pour les **infections à germes « banals »** est habituellement plus long que pour les atteintes infectieuses d'autres organes avec un même germe.

Pathologie osseuse tumorale

8

Les tumeurs des os peuvent être « *primitives* », naissant initialement dans l'os, et être de nature bénigne ou maligne, ou « *secondaires* », ce sont des métastases osseuses ayant leur origine dans un autre organe où siège la lésion cancéreuse initiale. Le myélome est une forme particulière de lésion cancéreuse, primitivement osseuse et habituellement diffuse à tout le squelette.

Tumeurs primitives des os

Elles s'observent surtout dans l'enfance ou dans l'adolescence et elles se manifestent cliniquement par :

- **Des douleurs osseuses** d'intensité variable suivant le cas, pouvant entraîner une gêne fonctionnelle lorsque les tumeurs siègent au membre inférieur.
- **Une tuméfaction locale** peut aussi être le premier signe de la maladie. Elle est de consistance et de taille variable, indolore ou au contraire sensible à la palpation.
- **Enfin, une fracture spontanée** (sans traumatisme) peut être l'occasion de découvrir une tumeur primitive de l'os.
- **Assez souvent, du moins pour les formes bénignes,** elles sont asymptomatiques et de découverte fortuite sur des radiographies.
- **Ce sont les signes radiologiques, histologiques et surtout l'évolution** qui permettent d'opposer les deux types de tumeurs primitives.

Tumeurs bénignes

La plupart siègent sur la métaphyse des os longs.

Radiologiquement, on constate une zone radiotransparente (c'est-à-dire plus claire que l'os normal), homogène, bien limitée, assez souvent bordée d'une zone de condensation (ostéosclérose).

Lorsque la tumeur est très volumineuse, elle paraît dilater l'os intéressé qui reste en tout cas entouré dans une coque osseuse (photo 8.1). Les tumeurs bénignes de ce type sont représentées par le kyste anévrysmal de l'os ou encore le kyste essentiel.

Certaines tumeurs bénignes donnent un aspect radiologique différent : fortement radio-opaque (c'est-à-dire plus sombre que l'os normal). Elles sont constituées partiellement (comme l'ostéochondrome) ou entièrement de tissu osseux, comme l'**ostéome ostéoïde** ; celui-ci est très évocateur cliniquement par une douleur osseuse « de

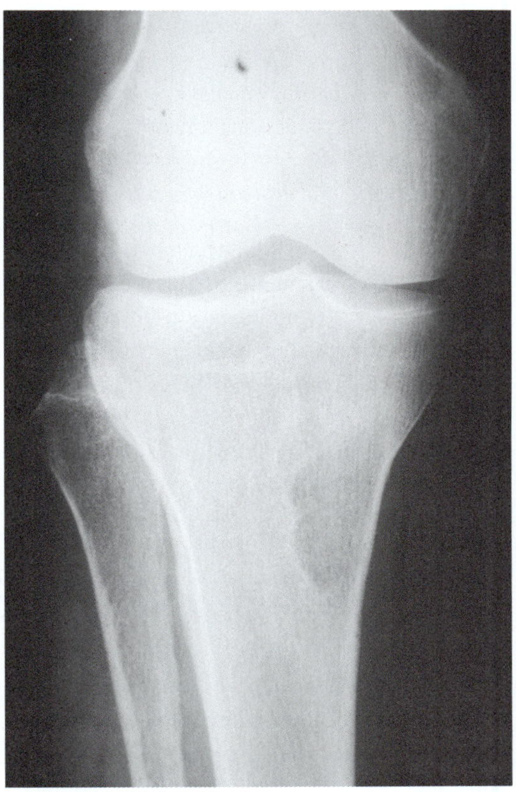

Photo 8.1 Tumeur bénigne primitive : zone claire, bien limitée, bordée d'une fine condensation.

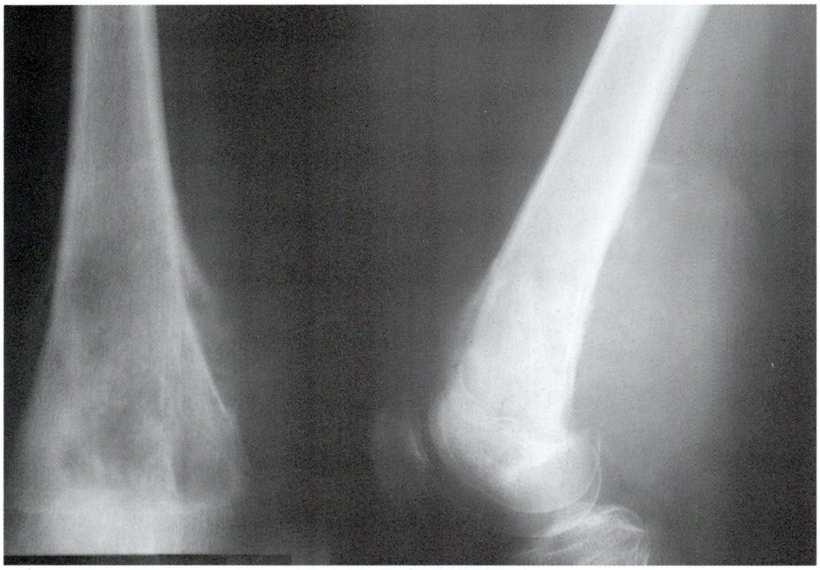

Photo 8.2 Tumeur maligne primitive : zone radiotransparente, non homogène, à bords flous, avec réaction périostée et envahissement des parties molles (ostéosarcome).

décubitus » réveillant le patient dans le courant de la nuit.

Le scanner et l'IRM permettent une analyse plus fine de ces tumeurs permettant de s'assurer de l'absence de rupture de la corticale osseuse et d'extension aux parties molles adjacentes. Si certaines tumeurs bénignes ont un aspect très caractéristique, ceci n'est pas constant ni formel et un examen histologique est parfois nécessaire.

ANATOMIQUEMENT, ces tumeurs présentent certains caractères communs qui tiennent à leur bénignité : leur accroissement est lent, les limites de la tumeur sont nettes, l'examen histologique ne montre aucun signe de malignité et notamment pas de monstruosités nucléaires ni de mitoses nombreuses et anormales. Enfin et surtout, elles ne donnent pas de métastases.

L'ÉVOLUTION de ces tumeurs est très favorable après l'exérèse chirurgicale, éventuelle, qui représente le traitement le plus communément employé.

Tumeurs malignes primitives des os

Le plus souvent, ce sont des **ostéosarcomes**, plus fréquents chez l'enfant, qui siègent également sur les métaphyses des os longs, particulièrement au voisinage du genou.

RADIOLOGIQUEMENT, ce type de tumeur se traduit par une zone généralement radiotransparente, souvent non homogène, en général mal limitée. En s'accroissant, la tumeur maligne provoque une formation de tissu périosté plus ou moins importante. Lorsque la tumeur est très volumineuse, elle finit par rompre la corticale, envahissant alors les parties molles avoisinantes (photo 8.2). Le scanner et surtout l'IRM permettent au mieux d'apprécier le caractère destructeur des lésions et leur extension, apportant ainsi des arguments en faveur de la malignité et des éléments pronostiques, dans le cadre du bilan préthérapeutique.

ANATOMIQUEMENT, ces tumeurs malignes primitives se caractérisent par leur extension locale (parties molles) et surtout leur extension à distance, très précoce, faisant toute la gravité des ostéosarcomes (métastases pulmonaires notamment). L'examen histologique montre ici les signes de malignité : monstruosités cellulaires, mitoses nombreuses et atypiques.

L'ÉVOLUTION des ostéosarcomes, autrefois toujours fatale, est actuellement beaucoup plus favorable grâce à la combinaison de la chimiothérapie et de la chirurgie exérèse (suivie de reconstruction dans certains cas), permettant d'éviter l'amputation, dans les cas où le diagnostic est porté précocement.

Métastases osseuses des cancers

Les tumeurs secondaires des os sont les **métastases osseuses** des cancers. Toutes les néoplasies peuvent être en cause, mais le plus souvent il s'agit d'un cancer de la **prostate**, du **sein**, du **poumon** ; les cancers du rein, de la thyroïde ont aussi un tropisme particulier pour l'os.

Dans certains cas, le cancer primitif est connu lorsque la métastase apparaît, ailleurs les lésions osseuses sont les premières à attirer l'attention et conduisent à rechercher le cancer primitif. Cette recherche, orientée par l'examen clinique et aidée par des examens complémentaires parfois nombreux, a un intérêt pratique pour le patient quand un traitement spécifique peut découler de sa mise en évidence ; mais elle est parfois fort difficile et peut demeurer négative lorsque le cancer primitif est de très petite taille.

Signes cliniques

Les douleurs sont presque toujours le signe révélateur. Elles sont particulières, quel que soit leur siège, après un certain temps d'évolution, par leur violence extrême empêchant le sommeil et résistant très souvent aux antalgiques habituels. En cas de localisation aux vertèbres (ce qui est très fréquent), les racines nerveuses peuvent être comprimées, source de douleurs radiculaires. La moelle épinière peut également être lésée par le processus tumoral avec risque de paraplégie.

Une fracture spontanée révèle parfois une métastase osseuse.

Il faut savoir enfin que certaines métastases osseuses sont asymptomatiques (pendant une période au moins) et ne sont alors découvertes que par un examen radiologique ou scintigraphique systématique.

Signes radiologiques

Les lésions siègent habituellement aux vertèbres, aux os des ceintures pelvienne ou scapulaire, sur les côtes. Leur caractéristique principale est d'être le plus souvent multiples, ce qui les oppose aux tumeurs primitives (où la localisation est unique). Mais cet élément n'est pas constant et, de plus, les signes radiologiques peuvent être retardés de quelques semaines et même de quelques mois par rapport aux signes cliniques. Dans ces cas, la scintigraphie osseuse et l'IRM sont fréquemment positives et utiles. Les métastases osseuses des cancers se présentent radiologiquement sous trois formes :

- **Forme « ostéolytique »,** la plus commune : la tumeur entraîne une destruction osseuse sans reconstruction du tissu osseux de voisinage. L'image observée sur les clichés sera donc celle d'une (ou plusieurs) zone radiotransparente (photo 8.3A et B) : clarté arrondie à bord irrégulier, de taille variable. Parfois, cette destruction (ou lyse) efface complètement une partie de l'os, comme un pédicule vertébral réalisant l'image de la vertèbre « borgne ». Dans les cas les plus évoluées, une vertèbre complètement détruite peut s'aplatir « en galette » (mais les disques sus- et sous-jacents restent normaux). Les cancers du **sein**, du **rein**, de la **thyroïde**, du **poumon** donnent des métastases d'aspect fréquemment ostéolytique.

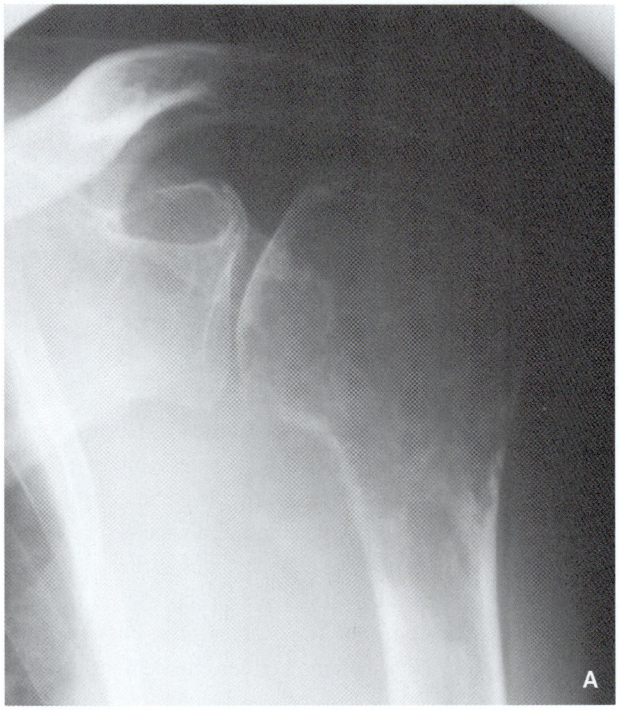

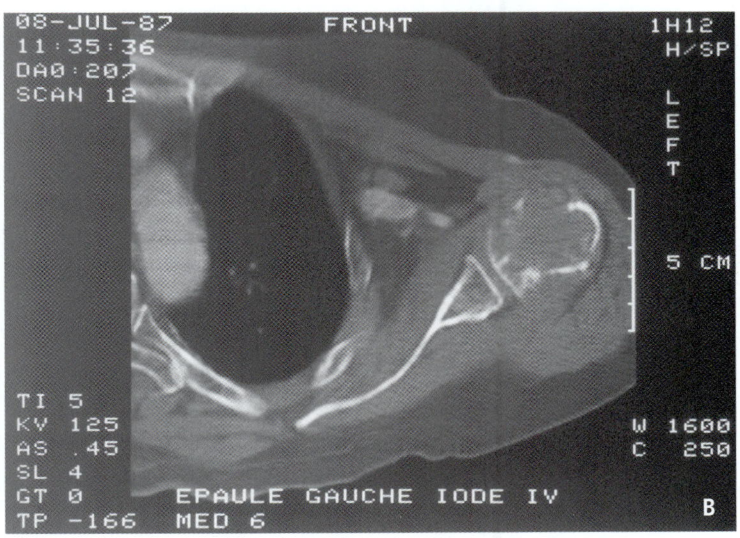

Photo 8.3 Métastase ostéolytique d'un cancer du sein.
A. Radiographie : ostéolyse diffuse de la tête de l'humérus.
B. Scanner : rupture de la corticale et envahissement des parties molles.

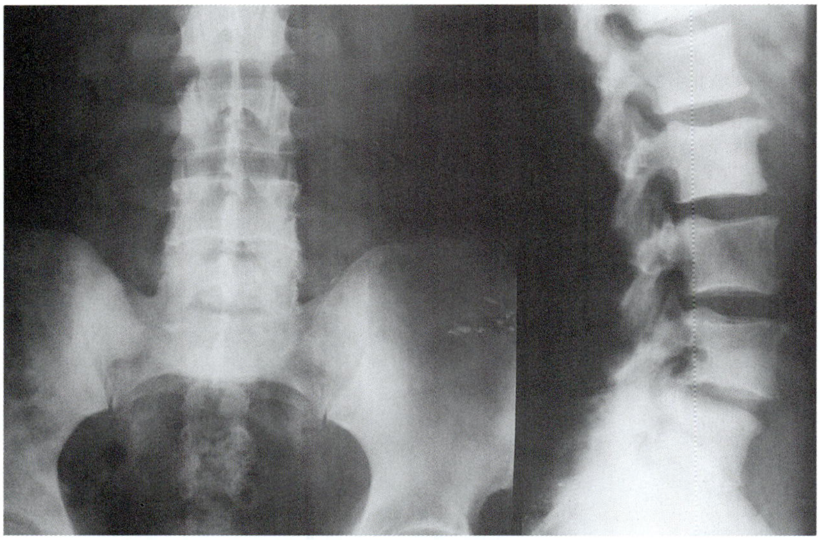

Photo 8.4 Métastases ostéocondensantes d'un cancer de la prostate. Au bassin : sacrum et os iliaques; au rachis : vertèbres « ivoire ».

▸ **Forme « ostéocondensante ».** Cette forme s'observe principalement dans les **cancers prostatiques** : ici la métastase provoque une construction du tissu osseux de voisinage. L'image observée sera donc une ou plusieurs opacités arrondies ou de forme irrégulière (« taches de bougie »). Lorsque ces opacités sont très nombreuses, elles peuvent donner l'image d'une vertèbre totalement opaque, très évocatrice d'un cancer de la prostate (vertèbre « ivoire ») (photo 8.4).

▸ **Les formes mixtes** associant les deux types d'images, lytiques et condensantes, sont **fréquentes**.

ENFIN, DANS QUELQUES CAS, LES RADIOS NE RÉVÈLENT AUCUNE IMAGE SUSPECTE, alors que le patient se plaint de douleurs osseuses violentes et tenaces. La scintigraphie osseuse (voir p. 64) trouve alors son intérêt, révélant en cas de métastase un foyer d'hyperfixation de la zone douloureuse; mais une hyperfixation scintigraphique n'est pas spécifique du cancer, d'autres lésions pouvant donner un tel aspect, l'arthrose par exemple. Le scanner ou l'IRM, centrés sur cette zone, confirment alors l'aspect évocateur de métastase et précisent son étendue et ses rapports avec les tissus adjacents.

Signes biologiques

La vitesse de sédimentation est très souvent augmentée, parfois de manière importante.

La calcémie est parfois élevée, entraînant alors des troubles de la conscience, des troubles digestifs, des perturbations métaboliques (déshydratation, insuffisance rénale fonctionnelle). **Les grandes hypercalcémies font courir un risque vital** au patient en raison des troubles du rythme cardiaque qu'elles peuvent provoquer. Un traitement spécifique de l'hypercalcémie (calcitonine, diphosphonates, *Cortancyl* ou diurétiques), peut souvent guérir une poussée d'hypercalcémie.

Enfin, les phosphatases alcalines sont souvent augmentées dans les formes ostéocondensantes du cancer secondaire des os. Les phosphatases acides et l'antigène spécifique prostatique (PSA) sont augmentés dans les cancers de la prostate.

Les autres « marqueurs tumoraux » ont surtout un intérêt pronostique pour apprécier l'efficacité du traitement, et déceler la survenue d'une rechute.

Chez les malades ayant des métastases osseuses ostéolytiques ou un myélome, il est très important de reconnaître les signes qui traduisent une hypercalcémie grave; il s'agit :

- soit de signes cliniques « menaçants » : troubles de la conscience voire coma, soif, polyurie, nausées, vomissements, douleurs abdominales, troubles du rythme, quelle que soit la valeur de la calcémie,
- soit d'une calcémie élevée : > 3,25 mmol/L ou > 130 mg/L, ou augmentant progressivement et rapidement, a fortiori avec insuffisance rénale.

Dans ces formes menaçantes, le traitement symptomatique doit être appliqué d'extrême urgence, en milieu spécialisé.

Traitement et évolution

Le pronostic des cancers secondaires des os, bien que mauvais dans l'ensemble, est sous la dépendance de la nature du cancer primitif. En effet, certaines métastases osseuses ont la particularité de réagir relativement bien à un traitement hormonal ou antihormonal; on parle parfois de **cancers hormono-dépendants**, pour le cancer du sein et le cancer de la prostate et leurs métastases.

DANS LES MÉTASTASES OSSEUSES DU CANCER DU SEIN, la castration, chirurgicale ou par radiothérapie ovarienne, est toujours utile si la patiente n'est pas ménopausée. L'emploi d'antiœstrogènes (tamoxifène : *Nolvadex*) peut entraîner des rémissions de durée variable, parfois prolongée. Chez les femmes encore jeunes, la chimiothérapie est souvent associée à l'hormonothérapie, en plus de traitements locaux, communs à toutes les métastases osseuses.

Dans les métastases osseuses du cancer de la prostate, la chimiothérapie est inefficace et l'on prescrit la **castration**, soit chirurgicale par « **pulpectomie** », soit médicale par des produits à action hormonale, les analogues de la LH-RH, en injection toutes les 4 semaines. Les antiandrogènes peuvent être associés. Ces traitements permettent de soulager les douleurs et de freiner la progression lésionnelle pendant des périodes de durée variable mais limitée.

Dans tous les cas de métastases osseuses, quelle qu'en soit l'origine, un certain nombre de thérapeutiques communes peuvent être envisagées :

– radiothérapie conventionnelle, ou radiothérapie « flash » à titre antalgique ;

– exérèse d'une métastase unique accessible à la chirurgie ;

– enclouage d'une fracture ou d'une métastase diaphysaire menacée de fracture, mise en place d'une prothèse pour une métastase du col fémoral ;

– radiothérapie ou laminectomie en cas de menace de paraplégie par une métastase vertébrale ;

– traitement antalgique médicamenteux utilisant, selon les cas, des antalgiques usuels ou majeurs (morphine et dérivés), des anti-inflammatoires, des injections IM ou des perfusions IV de calcitonine.

La combinaison de toutes ces méthodes permet souvent aux malades d'obtenir un confort notable et de mener une vie proche de la normale, pendant une période dont la durée ne peut être précisée à l'avance.

FICHE TECHNIQUE

PERFUSION DE *ZOMETA (Acide zolédronique)*

Indication

Ce produit (acide zolédronique) est l'un des plus puissants de la famille des diphosphonates, et il est utilisé ici dans le traitement de l'hypercalcémie d'origine tumorale, en perfusion unique.

L'IDE doit être au courant des précautions d'emploi dont le médecin prescripteur aura tenu compte au préalable :

- surveiller le degré d'hydratation avant et après la perfusion ;
- doser calcémie, phosphatémie, magnésémie, créatininémie, ionogramme, avant et après perfusion.

Utilisation possible en cas d'insuffisance rénale modérée, mais contre-indication en cas d'insuffisance rénale sévère.

Chez les patients présentant un risque d'insuffisance cardiaque, l'hyperhydratation doit être évitée.

Il n'y a pas d'interaction cliniquement significative avec les anticancéreux, les diurétiques, les analgésiques et les antibiotiques couramment utilisés; avec les aminosides un effet additif est possible, entraînant une baisse plus importante de la calcémie.

Pour la préparation du produit

Injecter le contenu de l'ampoule de 5 mL d'eau pour préparation injectable dans le flacon contenant les 4 mg de poudre de *Zometa*. Agiter doucement pour obtenir une solution homogène.

Diluer le mélange obtenu dans une solution sans calcium (50 à 100 mL de solution de NaCl à 0,9 % m/v, ou de sérum glucosé à 5 % m/v).

Il est préférable d'utiliser immédiatement le produit reconstitué et dilué; en attente d'administration, la solution doit être conservée entre 2° C et 8° C et utilisée dans les 24 heures.

Pour la perfusion

Ramener préalablement la solution à température ambiante si elle a été conservée au froid.

La durée de la perfusion doit être de 15 minutes au moins.

La solution reconstituée est compatible avec les flacons en verre, poches et tubulures en PVC, PEC et PPC.

L'IDE doit connaître les effets indésirables possibles :

- syndrome pseudo-grippal avec fièvre, frissons, douleurs osseuses, fatigue ;
- nausées, vomissements ;
- réactions locales au point d'injection : rougeur, œdème et/ou douleurs ;
- éruption cutanée, prurit, rarement. Conjonctivite ;
- l'altération de la fonction rénale après *Zometa* est possible ;
- il a été décrit des ostéonécroses de la mâchoire après prise de *Zometa*.

Myélome multiple

Le myélome multiple ou maladie de Kahler est en fait une hémopathie maligne à manifestations osseuses prépondérantes.

Signes

CLINIQUEMENT, la maladie touche l'adulte et le sujet âgé et se traduit par une altération de l'état général, de la fièvre et des douleurs osseuses.

BIOLOGIQUEMENT, il existe :

– une anémie ;

– une très importante augmentation de la vitesse de sédimentation ;

– une quantité anormale de ***plasmocytes*** d'aspect pathologique, caractéristiques de la maladie, à la ponction sternale ou la biopsie ostéo-médullaire ;

– l'électrophorèse des protides sériques montre une hyperprotidémie avec diminution des gammaglobulines normales et surtout un ***pic anormal de gamma-globulines pathologiques***, dont l'immuno-électrophorèse va préciser le caractère ***monoclonal*** et le type biochimique (chaînes lourdes IgA ou IgG, chaînes légères kappa ou lambda) ; les chaînes légères peuvent filtrer dans les urines ; c'est la protéine de Bence-Jones, dite thermosoluble.

RADIOLOGIQUEMENT, les images sont très caractéristiques : des lacunes ou géodes « à l'emporte-pièce » sur le crâne (photo 8.5), les os longs. Au rachis, l'aspect est fréquemment celui d'une décalcification diffuse avec ou sans tassements vertébraux.

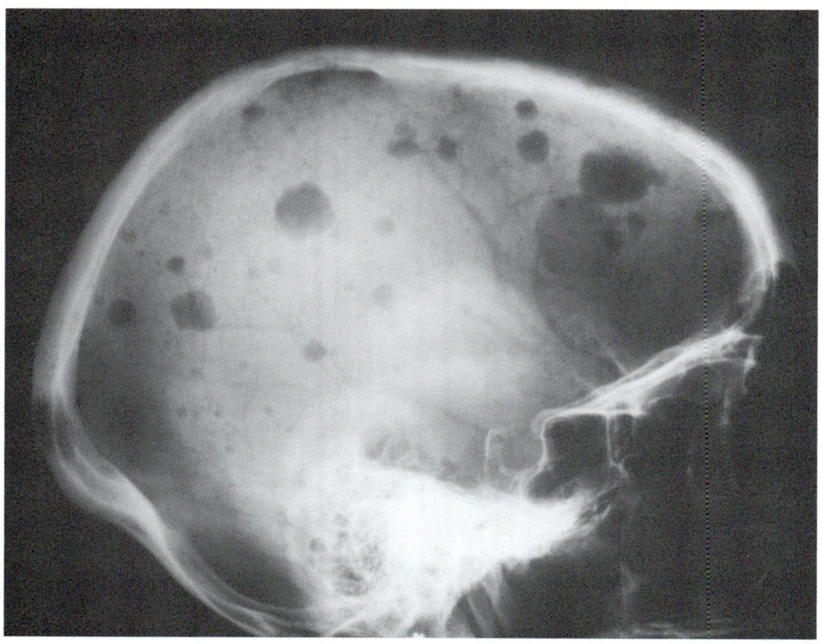

Photo 8.5 Myélome multiple : aspect caractéristique de lacunes à l'« emporte-pièce » du crâne.

Évolution

Elle est grave, toujours mortelle mais dans des délais variables. Parmi les principales complications qui peuvent en parsemer ou en accélérer le cours, citons :

– l'hypercalcémie, qui doit toujours être recherchée systématiquement car elle peut bénéficier d'un traitement particulier ;

– l'insuffisance rénale, de mauvais pronostic ;

– les infections, favorisées par la baisse des gammaglobulines normales ;

– mais aussi l'anémie, les fractures pathologiques, etc.

Traitement

La chimiothérapie (melphalan : *Alkeran*) associée à la corticothérapie, selon la méthode d'Alexanian, et aux diphosphonates ou certaines polychimiothérapies, permettent dans une certaine mesure d'obtenir des rémissions.

Dans les formes du sujet plus jeune on peut proposer des greffes de moelle.

POINTS CLÉS

1. La **présence de métastases osseuses**, même si elle constitue un tournant évolutif grave, peut être accessible à un traitement efficace.
2. La **présence d'une hyperfixation** sur la scintigraphie osseuse doit être confrontée à la clinique, à la radiographie, voire au scanner ou à l'IRM, avant d'avancer le diagnostic de métastases osseuses.

Déminéralisations

9

Le tissu osseux (voir p. 8) est constitué d'une trame protéique imprégnée de sels minéraux (calcium et phosphore). Les *déminéralisations*, encore appelées *décalcifications*, peuvent donc résulter :

- **D'un défaut de la trame protéique**. Les travées osseuses sont plus rares et plus grêles que normalement, du fait d'un déséquilibre entre la formation et la résorption osseuse. Elles sont correctement minéralisées, mais leur nombre étant restreint, la quantité totale de calcium et de phosphore du squelette est forcément diminuée. C'est l'*ostéoporose*.
- **D'un défaut de la minéralisation** de la trame protéique. À l'inverse du cas précédent, les travées osseuses sont alors de dimensions normales, mais elles sont incomplètement minéralisées. C'est l'*ostéomalacie* qui signifie littéralement le ramollissement de l'os.
- **Les deux processus peuvent d'ailleurs s'associer :** *ostéoporomalacie*.

Nous n'avons envisagé ici que les deux principaux types de déminéralisations, dites « métaboliques », mais il en existe d'autres (*Hyperparathyroïdie*, voir p. 144, ostéodystrophie rénale). Les cancers secondaires des os à forme ostéolytique, le myélome multiple, réalisent aussi une déminéralisation, dite « secondaire ».

Ostéoporose

L'ostéoporose est la plus fréquente des décalcifications diffuses du squelette. Elle est inégalement répartie dans la population et prédomine chez la femme, après la ménopause.

Physio-pathogénie

Elle se caractérise par une rupture de l'équilibre dynamique physiologique entre la résorption et la formation osseuse du fait d'une insuffisance d'édification de la trame organique ou d'un excès de résorption.

Il en découle sur le plan anatomique une raréfaction avec amincissement des travées osseuses qui restent cependant minéralisées (il n'y a pas d'excès de tissu ostéoïde) ; la diminution de la masse osseuse ou du « volume absolu » osseux est provoquée par la prépondérance de la résorption sur la formation.

La fragilité osseuse qui en résulte expose à un risque important de fractures (tassements vertébraux, fractures du poignet et du col fémoral), mais celui-ci n'est pas inéluctable.

Ostéoporoses et ostéopénie physiologique

On oppose plusieurs tableaux d'ostéoporose et il est utile de faire la distinction entre d'une part l'ostéoporose « maladie » et, d'autre part, l'ostéoporose « commune », elle-même très voisine de l'ostéopénie physiologique de la sénescence.

Ostéopénie physiologique

Elle exprime le vieillissement normal du squelette et s'observe chez tous les sujets.

Ostéoporose « commune »

Elle est très fréquente et se définit anatomiquement par une diminution un peu plus importante de la masse osseuse. Elle ne serait que l'aggravation pathologique de l'ostéopénie physiologique. Chez le sujet normal, le capital osseux se constitue jusqu'à l'âge de 30 ans, puis commence une diminution progressive ; cette perte s'accentue chez la femme après la ménopause du fait du déficit physiologique en œstrogènes. La femme perd jusqu'à 40 % de son capital osseux entre 20 et 80 ans.

Toutefois cette perte osseuse est cliniquement très souvent latente. Sur les mesures de densitométrie osseuse, les sujets se situent dans la zone correspondant à la moyenne des sujets de même âge.

Ostéoporose « maladie »

Elle se définit anatomiquement par une diminution franchement plus importante de la masse osseuse (en densitométrie osseuse, le « seuil fracturaire » est souvent atteint), par une hypertransparence du squelette sur les radiographies et surtout par la survenue de complications : tassements vertébraux à l'origine de douleurs et de déformations du rachis et fractures des os longs.

Étiologies de l'ostéoporose

Ostéoporoses dites primitives

L'ostéoporose commune est la plus fréquente. Elle atteint essentiellement la femme (4 fois sur 5) après la ménopause ; on lui rapproche l'ostéoporose précoce après castration thérapeutique. Elle est aussi appelée ostéoporose de la sénescence quand elle se manifeste après 65 ans.

L'ostéoporose idiopathique de l'homme jeune, entre 40 et 45 ans, est une forme rare.

Ostéoporoses dites secondaires

- **D'origine endocrinienne,** au cours de l'hypercorticisme surrénalien : maladie de Cushing et surtout **corticothérapie au long cours** ; l'hyperthyroïdie, l'acromégalie, l'hémochromatose.
- **D'origine neurotrophique :** hémiplégie, maladie de Parkinson, etc. ; ostéoporose d'immobilisation (sujets plâtrés, paralysés ; astronautes).
- **Au cours d'affections diverses :** rhumatismes inflammatoires chroniques, mastocytose, intoxication par métaux lourds (bismuth).
- **D'origine génétique :** ostéogenèse imparfaite (maladie de Lobstein).

Ostéoporose postménopausique

Nous ferons une description globale de la sémiologie de l'ostéoporose chez la femme après la ménopause, puisqu'il s'agit là de la forme la plus fréquente.

Signes fonctionnels

TRÈS FRÉQUEMMENT IL N'EXISTE AUCUN SIGNE FONCTIONNEL, AUCUNE DOULEUR, et l'ostéoporose commune est latente, de découverte fortuite sur un examen radiologique ou sur une densitométrie osseuse demandée au moment de la ménopause.

PARFOIS CEPENDANT IL EXISTE DES DOULEURS VERTÉBRALES MODÉRÉES, de type mécanique : accentuées par l'effort et la station debout, plus importantes en fin de journée, calmées par le repos et le décubitus ; de siège dorsal ou lombaire (et non cervical). Ces douleurs qui ne sont pas permanentes au cours de l'évolution sont d'intensité modérée et fréquemment intriquées avec des douleurs liées à des troubles statiques ou à une arthrose du rachis. La gêne fonctionnelle qui en résulte est discrète.

LES DOULEURS liées à des fractures caractérisent l'ostéoporose « maladie ».

- **Fractures de l'extrémité inférieure de l'avant-bras, des côtes, du col du fémur,** à l'occasion d'un traumatisme, ou d'un effort minime, voire parfois presque spontanément.
- **Douleurs des tassements vertébraux** :

– elles sont d'intensité variable mais généralement assez forte pendant 2 à 3 semaines, rendant nécessaire le repos ou l'alitement ; elles s'estompent progressivement, la crise douloureuse liée à un tassement pouvant durer 4 à 8 semaines ;

– elles siègent dans la région de la vertèbre atteinte, rachis dorsal ou rachis lombaire (mais jamais le rachis cervical), ne s'accompagnent qu'exceptionnellement d'irradiations en ceinture ;

– elles sont aggravées par les mouvements, par la toux et par l'éternuement ; elles sont calmées par le repos et le décubitus ; elles peuvent réveiller le patient pendant la nuit à l'occasion d'un mouvement brusque ;

– il est essentiel de rappeler que les tassements vertébraux sont des **fractures vertébrales** mais que beaucoup se font sans douleurs et sont de découverte radiologique fortuite.

L'ÉTAT GÉNÉRAL N'EST PAS MODIFIÉ PAR L'OSTÉOPOROSE, hormis la fatigue qui peut accompagner les poussées douloureuses.

Signes physiques

LES DÉFORMATIONS DU RACHIS ne sont pas constantes et se produisent en cas de tassements vertébraux multiples ; elles s'installent progressivement au fil des années ou s'accentuent parfois brusquement au moment d'un tassement vertébral.

- **Aggravation de la cyphose dorsale haute,** exagération de la lordose lombaire avec tassement du tronc, les côtes inférieures venant au contact des crêtes iliaques.
- **Diminution de la taille du sujet** très caractéristique ; elle est la conséquence des tassements vertébraux et de l'insuffisance de la musculature.

LA MOBILISATION DU RACHIS est modérément limitée et indolore le plus souvent, ou globalement limitée et franchement douloureuse dans le segment intéressé quand le tassement vertébral est récent.

On peut parfois noter la saillie de l'épineuse d'une vertèbre, plus ou moins douloureuse selon que le tassement est récent ou ancien.

Signes radiologiques

L'augmentation diffuse de la transparence osseuse est le signe fondamental. Celle-ci siège principalement au niveau du rachis et se traduit par un aspect clair des vertèbres dont le contour reste cependant bien dessiné.

Du fait des tassements vertébraux fréquents, certaines vertèbres sont aplaties, surtout en avant (vertèbres cunéiformes), d'autres ont des plateaux concaves (vertèbres de poisson). Dans tous les cas, les disques intervertébraux demeurent normaux (figure 9.1 et photo 9.1).

La déminéralisation n'est pas limitée au rachis : l'augmentation de la transparence osseuse s'observe également au niveau du bassin et des os des membres dont la corticale est amincie.

Le scanner, et surtout l'IRM, ont peu d'indications dans l'ostéoporose, hormis les cas où l'on évoque une déminéralisation de nature cancéreuse.

Densitométrie osseuse

Les méthodes modernes d'appréciation de la densité osseuse, densitométrie osseuse ou ostéo-densitométrie par tomodensitométrie ou par absorptiométrie biphotonique, sont des méthodes d'approche non invasives, permettant d'évaluer certains des facteurs de risque de tassement vertébral d'un sujet donné par rapport aux sujets de la même tranche d'âge et du même sexe. Elles n'ont pas d'intérêt diagnostique et, à elles seules, ne permettent pas de décider d'un traitement ; la « qualité » de l'os n'est pas encore mesurable.

DANS L'OSTÉOPOROSE, LA DENSITOMÉTRIE OSSEUSE donne des chiffres abaissés par rapport à la normale (figure 9.2).

- **Le T score** qui se réfère aux valeurs théoriques de la densité osseuse présumée maximale enregistrée chez l'adulte jeune entre 20 et 25 ans, est abaissé pour l'ostéoporose de 2,5 DS (déviation standard), et pour l'ostéopénie se situe entre – 1,5 et – 2,5 DS.
- **Le Z score** se réfère à la valeur moyenne des sujets de même sexe et de même âge ; il diminue normalement avec l'âge. Dans l'ostéoporose, il est abaissé de 2 DS.

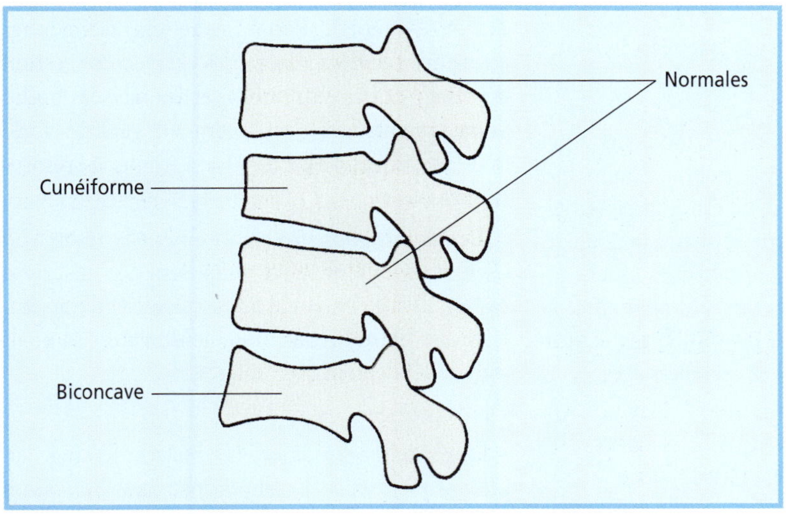

Fig. 9.1 Schéma de tassements vertébraux : vertèbre cunéiforme, vertèbre biconcave.

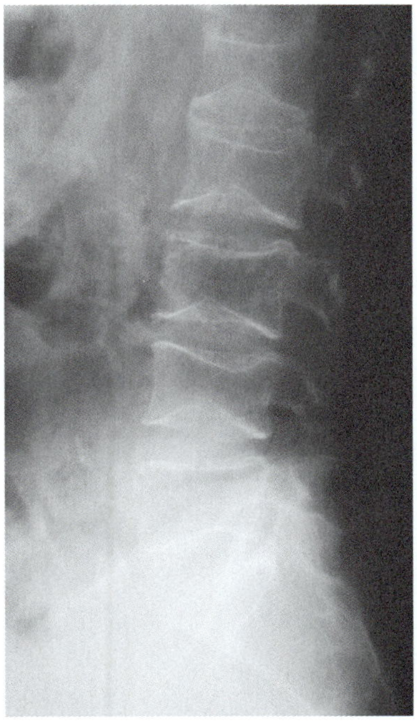

Photo 9.1 Ostéoporose avec tassements vertébraux multiples ; enfoncement des plateaux vertébraux inférieurs et supérieurs.

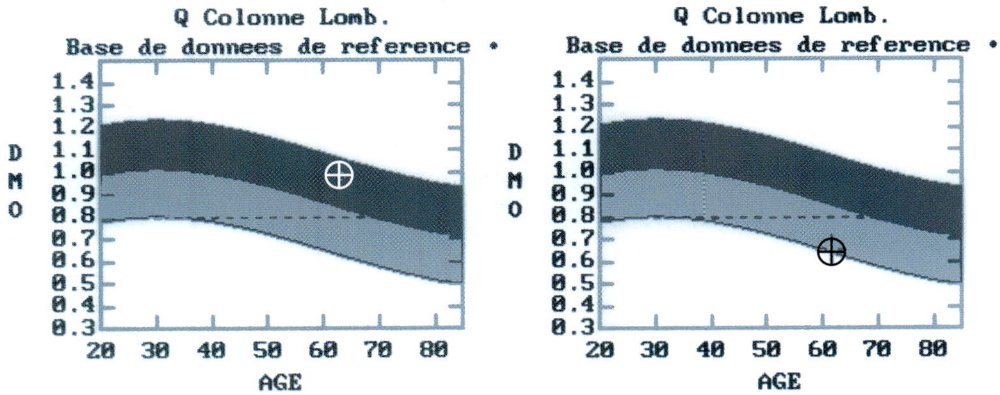

Fig. 9.2 Densitométrie osseuse. A. Densité normale (Z score : + 1,20 déviation standard). B. Densité abaissée (Z score : – 1,89 déviation standard).

Le seuil fracturaire est une valeur théorique, calculée dans une population souffrant d'une ostéoporose compliquée de fracture, au-dessous de laquelle le risque de fracture est considéré comme plus important. Il ne signifie pas que la survenue d'une fracture soit inéluctable.

Signes biologiques

Calcium, phosphore et phosphatases alcalines sont retrouvés à des taux normaux ou subnormaux dans le sang et généralement dans les urines. Les phosphatases alcalines peuvent être augmentées dans les suites proches d'un tassement vertébral. Certaines ostéoporoses s'accompagnent d'hypercalciurie.

Traitements de l'ostéoporose

Il faut distinguer :

Traitement des douleurs de l'ostéoporose

C'est-à-dire essentiellement les douleurs qui accompagnent un tassement vertébral. L'immobilisation au lit puis au fauteuil est indispensable quand le tassement est récent et quand la douleur est forte. On lui associe des antalgiques usuels, et parfois de la calcitonine par voie IM pendant 2 à 3 semaines. La prévention des phlébites et des escarres est indispensable chez ces sujets âgés.

Traitement de l'ostéoporose-maladie

Il est en constant remaniement et vise, au moins, à freiner l'évolution et à empêcher de nouveaux tassements ou de nouvelles fractures. Parmi les méthodes, on trouve :

La prescription de calcium qui reste nécessaire, isolée ou associée au phosphore dans des cures séquentielles, ou associée aux autres méthodes. En effet les apports calciques alimentaires actuels de la population sont relativement faibles par rapport à la ration calcique minimale (variable selon l'âge et le statut, elle est toujours augmentée pendant la croissance, la grossesse et l'allaitement, et après la ménopause) ; les enquêtes montrent que seulement 25 % des adolescentes et 30 à 40 % des sujets âgés atteignent les apports recommandés.

La prise de vitamine D, sous l'une de ses différentes formes : vitamine D_2 (*Stérogyl* en gouttes quotidiennes ou *Stérogyl 15A* en ampoule buvable 1 à 2 fois par an), ou ses métabolites plus actifs (*Dédrogyl* gouttes). Certains produits associent calcium et vitamine D_3.

La calcitonine, par voie IM ou sous-cutanée par cures discontinues, pendant plusieurs mois (12 à 24 mois). Parmi les effets secondaires citons les bouffées vasomotrices avec congestion du visage et des extrémités, et les nausées ou les vomissements qui s'atténuent en général après quelques injections. Elle vise à freiner la résorption osseuse.

Les diphosphonates, qui freinent la résorption osseuse et ont un effet stabilisant sur le cristal osseux. Ils augmentent la masse osseuse et diminuent le risque de nouveaux tassements vertébraux ; ils sont généralement bien tolérés.

On dispose de :

– l'étidronate disodique (*Didronel*) 400 mg, en prise séquentielle : 1 comp./j, pendant 2 semaines tous les 3 mois ;

– l'alendronate monosodique : *Fosamax* 10 mg, en prise quotidienne ; *Fosamax* 70 mg, en prise unique 1 jour par semaine ;

– le risedronate monosodique : *Actonel* 5 mg, en prise quotidienne ; *Actonel* 35 mg, en prise unique 1 jour par semaine.

La prise orale de ces biphosphonates se fait à jeun avec un grand verre d'eau, 1/2 h avant le petit déjeuner, et sans s'allonger dans cet intervalle pour éviter un reflux, ou à moins de 2 heures de toute prise d'aliments ou de boisson et au moins 30 minutes avant de se coucher. En cas de dysphagie, de douleur rétrosternale, le produit doit être arrêté. Il est contre-indiqué en cas de pathologie œsophagienne, d'hypocalcémie et d'insuffisance rénale sévère.

On lui associe calcium ou calcium-vitamine D : 1 à 2 comp./j. selon la tolérance digestive, pris tous les jours également, mais à distance du biphosphonate. Dans les prescriptions hebdomadaires d'*Actonel* 35 mg et de *Fosamax* 70 mg, pour améliorer l'observance du traitement, on peut donner le calcium les 6 autres jours de la semaine.

La surveillance de la calciurie et de la calcémie est faite à intervalles réguliers, quelques mois, pour éviter un surdosage, une lithiase urinaire.

- **Traitement hormonal substitutif** (voir ci-après).

Prévention de l'ostéoporose

Elle est très importante.

- **D'abord dès le jeune âge,** par des apports protidiques, calciques et vitaminiques D réguliers et suffisants, par une activité physique en charge, mais qui ne doit pas être excessive (ostéoporose des sportives de compétition aménorrhéiques), pour assurer un capital osseux initial satisfaisant.

- **Mais aussi au moment de la ménopause,** la prévention est assurée par un traitement hormonal substitutif (THS) :

– qui a fait preuve de son efficacité sur l'amélioration de la masse osseuse,

– indiqué chez les femmes ayant un risque d'ostéoporose plus important : ménopause précoce, patiente maigre, tabagisme, antécédents familiaux d'ostéoporose-maladie, valeurs densitométriques déjà abaissées,

– ou « systématiquement » pour certains.

L'institution d'un THS pour prévenir l'ostéoporose conduit à faire quelques remarques.

DÉMARCHE INFIRMIÈRE

TASSEMENT VERTÉBRAL OSTÉOPOROTIQUE

Mme O., 70 ans, à la suite d'une chute de sa hauteur (son pied a accroché un tapis à son domicile), a été hospitalisée pour une douleur lombaire traduisant un tassement fracture de la 1re vertèbre lombaire. Un bilan a écarté une cause d'ostéoporose « secondaire » (myélome, métastase) ; le diagnostic d'ostéoporose en rapport avec le vieillissement osseux et aggravée par une ménopause précoce a été retenu. Que pouvez-vous expliquer à la patiente et à sa famille ?

Lors de la phase aiguë

Bien souvent, la patiente immobilisée est inquiète de son avenir ; expliquer :

– que le tassement vertébral est une fracture, que c'est un « accident de parcours » qui entraîne en moyenne des douleurs pendant 4 à 6 semaines, et une impotence pendant 2 à 3 semaines ;

– qu'une aide pour sa toilette, son alimentation sera nécessaire au début ;

– que la mise au fauteuil dès que possible est bénéfique pour limiter le risque de complications de décubitus ;

– que le traitement du tassement relève du repos : il s'agit d'une fracture, (faire la comparaison avec les fractures des membres inférieurs), qui doit consolider dans un délai connu ; des antalgiques sont associés et parfois des injections de calcitonine, dans un but antalgique à ce stade ;

– que le traitement de l'ostéoporose sera commencé après cet épisode ;

– qu'il y a parfois des tassements itératifs qui peuvent prolonger cette phase. D'autre part l'association fréquente à une arthrose peut expliquer la prolongation des douleurs.

Après la phase aiguë

• ***Expliquer que la prévention des chutes est essentielle :***

– éviter les somnifères et benzodiazépines à effet prolongé ;

– améliorer les troubles de la vue et de l'équilibre ;

– améliorer la force musculaire des membres inférieurs et la marche (le port d'une canne peut s'avérer bénéfique) ;

– aménager l'environnement : tapis qui glissent, meubles mal placés, etc.

• ***Expliquer que l'amélioration du capital osseux*** passe aussi bien par le traitement médicamenteux (qui doit être longtemps poursuivi et régulièrement surveillé), que par une **hygiène de vie améliorée** : la marche est très importante pour stimuler la formation osseuse, les apports alimentaires calciques, protidiques et vitaminiques D doivent être suffisants.

Il ne doit pas y avoir de contre-indications, le traitement doit être bien « accepté » et toléré, et la patiente doit se soumettre à une surveillance gynécologique régulière. En effet, la survenue de cancers du sein et de complications cardio-vasculaires après hormonothérapie prolongée constituent un frein à son utilisation.

La durée de l'hormonothérapie substitutive ne fait pas l'unanimité. On pense qu'elle doit durer au moins 7 ans, mais s'il semblait logique de la poursuivre le plus longtemps possible, lorsqu'elle restait bien tolérée, actuellement il est prudent de l'interrompre après 10 ans.

Certains proposent de commencer le THS à partir de 60 ans et de le poursuivre 10 ans, pour être

« efficace » à l'âge où les fractures sont plus fréquentes.

Enfin, le choix des produits : œstradiol seul, ou association œstro-progestatif, et la posologie doivent être adaptés à chaque cas particulier.

Il faut toujours garder à l'esprit que l'objectif final est de diminuer le risque de fractures, et que ce risque n'est pas inéluctable.

Prévention après la ménopause

Un traitement par le raloxifène (*Evista*, *Optruma*) peut être envisagé en prévention des fractures vertébrales non traumatiques chez les femmes ménopausées à risque accru d'ostéoporose. Ce modulateur sélectif de l'activation des récepteurs estrogènes (SERM) a un effet agoniste sur l'os et partiellement sur le cholestérol, mais n'a pas d'effet sur l'hypothalamus, l'utérus ou le sein.

Il peut être envisagé chez les femmes ayant un risque de cancer du sein, ou abandonnant le traitement hormonal substitutif.

La durée préconisée pour ce traitement est de 3 ans. La surveillance gynécologique est celle de toute femme après la ménopause. Des bouffées de chaleur sont possibles au cours des 6 premiers mois.

Le traitement est contre-indiqué en cas d'antécédent thrombo-embolique, d'insuffisance hépatique ou rénale sévère, de saignement génital inexpliqué, et pour l'instant chez les femmes ayant un cancer de l'endomètre ou du sein.

Enfin au cours d'une corticothérapie au long cours, à la dose la plus faible dans la mesure du possible, un traitement adapté peut être nécessaire : calcium, diphosphonate.

Prévention des chutes

C'est un élément tout aussi important, si ce n'est le plus important, chez les sujets âgés :

- éviter somnifères et benzodiazépines à effet prolongé ;
- améliorer les troubles de la vue et de l'équilibre ;
- améliorer la force musculaire des membres inférieurs et la marche ;
- aménager l'environnement : tapis qui glissent, meubles mal placés, etc.

POINTS CLÉS

1. ▶ L'**ostéoporose post-ménopausique** est la plus fréquente des déminéralisations de l'adulte, mais ne doit pas faire négliger la recherche d'autres causes de déminéralisation (ostéomalacie, myélome, ostéoporoses secondaires d'origine endocrinienne ou cortisonique, etc.).

2. ▶ L'ostéoporose ne constitue qu'un des **facteurs de risque de fracture**, au même titre que les chutes chez le sujet âgé. Sa prévention doit commencer dès le jeune âge et son degré doit être apprécié à la ménopause.

Ostéomalacie

Elle est plus rare que l'ostéoporose.

Étiologie

Rappelons que le calcium et le phosphore indispensables à la formation du tissu osseux sont apportés par l'alimentation, puis absorbés dans l'intestin grâce à la vitamine D. Une fraction des sels calciques et phosphorés se fixe ensuite sur l'os, une autre est éliminée dans les urines et accessoirement dans les selles.

L'OSTÉOMALACIE (ou rachitisme chez l'enfant) peut résulter :

D'une carence d'apport ou d'absorption :

- régime pauvre en calcium et phosphore, apport ou formation de la vitamine D insuffisants (ces substances sont contenues dans les produits laitiers et dans les graisses) ;
- troubles digestifs (gastriques, intestinaux, pancréatiques), par exemple les gastrectomies (avec « exclusion duodénale »), les stéatorrhées (c'est-à-dire les déperditions intestinales trop importantes de graisses) ;
- certains médicaments, en inhibant l'action ou la formation de la vitamine D, diminuent l'absorption de calcium dans l'intestin (gardénal, corticoïdes) ;
- l'insuffisance rénale peut aussi participer à la genèse d'une ostéomalacie d'apport, car elle entrave

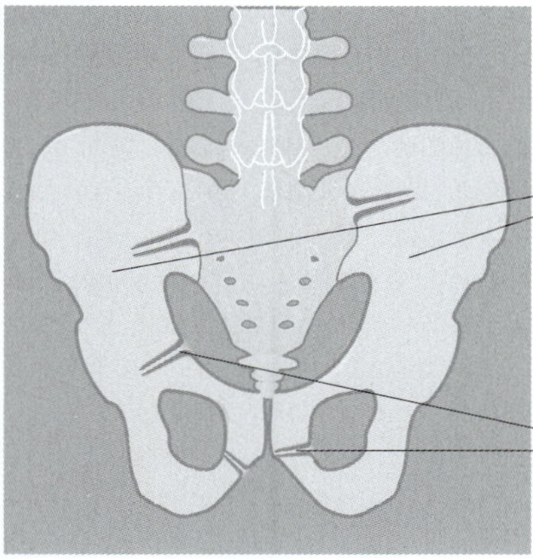

Fig. 9.3 Schéma d'un bassin ostéomalacique : transparence généralisée, stries de Looser-Milkman.

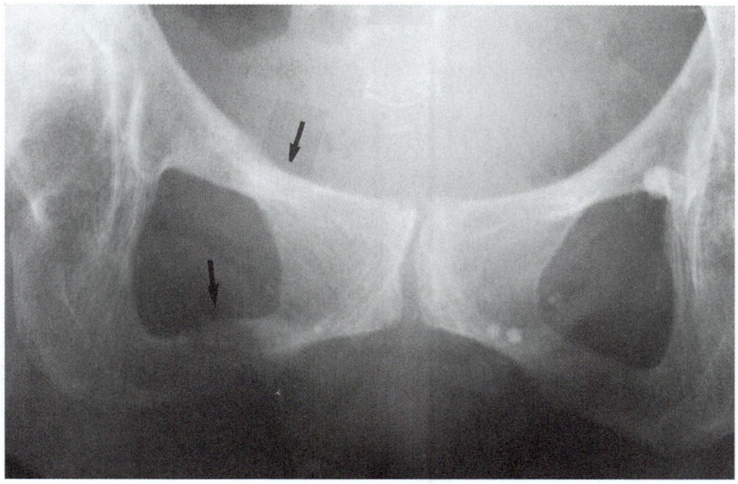

Photo 9.2 Radiographie d'un bassin ostéomalacique : transparence généralisée, stries de Looser-Milkman, avec ébauche de cal.

l'absorption intestinale du calcium (la vitamine D étant normalement métabolisée en partie dans le rein).

- **D'un excès d'élimination urinaire** du calcium et du phosphore; ce mécanisme est beaucoup plus rare que les précédents et dû généralement à une atteinte du tubule rénal par des affections soit acquises, soit congénitales.

Signes cliniques

LES DOULEURS commencent habituellement aux os de la ceinture pelvienne (région du pli de l'aine). Elles sont aggravées par la station debout et par la marche, calmées par la position couchée. Elles sont très intenses, responsables d'une impotence à la marche qui est lente, précautionneuse, parfois dandinante. Plus tardivement, les douleurs gagnent le thorax, le rachis et parfois la ceinture scapulaire. À un stade très évolué, le malade est confiné au lit.

DES FRACTURES peuvent survenir, pour un traumatisme minime.

Enfin, par opposition à l'ostéoporose, l'**état général** du patient est souvent déficient : l'amaigrissement est habituel, l'asthénie constante, la pâleur fréquente.

Signes radiologiques

Ils sont caractéristiques dans la majorité des cas :

- **Augmentation de la transparence osseuse,** les os ont un aspect flou, délavé, mais les contours osseux sont moins nets que dans l'ostéoporose.
- **Fissures ou stries osseuses de Looser-Milkman,** qui sont très fréquentes et caractéristiques de l'ostéomalacie. On les observe surtout sur les os du bassin (branches ischio-pubiennes, extrémité supérieure du fémur), mais aussi aux os de la ceinture scapulaire. Ce sont des stries ou des bandes claires de quelques millimètres de large, traversant l'os en totalité ou en partie (figure 9.3 et photo 9.2).
- **Les déformations du squelette,** bien que tardives, ne sont pas exceptionnelles : déformations du thorax, « en cloche » ; du bassin en « cœur de carte à jouer » ; incurvation des fémurs.

Signes biologiques

- **La calcémie** est habituellement diminuée de façon modérée (70 à 85 mg/L, la normale étant autour de 100 mg/L).
- **La phosphorémie** est presque toujours diminuée.
- **Les phosphatases alcalines sanguines** sont discrètement élevées.
- **Le taux de vitamine D** est effondré.
- **La calciurie des 24 heures** est presque constamment abaissée (sauf dans les ostéomalacies d'élimination).

Signes histologiques

La ponction-biopsie osseuse, qui n'est pas indispensable, permet de confirmer histologiquement l'ostéomalacie en révélant que les travées osseuses ont de larges bordures faites de tissu ostéoïde en excès (voir p. 26).

Traitement

La vitamine D représente l'essentiel du traitement. Elle est administrée généralement par voie orale, vitamine D_2 ou *Stérogyl*, soit quotidiennement à dose faible, soit à doses plus fortes et de façon espacée ; parfois, on utilise la voie intramusculaire. Le 25-hydroxycholécalciférol, le l-alpha-25-(OH)-$2D_3$, sont des métabolites de la vitamine D_3, beaucoup plus actifs qu'elle. Ils s'avèrent très utiles, surtout dans les ostéomalacies résistantes aux autres thérapeutiques et dans l'**ostéodystrophie rénale**, qui complique certaines insuffisances rénales chroniques.

Un traitement par la vitamine D, quel que soit le produit employé, nécessite une **surveillance régulière de la phosphorémie et de la calciurie**, dont la normalisation précède toujours celle de la **calcémie**. L'hypercalcémie, avec ses complications, est en effet le risque thérapeutique majeur, mais peut être facilement évitée grâce à cette surveillance. Les sels de calcium (et éventuellement de phosphore) ainsi qu'un régime riche en fromage (gruyère notamment) et en lait complètent l'action de la vitamine D sur le tissu ostéomalacique.

L'efficacité de ces traitements est remarquable. La disparition des douleurs est particulièrement rapide et constitue un véritable test diagnostique.

Quelques autres maladies du squelette

Hyperparathyroïdie

Elle est due à la sécrétion en excès d'hormone parathyroïdienne par une tumeur bénigne (adénome) ou une hyperplasie des glandes parathyroïdes.

Le tableau clinique est très variable. Rarement dominé par les signes osseux (douleurs osseuses, déminéralisation globale du squelette, aspects de résorption sous-périostée, géodes et encoches), il se manifeste plus souvent par une lithiase rénale, parfois associée à un ulcère gastroduodénal, ou par des troubles dépendant de l'hypercalcémie.

Sur le plan biologique, l'association d'une hypercalcémie avec hypercalciurie, d'une hypophosphorémie avec hyperphosphaturie, et d'une discrète augmentation des phosphatases alcalines est très caractéristique. Le dosage radio-immunologique de l'hormone parathyroïdienne la montre élevée.

Le traitement consiste en l'exérèse de l'adénome parathyroïdien responsable, ou dans les formes mineures à un traitement médicamenteux de l'hypercalcémie, sous stricte surveillance.

Maladie de Paget

C'est une maladie osseuse, qui est très fréquente et s'observe dans les deux sexes à partir de 40 ans. Très souvent asymptomatique, elle se caractérise par des modifications de la structure et de l'architecture osseuse qui permettent facilement son diagnostic radiologique.

L'étiopathogénie de la maladie de Paget semble multifactorielle et pourrait impliquer le terrain génétique (il existe des formes familiales), et l'intervention d'un virus de la famille des paramyxovirus, en particulier le virus de la rougeole.

Sa fréquence est en diminution ; le rôle de la vaccination contre la maladie de Carré chez le chien, et contre la rougeole chez l'homme a été mis en avant pour l'expliquer.

Cliniquement, elle est le plus souvent silencieuse et est habituellement une découverte radiologique fortuite. Elle se traduit volontiers par une déformation des os : augmentation de volume du crâne, épaississement et incurvation des os longs (tibia en « lame de sabre »). Très rarement, elle entraîne des douleurs, des fractures spontanées, des troubles sensoriels (surdité) et nerveux, et exceptionnellement elle peut subir une dégénérescence sarcomateuse.

Elle est très caractéristique sur les radiographies, tant par l'aspect des lésions (épaississement des os et modification de la trame osseuse qui a un aspect filamenteux, fibrillaire, anarchique) que par la localisation disséminée (et non généralisée), prédominant sur les vertèbres, le bassin, le crâne, les tibias et les fémurs.

Biologiquement, l'augmentation des phosphatases alcalines sans modification de la calcémie et de la phosphorémie est fréquente. L'hydroxyprolinurie peut être élevée.

L'ÉVOLUTION EST TRÈS LENTE, ne retentissant pratiquement que très peu sur l'activité du sujet. Le traitement ne s'adresse qu'aux formes douloureuses, aux formes biologiquement très évolutives, ou aux formes compliquées. Il fait appel à la calcitonine et surtout aux diphosphonates.

Algodystrophie réflexe

Ou ostéoporose douloureuse post-traumatique ou *syndrome algodystrophique*.

Il s'agit d'un syndrome de mécanisme complexe, qui relève de nombreuses et diverses étiologies : traumatismes directs avec ou sans fracture ; insuffisance coronaire et infarctus du myocarde ; affections pulmonaires, cérébrales ; médicamenteuses (isoniazide, barbituriques), etc. Toutefois, dans un nombre important des cas, aucun facteur étiologique n'est retrouvé.

Son siège est unilatéral, au membre supérieur ou au membre inférieur. Les articulations le plus souvent atteintes sont la main, l'épaule (et l'extension peut se faire de l'une à l'autre), le pied, parfois le genou, la hanche.

CLINIQUEMENT, il est très caractéristique, par son évolution en deux temps. D'abord des douleurs osseuses et des troubles vasomoteurs plus importants aux extrémités (main, pied). Dans un second temps, peut s'installer une raideur plus ou moins douloureuse de l'articulation.

BIOLOGIQUEMENT, il n'y a pas de signes spécifiques ; la vitesse de sédimentation, le bilan phosphocalcique sont normaux.

LES SIGNES RADIOLOGIQUES sont un élément très important du diagnostic : sous forme d'une ostéoporose, tantôt homogène, tantôt (et alors très caractéristique) pommelée, donnant un aspect vermoulu à l'os. Cependant, les signes radiologiques sont d'apparition retardée par rapport aux signes cliniques. Dans ces cas la scintigraphie osseuse qui montre un foyer d'hyperfixation peut permettre d'évoquer le diagnostic plus rapidement, ainsi que l'imagerie par résonance magnétique (IRM).

L'ÉVOLUTION est toujours, mais lentement, favorable (plusieurs mois) ; elle n'est pas exempte d'extension au reste du membre, ni de récidive.

LES TRAITEMENTS sont très nombreux, témoins de notre méconnaissance des mécanismes. Citons les vasodilatateurs périphériques, les anti-inflammatoires et antalgiques, les sédatifs anxiolytiques, la masso-kinésithérapie qui doit toujours être prudente et douce, la **calcitonine** qui, utilisée précocement, a souvent un effet antalgique rapide.

Dans les formes rebelles on peut, en milieu spécialisé, soit réaliser des « blocs postganglionnaires » à la guanéthidine ou au buflomédil, soit des perfusions de biphosphonates.

Dans les formes rebelles on peut, en milieu spécialisé, soit réaliser des « blocs postganglionnaires » à la guanéthidine ou au buflomédil, soit des perfusions de biphosphonates.

Pathologie rhumatologique 10

Généralités

Le mot **rhumatisme** est utilisé dans le langage quotidien pour désigner des affections très diverses entraînant des douleurs de l'appareil locomoteur et, en particulier, au niveau d'une ou de plusieurs articulations.

Ce terme, qui manque de précision, doit être complété. On distingue, de façon schématique :

- **les rhumatismes articulaires inflammatoires,** ou arthrites ;
- **les rhumatismes articulaires dégénératifs,** ou arthroses ;
- **les rhumatismes abarticulaires,** ou périarticulaires, qui touchent les tissus autour de l'articulation.

Nous rappellerons les définitions suivantes :

- **Arthropathie** est le nom générique donné à toutes les maladies des articulations (arthrites, arthroses, etc.).
- **Arthrose** désigne des affections chroniques dégénératives, non inflammatoires, des articulations.
- **Arthrite** désigne toute affection inflammatoire (aiguë ou chronique selon le mode évolutif) qui touche une articulation.
- **Monoarthrite** est employé lorsque l'inflammation ne touche qu'une seule articulation, **oligoarthrite** lorsqu'elle touche deux ou trois articulations, et **polyarthrite** lorsque plus de trois articulations sont touchées en même temps ou successivement.
- **Périarthrite** désigne l'atteinte des tissus périarticulaires : **tendinite** celle d'un tendon (les 2 mots sont souvent confondus), **bursite**, celle d'une bourse séreuse.
- **Ténosynovite** désigne l'inflammation d'un tendon et de sa gaine synoviale.
- **L'adjectif aigu** peut désigner l'intensité des manifestations, mais désigne plus souvent leur mode évolutif, par opposition à **chronique**.

Caractéristiques des rhumatismes inflammatoires

Caractéristiques anatomiques

L'inflammation de la membrane synoviale de l'articulation se traduit au début par une congestion et un œdème de la synoviale qui laisse sourdre dans la cavité articulaire un liquide ; c'est l'hydarthrose ou épanchement de synovie.

Si l'inflammation dure peu, l'articulation revient à la normale.

Lorsque l'inflammation se prolonge et évolue d'une façon chronique, la synoviale prolifère et s'épaissit ; le bourgeonnement synovial va éroder, puis détruire, le cartilage articulaire et l'extrémité osseuse. Les lésions sont alors irréversibles.

Caractéristiques cliniques

- **Les douleurs de « type inflammatoire »,** qui sont souvent plus importantes la nuit, ont une recrudescence matinale au réveil (« **dérouillage matinal** » **long**) et s'atténuent dans la journée.
- Il existe un **gonflement** de l'articulation avec rougeur de la peau et augmentation de la chaleur locale.
- Il y a habituellement un certain degré d'**altération de l'état général** avec fièvre d'importance variable.
- **Au cours de l'arthrose,** des poussées douloureuses peuvent survenir et s'accompagner de signes d'allure inflammatoire, mais généralement très discrets, auxquelles on donne souvent le nom de poussées congestives.

Caractéristiques radiologiques

La déminéralisation localisée des extrémités articulaires est le signe le plus précoce.

Lorsque l'inflammation articulaire évolue depuis plusieurs mois apparaissent un pincement de l'interligne, des géodes osseuses, creusées dans l'os sous le cartilage, qui peuvent confluer et détruire l'articulation.

Caractéristiques biologiques

Il y a augmentation de la vitesse de sédimentation globulaire, de la fibrinémie et des protéines de l'inflammation : orosomucoïde, haptoglobine et protéine C réactive (CRP).

Caractéristiques étiologiques

IL EXISTE PLUSIEURS CAUSES D'INFLAMMATION ARTICULAIRE, reconnues ou possibles. L'inflammation peut être :

- **Directement microbienne**, avec présence de l'agent infectieux responsable à l'intérieur même de l'articulation, réalisant une **arthrite septique** ; c'est pourquoi on les étudie à part (voir p. 126).
- **Indirectement d'origine infectieuse** comme dans les **arthrites dites « réactionnelles »** ou « réactives » où la maladie fait suite à une infection virale ou microbienne sans que l'agent infectieux soit présent dans l'articulation (voir p. 159, Syndrome de Fiessinger-Leroy-Reiter). Le rhumatisme articulaire aigu, (qui a pratiquement disparu en France) est une variété particulière où l'agent infectieux, le streptocoque β-hémolytique du groupe A, induit une réaction immunologique à l'origine des signes articulaires de la maladie.
- **Immunitaire**, comme dans la polyarthrite rhumatoïde, le lupus érythémateux aigu disséminé.
- **Inconnue**, comme dans la spondylarthrite ankylosante où intervient en outre un **facteur génétique**.
- **Métabolique**, comme dans la goutte où l'inflammation articulaire est due à la précipitation de microcristaux d'urate de sodium, et comme dans la chondrocalcinose articulaire (microcristaux de pyrophosphate de calcium).

Mécanismes de l'inflammation

- **De nombreuses cellules** de l'organisme interviennent dans la réaction inflammatoire : polynucléaires neutrophiles ; monocytes et macrophages, qui sécrètent l'interleukine 1 ; lymphocytes B et T ; mais aussi polynucléaires éosinophiles et basophiles, mastocytes, plaquettes, etc.
- **De nombreux médiateurs chimiques** interviennent dans le processus inflammatoire : fibrinogène, complément, histamine, sérotonine, facteur d'activation plaquettaire, prostaglandines et leucotriènes qui sont des dérivés de l'acide arachidonique, anion superoxyde, etc.
- **Les prostaglandines** sont des substances dérivées de l'acide arachidonique par la voie de la cyclo-oxygénase, « modulatrices » de la réaction inflammatoire. Elles sont synthétisées par les cellules phagocytaires et ont un effet vasodilatateur, pyrogène et algogène, mais certaines d'entre elles ont aussi un effet anti-inflammatoire.
- **Les leucotriènes**, substances dérivées de l'acide arachidonique par la voie de la lipo-oxygénase, sont synthétisées par les plaquettes, les polynucléaires, les monocytes et les macrophages.

LE MODE D'ACTION DES MÉDICAMENTS ANTI-INFLAMMATOIRES NON STÉROÏDIENS est encore incomplètement connu et l'objet de nombreuses recherches. Toutefois l'inhibition des prostaglandines et des leucotriènes est à la base de leur action anti-inflammatoire, mais aussi de certains de leurs effets indésirables.

DANS LA RÉACTION INFLAMMATOIRE D'ORIGINE IMMUNITAIRE d'autres facteurs interviennent. La réponse immunitaire de l'organisme à un antigène extérieur peut être :

- **De nature humorale**, avec production d'anticorps spécifiques (les immuno-globulines, IgG, IgA, IgM, IgD, IgE) par les plasmocytes, dont les précurseurs sont les lymphocytes B.
- **Ou être de nature cellulaire**, avec activation et prolifération de lymphocytes T, sensibilisés à l'antigène.
- **Ou encore être à la fois cellulaire et humorale.**

La réaction qui se produit entre l'antigène et l'anticorps, ou la cellule qui va le produire, a en général un effet favorable sur l'organisme, comme c'est le cas dans la majorité des infections.

Toutefois cette réaction peut déborder son but et devenir elle-même pathogène ; il peut s'agir, par exemple :

– d'une réaction immédiate, d'hypersensibilité humorale comme la réaction anaphylactique ;

– d'une réaction d'hypersensibilité de type III à complexes immuns ;

– d'une réaction retardée, comme la réaction d'hypersensibilité de type IV à médiation cellulaire.

DANS CERTAINS CAS, l'antigène provient de l'organisme lui-même ; on parle d'**auto-antigènes**, responsables d'**auto-anticorps**, dont certains peuvent

Tableau 10.1 Principales polyarthrites.

Classement	*Penser d'abord à*	*Puis à*
Polyarthrites bactériennes septiques	septicémies, endocardite (Osler), gonocoque	brucellose, maladie de Lyme, méningocoque, pasteurellose, etc.
Polyarthrites virales	hépatite B, parvovirus	hépatite A, C, oreillons, rubéole, varicelle, herpès, mononucléose infectieuse, cytomégalovirus (CMV), Sida, etc.
Polyarthrites « réactionnelles »	Fiessinger-Leroy-Reiter, infections génitales à *Chlamydia*	infections à *Shigella*, infections digestives à *Yersinia*, etc. RAA (exceptionnel), rhumatisme articulaire subaigu
Polyarthrites « métaboliques »	goutte chondrocalcinose	hémochromatose, maladie de Wilson, maladie de Weber-Christian, etc.
Polyarthrites de cause inconnue	polyarthrite rhumatoïde spondylarthrite ankylosante lupus érythémateux aigu disséminé pseudo-polyarthrite rhizomélique, maladie de Horton chez le sujet âgé	rhumatisme palindromique, syndrome de Goujerot-Sjögren, rhumatisme psoriasique, recto-colite hémorragique, maladie de Crohn, maladie de Whipple, PAN, vascularites, purpura rhumatoïde, sclérodermie et autres collagénoses, sarcoïdose de BBS, érythème noueux, maladie périodique, maladie de Behçet, maladie de Still, maladie sérique, a-gamma-globulinémie, etc.

être pathogènes et entraîner une **maladie auto-immune**. Ces maladies auto-immunes, dont l'origine est inconnue, se classent schématiquement en 2 groupes :

- **Les maladies auto-immunes spécifiques d'organes ou d'une lignée cellulaire,** comme la thyroïdite de Hashimoto, le diabète insulinodépendant de type I, l'anémie hémolytique chronique auto-immune, la cirrhose biliaire primitive.
- **Les maladies auto-immunes systémiques**, comme la polyarthrite rhumatoïde, le lupus érythémateux disséminé, la sclérodermie, la polymyosite, etc.

Dans la majorité des cas, la raison pour laquelle l'organisme réagit à un antigène qui lui est propre est inconnue. L'antigène d'histocompatibilité HLA B27, qui intervient dans certaines spondylarthropathies, pourrait intervenir par le biais d'une réaction d'immunité croisée avec un antigène microbien.

POINTS CLÉS

▶ L'emploi de termes précis simplifie la communication, par exemple il faut bannir l'emploi du terme arthrose pour désigner n'importe quelle douleur de l'appareil locomoteur.

Caractéristiques des rhumatismes dégénératifs

Caractéristiques anatomiques

La lésion initiale touche le **cartilage** qui se fissure en surface puis en profondeur, s'ulcère et progressivement se détruit, mettant à nu l'os sous-chondral.

On constate histologiquement des lésions des chondrocytes qui se nécrosent en surface et qui prolifèrent en profondeur, sécrétant des enzymes protéolytiques en particulier des métalloprotéases, et des modifications biochimiques de la substance fondamentale, en particulier en ce qui concerne les protéoglycanes (voir p. 29).

Il s'y associe des lésions hypertrophiques de l'os, formant aux bords des zones cartilagineuses atteintes une **ostéophytose** marginale. De part et d'autre de la zone cartilagineuse arthrosique, l'os se condense et des géodes peuvent y apparaître.

Une inflammation synoviale chronique est souvent associée, mais reste au second plan.

Caractéristiques cliniques

- **Les douleurs de « type mécanique »** surviennent lors de la mise en fonction de l'articulation, sont calmées et disparaissent au repos articulaire.

Elles sont exagérées par l'effort, la fatigue et augmentent en fin de journée. Elles ne subissent pas de recrudescence nocturne (sauf lors de certains mouvements brusques et souvent du retournement), ni d'exacerbation au réveil : le « **dérouillage matinal** », lorsqu'il existe, est **bref**.

- **Le gonflement** est plutôt une hypertrophie des extrémités osseuses par les ostéophytes qui accompagnent l'arthrose. Ce gonflement est généralement dur et ne s'accompagne ni de rougeur, ni de chaleur, sauf en cas de poussée congestive et rarement (sauf au genou) d'épanchement liquidien notable dans l'articulation.

Une certaine raideur et une limitation des mouvements s'installent à la longue.

- **Il n'y a pas de signes généraux :** ni fièvre, ni altération de l'état général.
- **Au cours de l'évolution** les lésions ostéo-cartilagineuses ont une tendance à l'aggravation régulière, sans toutefois qu'il y ait, à un moment donné, un parallélisme strict avec les manifestations douloureuses.

Caractéristiques radiologiques

Une condensation osseuse apparaît dans les zones d'hyperpression (où peuvent se développer des géodes) et surtout une **ostéophytose** marginale (ce sont les « becs de perroquet » du rachis). Plus tard, apparaît un pincement de l'interligne qui traduit l'usure cartilagineuse.

Caractéristiques biologiques

Absence de signes biologiques d'inflammation : la vitesse de sédimentation est normale.

Caractéristiques étiologiques

L'arthrose est le plus fréquent des rhumatismes dégénératifs.

LA LÉSION CARTILAGINEUSE INITIALE est dans un nombre important de cas **secondaire** à une mauvaise adaptation des surfaces articulaires entre elles ; il en est ainsi fréquemment au cours de l'arthrose de la hanche du fait d'une malformation des extrémités osseuses.

DANS LES AUTRES CAS, la cause de l'altération cartilagineuse initiale n'est pas connue, l'arthrose est dite **primitive** ; elle s'installe fréquemment après la quarantaine. La sénescence cartilagineuse et l'hérédité entrent probablement en jeu. Les principales localisations sont les articulations intervertébrales, les hanches, les genoux, les articulations interphalangiennes distales des doigts, la trapézo-métacarpienne du pouce, la métatarso-phalangienne du gros orteil ; l'épaule, le coude, le poignet, la cheville sont très rarement atteints. Assez souvent, l'arthrose des membres touche des articulations symétriques.

On étudie dans le même groupe les manifestations liées à la **dégénérescence des disques intervertébraux** associées à des lésions d'arthrose du rachis (lombalgies communes, sciatique, cruralgie, etc.), qui sont très fréquentes.

Rhumatismes abarticulaires

CE SONT LES MANIFESTATIONS INFLAMMATOIRES OU DÉGÉNÉRATIVES qui frappent les tissus périarticulaires ; il en est ainsi :

- **Des périarthrites** où les lésions touchent principalement les tendons périarticulaires (**tendinites**).
- **Des ténosynovites** qui atteignent les tendons et les gaines synoviales qui les entourent.
- **Des hygromas et bursites** qui touchent les bourses séreuses périarticulaires (qui permettent le glissement des muscles et tendons).
- **Des capsulites ou rétractions capsulaires** qui touchent la capsule de l'articulation.

Rhumatismes inflammatoires subaigus et chroniques

Polyarthrite rhumatoïde

La polyarthrite rhumatoïde est la plus fréquente des polyarthrites chroniques. Elle touche environ 0,8 % de la population en France et surtout les femmes (6 fois sur 10) autour de 50 ans. Son origine est encore inconnue ; des mécanismes auto-immunitaires entrent en jeu, mais d'autres facteurs de risque existent, familiaux ou hormonaux. Elle est caractérisée par une atteinte inflammatoire et relativement symétrique des articulations, en particulier les petites articulations, mains et pieds, évoluant par poussées vers la déformation et la destruction des articulations intéressées (d'où le nom de polyarthrite chronique évolutive qu'on lui donnait auparavant). Elle entraîne un handicap fonctionnel qui peut être considérable et va grever lourdement la vie des malades. Dans ses formes graves, elle relève d'une prise en charge à 100 % dans le cadre des affections de longue durée (ALD 30).

Signes cliniques

La maladie a un début généralement insidieux et progressif qui peut s'étaler sur plusieurs semaines ou mois, chez une femme autour de 50 ans.

Signes fonctionnels

LA POLYARTHRITE SE CARACTÉRISE PAR DES DOULEURS ET UNE RAIDEUR DE PLUSIEURS ARTICULATIONS, évocatrices par :

- **Leur siège aux petites articulations des mains** surtout : interphalangiennes proximales (ou **IPP**, entre 1re et 2e phalange) et métacarpo-phalangiennes (ou **MCP**, entre le métacarpien et la 1re phalange) des 2e et 3e doigts ; mais aussi des **pieds** : interphalangiennes proximales et métatarso-phalangiennes (ou **MTP**) des orteils. Les articulations interphalangiennes distales (ou IPD, entre 2e et 3e phalanges) sont toujours respectées.

D'autres articulations peuvent être atteintes : poignets, genoux, ou, plus rarement au début, épaules et coudes.

- **Leur topographie,** en général bilatérale et grossièrement symétrique.
- **Le caractère franchement inflammatoire** des douleurs et de la raideur :

– *les douleurs sont spontanées* et ont une nette *recrudescence nocturne et le matin au réveil* ; elles ont tendance à diminuer d'intensité dans la journée ;

– *la raideur articulaire* est souvent très intense, en particulier le matin au réveil, mais après un *« dérouillage articulaire » prolongé*, la raideur diminue de façon appréciable dans la journée.

- **L'impotence fonctionnelle** est la résultante de la raideur et des douleurs.

Signes physiques objectifs

Généralement peu marqués à cette période de début de la maladie, il faut noter, lorsqu'ils existent, les signes de l'inflammation :

- **Douleur** provoquée par la palpation et la mobilisation de l'articulation.
- **Tuméfaction rouge et chaude** de l'articulation qui peut donner un aspect très évocateur de la main et des doigts : *gonflement* de la face dorsale du poignet et des MCP, déformation en *fuseau* des IPP.
- **Des ganglions** dans l'aisselle ou des nodosités sous-cutanées, les *nodules rhumatoïdes*, sur les faces d'extension des membres (dos de l'avant-bras) sont retrouvés parfois.

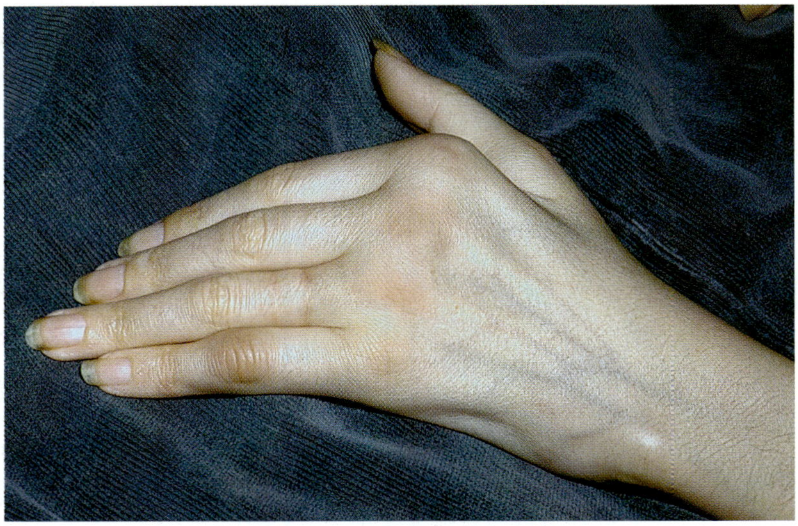

Photo 10.1 Main de polyarthrite rhumatoïde évoluée, avec « coup de vent » cubital.

- **Des signes généraux :** *fièvre* modérée à 38 °C, fatigue, amaigrissement, sont parfois notés, plus ou moins importants selon l'intensité de la poussée.

À ce stade de début de la maladie, le diagnostic, facilement évoqué chez une femme encore jeune, sera étayé par les examens complémentaires.

Signes biologiques

La maladie est caractérisée par la présence dans le sérum du malade de *facteur rhumatoïde*; cette immunoglobuline est mise en évidence par les réactions de Waaler-Rose et du latex, dont la positivité est un argument très important du diagnostic. Ces réactions peuvent être positives dans d'autres maladies et surtout rester négatives pendant la première année d'évolution de la maladie. La présence d'anticorps anticitrulline (ou anti-CCP) est souvent plus précoce.

La vitesse de sédimentation globulaire est généralement augmentée et cet examen non spécifique est un élément utile de surveillance, de même que le chiffre de l'hémoglobine : une anémie (dite « inflammatoire ») est en effet fréquemment retrouvée.

Évolution

La polyarthrite rhumatoïde va généralement évoluer de façon *chronique*. Dans l'état actuel de nos connaissances, il n'est pas possible de prévoir si l'évolution sera lente ou rapide, grave ou bénigne. Rarement, la maladie peut s'éteindre après la ou les premières poussées, pour une durée plus ou moins longue.

PLUS SOUVENT, L'ÉVOLUTION, qui s'étale sur des *dizaines d'années*, se fait par *poussées*, entrecoupées de rémissions de rythme et de durée imprévisibles; au cours des poussées successives, la plupart des articulations sont atteintes, vont se détruire, et des *déformations caractéristiques* vont s'installer :

- **Aux mains** (photo 10.1) : demi-flexion des poignets souvent gonflés, atrophie des espaces interosseux du dos de la main, gonflement des MCP, déviation des doigts en « **coup de vent** » vers le bord cubital de la main; déformation en « **M** » des doigts avec flexion de la 1re phalange, extension de la 2e et flexion de la 3e. Il en résulte une impotence fonctionnelle considérable de la main, aggravée par la **diminution de la force musculaire,** très particulière à la maladie.
- **La raideur du coude et celle de l'épaule** peuvent encore entraver les gestes usuels : porter la main à la bouche, se coiffer, s'habiller.
- **Aux membres inférieurs l'atteinte des chevilles et des pieds**, avec les déformations qui en résultent : déviation latérale des orteils, orteils « en marteau », affaissement de la voûte plantaire, vont rendre la marche très douloureuse et difficile de même que l'**atteinte des genoux, constante au cours de l'évolution.** Il faut enfin signaler la possibilité d'atteinte des hanches et celle du rachis cervical.

AU COURS DES POUSSÉES ÉVOLUTIVES, **l'altération de l'état général** est habituelle, avec fièvre, amaigrissement, fatigue, anémie.

D'autres atteintes portant sur des organes extra-articulaires sont possibles : poumons, cœur, système nerveux périphérique, « syndrome sec » avec œil sec et bouche sèche (syndrome de Goujerot-Sjögren).

Chez la majorité des malades, la maladie ne s'éteint jamais et finit par entraîner, du fait de l'inflammation, de la destruction et des déformations articulaires, une **grave invalidité fonctionnelle**; le retentissement psychologique peut être considérable.

Signes radiologiques

Les signes peuvent être discrets au début : déminéralisation osseuse de part et d'autre de l'interligne

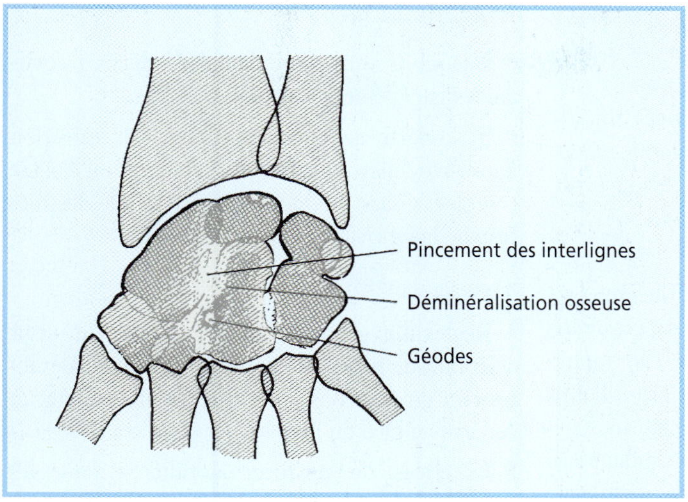

Fig. 10.1 Atteinte radiologique au début de la polyarthrite rhumatoïde.

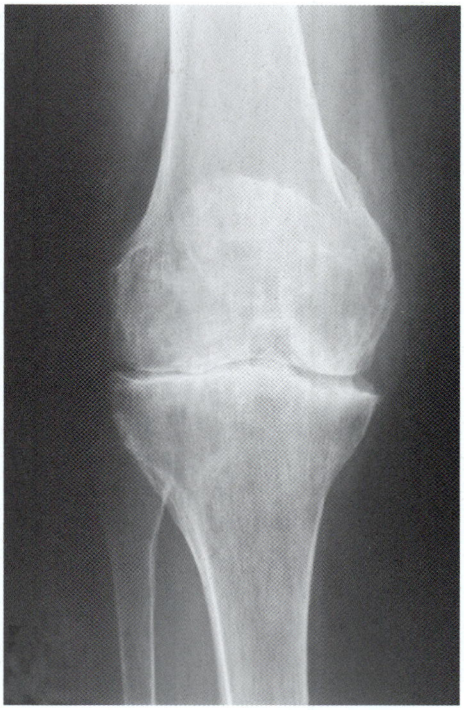

Photo 10.2 Genou de polyarthrite rhumatoïde évoluée ; l'interligne articulaire a pratiquement disparu.

articulaire, traduite par une transparence accrue de l'os, et augmentation de l'opacité des parties molles adjacentes.

Ce n'est que plus tardivement qu'apparaîtront les signes radiologiques caractéristiques de l'arthrite : pincement de l'interligne articulaire, microgéodes osseuses, l'*aboutissement des lésions étant la destruction articulaire*, et au niveau des os du carpe une ankylose caractéristique *(carpite fusionnante)* (figure 10.1 et photo 10.2).

Traitement

L'étiologie de la maladie étant inconnue, le traitement ne peut s'adresser qu'aux symptômes. Il doit être constamment révisé en fonction du stade évolutif de la maladie et des articulations atteintes. Une véritable **stratégie de traitement** doit être établie, faisant appel aux éléments suivants.

Traitement symptomatique

IL VISE AU SOULAGEMENT IMMÉDIAT DES SYMPTÔMES et comporte :

- **Le repos**, très important lors d'une poussée.
- **Les médications antalgiques** : aspirine, paracétamol, toujours largement utilisés, à doses suffisantes.
- **Les anti-inflammatoires non stéroïdiens** (voir p. 187-190).
- **Les corticoïdes** à dose modérée, qu'on évite de commencer d'emblée et à forte dose, sous peine de voir s'installer un état de corticodépendance, et qu'il ne faut pas interrompre brusquement sous peine de rebond de la poussée.

BEAUCOUP DE CES MÉDICATIONS PRÉSENTENT UN RISQUE D'EFFETS SECONDAIRES ET DE COMPLICATIONS, en particulier digestifs (gastrites, ulcères gastro-duodénaux) ; pour les corticoïdes : risque infectieux, déminéralisation, atrophie cutanée et musculaire, insuffisance surrénale.

Traitements « de fond » ou d'action lente

ILS VISENT À FREINER L'ÉVOLUTION DE LA MALADIE À LONG TERME, ont une action lente (en général au-delà de 2 mois), et sont prescrits de façon prolongée, tant qu'ils restent efficaces : méthotrexate (*Methotrexate*, *Novatrex*), léflunomide (*Arava*), sulfasalazyne (*Salazopyrine*), antipaludéens de synthèse (*Plaquénil*) ; dans les formes graves, on peut utiliser les immunosuppresseurs, voire la ciclosporine ou les « bolus » de corticoïdes en perfusion.

Les sels d'or (*Allochrysine*) et les dérivés thiolés (*Trolovol*, *Acadione*), qui ne sont pratiquement plus prescrits, ne seront pas envisagés ici (voir Tableau, page 156).

Nouveaux traitements de fond

Parfois regroupés sous le vocable « biothérapies », il s'agit d'une classe d'agents immunosuppresseurs sélectifs, qui, en inhibant l'action du TNF-alpha ou de l'interleukine IL-1 (cytokines pro-inflammatoires qui sont au centre des mécanismes de l'inflammation), diminuent la réaction inflammatoire synoviale et les destructions ostéo-cartilagineuses.

Ces produits, dont l'action est habituellement plus rapide que celle des autres traitements de fond, et qui ont démontré au cours d'essais thérapeutiques contrôlés leur efficacité remarquable sur les symptômes de la maladie et la destruction articulaire, n'ont cependant qu'une action « suspensive ». Ils peuvent être prescrits seuls (pour certains et sous certaines conditions), mais sont en général associés à la prescription de méthotrexate.

Ils imposent des conditions d'initiation et une surveillance rigoureuse, car tous leurs effets secondaires à moyen ou long terme ne sont pas connus. Le réveil d'une tuberculose est possible (elle doit être systématiquement recherchée et traitée avant de commencer), ainsi que la survenue de maladies opportunistes ou de poussées de maladies démyélinisantes (SEP). Le risque de survenue d'un cancer ou d'une maladie lymphoproliférative, bien qu'il semble faible, reste mal évalué.

Ceci explique, ainsi que leur prix élevé, que la prescription soit encore limitée aux formes sévères, réfractaires aux autres traitements de fond de la PR, ou aux formes graves d'emblée. Ils sont encore réservés à la prescription hospitalière, ou par certains spécialistes.

On dispose, parmi les anti-TNF-alpha de : étanercept (*Enbrel*), infliximab (*Remicade*), adalimumab (*Humira*), et pour les inhibiteurs du récepteur de l'interleukine IL-1 de : anakinra (*Kineret*) (voir Tableau p. 156).

Traitements locaux

- **Injections intra-articulaires de dérivés corticoïdes** (strictement aseptiques).
- **Synoviorthèse** médicamenteuse par injection dans l'articulation d'isotopes radioactifs ou d'acide osmique, visant à la modification ou à la destruction de la synoviale pathologique.

Mesures orthopédiques

- **Règles d'hygiène posturale** : coucher sur un lit assez dur, n'utiliser qu'un oreiller mince, garder les genoux en extension, éventuellement mettre un cerceau au pied du lit.
- **Exercices de posture** quotidiens : pour les membres supérieurs, mettre les épaules en abduction, les coudes en flexion, les poignets en extension, les doigts en demi-flexion, les pouces en abduction ; pour les membres inférieurs, les hanches en extension, les genoux en extension, les pieds en flexion dorsale.
- **Attelles, orthèses**, qui s'opposent aux attitudes vicieuses et aux déformations articulaires, et qui peuvent être portées pendant la nuit.
- **Interventions chirurgicales** :

– exérèse chirurgicale de la synoviale pathologique (**synovectomie** chirurgicale) pour protéger des tendons menacés de rupture ;

– prothèses totales de la hanche, du genou, voire d'autres articulations détruites : coude, doigts, etc. ;

– corrections de certaines déformations du pied ;

– arthrodèse exceptionnellement.

Prise en charge sociale

- **Lorsque la maladie commence chez un sujet relativement jeune,** il est utile d'envisager un reclassement professionnel, tenant compte des possibilités de la malade.
- **Les formes graves** font partie de la liste des **affections de longue durée** (ALD 30) donnant droit à une prise en charge à 100 % des frais médicaux par la Sécurité sociale.
- **Aménagement des conditions de vie :** logement, matériel domestique adapté, etc.
- **Certaines malades peuvent aussi bénéficier de l'aide fournie par des associations (voir tableau 1.1, page 6).**

POINTS CLÉS

1. ▶ Le diagnostic formel de **polyarthrite rhumatoïde** peut être difficile à porter au début de la maladie ; il ne faut donc pas alarmer inutilement les malades atteints d'une polyarthrite encore inclassée. Le caractère symétrique de l'atteinte, sa localisation aux mains et aux pieds, et sa tendance rapidement destructrice sont des arguments considérables.
2. ▶ La **prise en charge plurifactorielle** (médicamenteuse, orthopédique, sociale professionnelle et familiale) constitue un atout considérable dans les formes sévères.
3. ▶ Les **choix thérapeutiques** doivent être régulièrement appréciés et éventuellement adaptés ; les médications nouvellement introduites vont peut-être changer considérablement le visage de cette maladie grave.

Spondylarthrite ankylosante

La spondylarthrite ankylosante ou pelvi-spondylite rhumatismale est un rhumatisme inflammatoire chronique qui survient avant tout chez les hommes (80 %), jeunes, et qui atteint électivement les articulations sacro-iliaques, la colonne vertébrale et les enthèses qui sont les zones d'attache des tendons, des ligaments sur le squelette au niveau des articulations.

Les lésions inflammatoires de la maladie évoluent par poussées, se caractérisent par leur évolution ossifiante et ont tendance à aboutir à une ankylose osseuse.

La spondylarthrite ankylosante est beaucoup moins fréquente que la polyarthrite rhumatoïde. Bien que sa cause soit inconnue, il existe une prédisposition génétique : plus de 90 % des sujets atteints sont porteurs de l'antigène tissulaire HLA B27.

Signes cliniques

Le début de la maladie se fait habituellement chez un homme jeune, entre 15 et 30 ans, par des douleurs d'abord intermittentes et qui s'aggravent progressivement.

Douleurs caractéristiques

- **Par leur siège** : dans la région lombaire et sacrée, dans la partie supérieure des fesses avec une irradiation à la face postérieure des cuisses, sans dépasser le genou (elles sont bilatérales ou à bascule, pseudo-sciatiques).

PROTOCOLE DE SOINS

SYNOVIORTHÈSE À L'ACIDE OSMIQUE

Mme Per., 45 ans, qui a une polyarthrite rhumatoïde depuis 1 an, est hospitalisée pour un épanchement des deux genoux pour lequel une synoviorthèse à l'acide osmique est envisagée. Quel sera votre comportement ?

EXPLIQUER À LA MALADE L'OBJECTIF DU TRAITEMENT

- C'est un **traitement local** qui consiste à injecter dans l'articulation de l'acide osmique, substance qui a pour but de freiner la production de liquide synovial et la destruction du cartilage articulaire par la synoviale inflammatoire pathologique.

- Elle s'adresse à une articulation qui n'est pas encore le siège d'une destruction très importante.

- Son résultat bénéfique n'est pas immédiat, commence après quelques jours, mais peut être prolongé plusieurs mois.

- Ce geste peut être renouvelé ultérieurement en cas de récidive, en particulier s'il a été actif.

EXPLIQUER LES MODALITÉS DU TRAITEMENT ET DE LA SURVEILLANCE

- La synoviorthèse à l'acide osmique, qui se fait en salle de soins, est un geste local habituellement bien toléré et il est utile de le rappeler à la malade.
- L'injection se fait comme pour une infiltration ou une ponction intra-articulaire (que la patiente connaît peut-être déjà); on injecte d'abord de la *Xylocaïne*, puis l'acide osmique et ensuite un dérivé cortisonique retard.
- Le genou sera immobilisé en extension par un bandage et le repos en position allongée maintenu 24 heures.
- Une augmentation de la tension dans l'articulation est fréquente, une fébricule possible le 1er jour.
- Exceptionnellement, une réaction douloureuse peut survenir, calmée par la prescription d'un anti-inflammatoire, voire le lendemain par l'évacuation du genou.
- Un petit tatouage noirâtre peut apparaître au point de ponction, traduisant l'issue d'une petite quantité d'acide osmique, qui noircit en s'oxydant au contact des tissus et de l'air.

PHARMACOLOGIE

PRINCIPAUX TRAITEMENTS DE FOND DE LA POLYARTHRITE RHUMATOÏDE

Médications	*Effets indésirables*	*Précautions et surveillance*
SELS D'OR *Allochrysine* : amp. à 25, 50 ou 100 mg + diluant. *Ridauran* : comp. à 2 mg	prurit, éruption cutanée, érythrodermie, stomatite aphtoïde; diarrhée, douleurs abdominales; fièvre; protéinurie, syndrome néphrotique, insuffisance rénale; éosinophilie, neutropénie, thrombopénie, voire aplasie médullaire; infiltrats pulmonaires; neuropathie périphérique; ictère cholestatique, dépôts auriques : cutanés, oculaires	recherche avant chaque injection : – des signes cliniques d'intolérance, de protéinurie, – hémogramme mensuel
PRODUITS À GROUPEMENT THIOL D-Pénicillamine : *Trolovol*, comp. à 300 mg (2 à 3/j). Tiopronine : *Acadione*, comp. à 250 mg (3 à 4/j).	protéinurie; thrombopénie, leucopénie; éruptions, prurit, lichen, alopécie, gingivite, aphtes, pemphigus; agueusie (perte du goût); myasthénie, polymyosite, lupus induits; élévation des SGOT et SGPT; pneumopathie interstitielle, bronchiolite oblitérante	protéinurie des 24 h, hémogramme mensuel, surveillance clinique, anticorps antinucléaires, biologie hépatique mensuelle; toux, dyspnée : radio thorax, fonction respiratoire
MÉTHOTREXATE *Méthotrexate Bellon, Novatrex* comp. à 2,5 mg, en général 7,5 mg par semaine, en 2 ou 3 prises à 12 heures d'intervalle, rarement jusqu'à 30 mg par semaine	aux doses utilisées en rhumatologie : pneumopathies interstitielles; prurit, urticaire, stomatite; alopécie; diarrhée, nausées, douleurs abdominales; neutropénie, thrombopénie; élévation des SGOT, SGPT, fibrose hépatique (rare)	contraception efficace, fonction rénale normale, dyspnée, radio du thorax, fonction respiratoire, hémogramme, SGOT, SGPT, mensuels
LEFLUNOMIDE *Arava*, comp. à 10 et 20 mg (1/j) et à 100 mg pour initier le traitement	augmentation de la pression artérielle; diarrhées, nausées, vomissements, anorexie; aphtes, douleurs abdominales; élévation des paramètres biologiques hépatiques; céphalées, étourdissements, asthénie, paresthésies; accentuation de la chute naturelle des cheveux, eczéma, sécheresse cutanée; réactions allergiques modérées, éruption, prurit; sensibilité aux infections; leucopénie, et, plus rarement, anémie, thrombopénie	l'administration concomitante de traitements de fond hépatotoxiques ou hématotoxiques n'est pas souhaitable; NFS Plaquettes, ALAT (SGPT) toutes les 2 semaines au début; surveillance de la TA régulière; contraception efficace; contre-indication pendant la grossesse; en cas de survenue d'un surdosage ou d'une toxicité, il est conseillé d'administrer de la colestyramine ou du charbon activé pour accélérer l'élimination.
ANTI-TNF-ALPHA : ETANERCEPT : *Enbrel*, amp. 25 mg (sc, 2 fois/sem) INFLIXIMAB : *Remicade*, pdre.p.sol.100 mg. (3 mg/kg en perf. IV de 2 h) puis aux semaines 2 et 6, puis toutes les 8 semaines. ADALIMUMAB : *Humira*, sol. inj. 40 mg (sc. toutes les 2 semaines)	sensibilité aux infections et plus rarement infections opportunistes telles que tuberculose, etc; céphalée, vertiges/étourdissement; rares cas de névrites optiques et de poussées de SEP; bouffées de chaleur; nausée, diarrhée, douleur abdominale, dyspepsie; rash, prurit, urticaire, sudation augmentée, sécheresse cutanée; allergies et plus rarement réactions anaphylactiques; réactions au site d'injection et réactions liées à la perfusion; transaminases hépatiques élevées	risque de survenue ou de réveil d'une tuberculose (radio thorax, IDR avant Trt.) ou d'autres infections opportunistes ou sévères; risque de poussée d'insuffisance cardiaque (bilan préalable et surveillance). NFS plaquettes, transaminases régulièrement; pendant la perfusion de Remicade : voir page 4; contraception efficace; non recommandé pendant la grossesse
ANTAGONISTE DE L'INTERLEUKINE 1 : ANAKINRA : *Kineret*, sol 100 mg (1 inj.sc./j)	réaction au point d'injection; céphalée; neutropénie; infections, bactériennes surtout	NFS Plaquettes régulièrement (risque de neutropénie); contraception efficace; non recommandé pendant la grossesse

Tous ces produits nécessitent une contraception efficace chez la femme susceptible de procréer; presque tous sont contre-indiqués en cas de grossesse : sels d'or, D-pénicillamine, methotrexate, en particulier, leflunomide, anti-TNF alpha et anakinra.

- **Leur horaire typiquement inflammatoire** : elles ont une recrudescence nocturne et réveillent le malade dans la deuxième partie de la nuit.
- **Elles s'accompagnent fréquemment** de douleurs thoraciques inférieures, en particulier lors de l'inspiration profonde, et à recrudescence nocturne également ; parfois les premières manifestations cliniques sont des douleurs dorsales ou cervicales de type inflammatoire ou des douleurs des talons (talalgies).
- **Parfois,** le début de la maladie est caractérisé par une ou plusieurs **arthrites des membres** inférieurs : genoux, chevilles, hanches.

Raideur de la colonne vertébrale

Particulièrement nette **le matin au réveil,** c'est un signe essentiel ; elle a tendance à diminuer au cours de la journée.

L'examen clinique du malade peut être pauvre s'il est fait en fin de journée, alors que le signe objectif que constitue la raideur a diminué.

Toutefois, l'étude des mouvements de la colonne lombaire et de la charnière dorso-lombaire montre souvent une limitation globale de ces mouvements.

Signes radiographiques

LES SIGNES CARACTÉRISTIQUES siègent au bassin et à la colonne vertébrale (figure 10.2 et photo 10.3).

- **Arthrite sacro-iliaque bilatérale**, avec au début flou de l'interligne, condensation des berges de l'articulation, et géodes finissant par donner à l'interligne un aspect dentelé en « timbre-poste ». Ultérieurement, il y aura fusion osseuse des articulations sacro-iliaques.
- **Syndesmophytes vertébraux**, c'est-à-dire des bandes d'ossification verticales reliant les vertèbres entre elles, prédominant au niveau des vertèbres dorsales inférieures et lombaires hautes, et qui aboutiront à une ankylose des corps vertébraux (colonne bambou).
- **Calcification des ligaments vertébraux postérieurs** (image en rails de métro).

Signes biologiques

Les réactions sérologiques de la polyarthrite rhumatoïde sont négatives.

L'antigène tissulaire (ou d'histocompatibilité) HLA B27 est fréquemment retrouvé dans la spon-

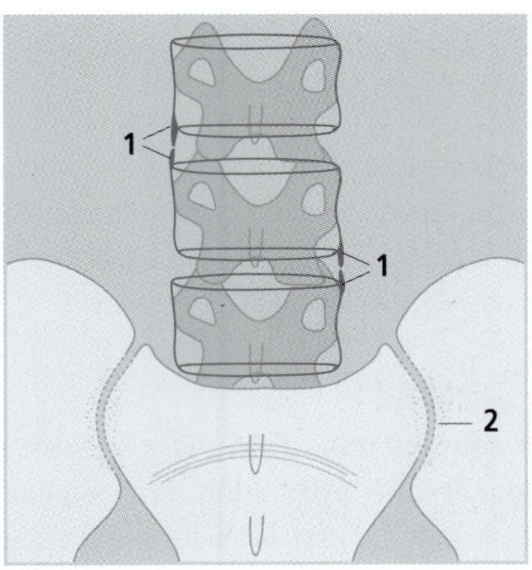

Fig. 10.2 Spondylarthrite ankylosante (phase de début).
1. Commencement de la réalisation d'un syndesmophyte : les ossifications le long des ligaments latéraux sont verticales et tendent à se rejoindre.
2. L'interligne sacro-iliaque est flou (la déminéralisation donne souvent l'aspect d'un pseudo-élargissement de l'interligne.

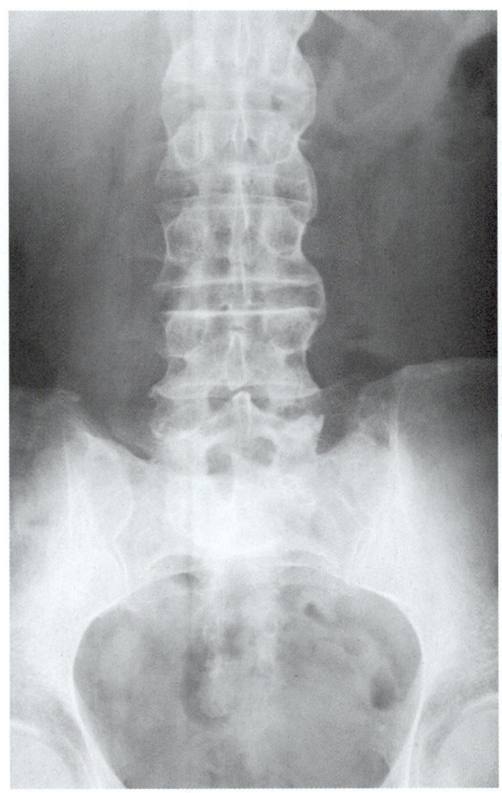

Photo 10.3 Spondylarthrite ankylosante, radiographie (phase évoluée) : syndesmophytes reliant les vertèbres, arthrite sacro-iliaque bilatérale.

dylarthrite ankylosante (plus de 90 % des cas). Cet antigène qui existe chez 6 % de la population en France, est un facteur prédisposant mais ni nécessaire ni suffisant pour que la maladie apparaisse.

L'augmentation de la vitesse de sédimentation traduit le degré d'inflammation.

Évolution

Poussées inflammatoires

Elles sont séparées par des rémissions de durée très variable.

- **Les poussées touchent au début les articulations sacro-iliaques et la colonne vertébrale lombaire ;** puis la colonne dorsale et les articulations costo-vertébrales et sterno-costales, enfin la colonne cervicale.
- **Les articulations des membres inférieurs** sont très fréquemment atteintes : chevilles et genoux, entravant la marche et la station debout ; hanches dont l'atteinte est un élément de gravité majeur, car, contrairement aux autres articulations des membres, elle a une tendance à l'ankylose osseuse.
- **Au cours de la maladie, des manifestations extra-articulaires** sont parfois associées et il faut signaler l'atteinte oculaire (iritis) relativement fréquente et l'atteinte cardiaque (insuffisance aortique) beaucoup plus rare.

Tendance ankylosante

Elle va aboutir à une limitation importante et moins douloureuse des mouvements de la colonne vertébrale.

Il est fréquent de noter une diminution de la distance doigts-sol, de la distance entre l'occiput et un mur, de la distance menton-sternum et de l'expansion respiratoire thoracique.

Toutefois, sous l'influence des traitements anti-inflammatoires la tendance à l'ankylose semble actuellement atténuée et retardée.

LE RETENTISSEMENT FONCTIONNEL de l'atteinte du rachis est parfois considérable chez les hommes jeunes, entravant leur activité sociale et professionnelle.

Traitement

Essentiellement symptomatique il fait appel aux éléments suivants.

Traitement médicamenteux anti-inflammatoire

À base d'anti-inflammatoires non stéroïdiens, tels que *Voltarène*, *Profénid*, *Feldène*, etc., prescrits lors des poussées de la maladie en fonction de leur intensité. L'aspirine à dose suffisante peut être utile pour des douleurs modérées.

Ces traitements exposent à des effets secondaires et à des complications justifiant une surveillance rigoureuse des malades, sur le plan digestif en particulier (gastrites, ulcères gastro-duodénaux), mais aussi cutané, hématologique et rénal.

Traitement de fond, parfois

Dans les formes prolongées de la maladie, il est parfois indiqué de proposer un traitement de fond à action lente, comme dans la polyarthrite rhumatoïde, qui fait appel à la sulfasalazyne ou au méthotrexate (voir *Polyarthrite rhumatoïde*).

Dans les formes graves, il est actuellement possible d'utiliser les Anti-TNF alpha (« biothérapies », voir *Polyarthrite rhumatoïde*) qui ont souvent une grande efficacité : étanercept (*Enbrel*) par voie sous-cutanée, Infliximab (*Remicade*) en perfusion à un rythme variable, au cours d'une hospitalisation (protocole de perfusion de *Remicade*, voir pages 2 et 4).

Traitement orthopédique

Il est particulièrement essentiel dans les intervalles des poussées : coucher sur un plan assez dur, n'utiliser qu'un oreiller mince, corriger la tendance à la cyphose dorsale, gymnastique respiratoire.

Mesures socioprofessionnelles

- **Il est souvent utile d'envisager très tôt une formation et une orientation professionnelles adaptées,** visant à éviter les métiers qui comportent des contraintes mécaniques importantes ou répétées chez les sujets jeunes, voire un reclassement professionnel.
- **Les formes graves** de la maladie sont inscrites sur la liste des affections de longue durée (ALD 30) donnant droit à la prise en charge à 100 % des frais médicaux par la Sécurité sociale.
- **Les malades peuvent aussi bénéficier de l'aide fournie par des associations (voir les adresses page 6, tableau 1.1).**

Autres spondylarthropathies

Un certain nombre d'autres rhumatismes inflammatoires évoluent selon un mode et un tableau voisins de la spondylarthrite ankylosante ; on parle alors du groupe des **spondylarthropathies**, qui comporte le syndrome de Fiessinger-Leroy-Reiter, le rhumatisme psoriasique, le rhumatisme des entéro-colopathies (recto-colite hémorragique, maladie de Crohn, maladie de Whipple), le syndrome SAPHO (Synovite, Acné, Pustulose, Hyperostose par Ostéite), etc. Certains reconnaissent des facteurs étiologiques particuliers.

Syndrome de Fiessinger-Leroy-Reiter

Affection de l'homme jeune due à une **bactérie** (du genre *Chlamydia*), elle associe, après une diarrhée inconstante, une urétrite (non gonococcique), une conjonctivite et un rhumatisme inflammatoire d'évolution subaiguë, atteignant principalement les genoux et les chevilles.

Dans un certain nombre de cas, elle évolue vers l'atteinte de la colonne vertébrale, réalisant une pelvi-spondylite rhumatismale (spondylarthrite ankylosante) ; l'antigène tissulaire HLA B 27 y est également souvent présent (70 % des cas).

C'est le type de l'**arthrite réactionnelle** (voir p. 148), dont il existe plusieurs autres variétés étiologiques selon l'agent infectieux responsable.

Rhumatisme psoriasique

On appelle ainsi les arthropathies qui accompagnent (mais parfois précèdent) le psoriasis (maladie cutanée très fréquente qui donne des plaques rouges recouvertes de squames blanc nacré, sur les coudes, les genoux et le cuir chevelu).

Les manifestations articulaires peuvent ressembler soit à celles de la polyarthrite rhumatoïde, soit à celles de la spondylarthrite ankylosante.

Maladies systémiques

Il s'agit d'un groupe de maladies ayant pour caractéristique commune des anomalies diffuses du tissu conjonctif (d'où les noms qui leur sont parfois donnés : **connectivites, collagénoses**), et dont l'origine est inconnue.

Le tableau clinique est différent pour chacune d'entre elles. Toutefois elles ont certains **points communs**.

- **Diffusion des lésions,** qui ne touchent pas seulement le système articulaire, mais aussi de nombreux organes; l'expression rhumatologique de la maladie pouvant n'être qu'accessoire ou ailleurs prédominante.
- **Pronostic souvent grave,** parfois vital, du fait des localisations cardio-vasculaires, neurologiques ou rénales, mais des formes bénignes ne sont pas rares.
- **Orientations thérapeutiques voisines :** corticothérapie, et immunosuppresseurs dans les formes graves.

Nous envisagerons succinctement ici les plus caractéristiques d'entre elles : pseudo-polyarthrite rhizomélique et maladie de Horton, lupus érythémateux disséminé, périartérite noueuse, sclérodermie et dermatomyosite.

Pseudo-polyarthrite rhizomélique

La pseudo-polyarthrite rhizomélique, ou **PPR**, ou maladie de Forestier, est une affection de nature inconnue, qui atteint le sujet âgé et se caractérise par une raideur douloureuse des ceintures (d'où le nom de rhizomélique), sans lésions des structures articulaires (d'où le nom de pseudo-polyarthrite) :

– ceinture scapulaire avec difficulté de lever les bras, raideur cervicale ;

– ceinture pelvienne avec douleurs des fesses et des cuisses lorsque le malade se lève et marche, créant un handicap fonctionnel considérable ;

– il s'y associe une altération de l'état général avec fièvre et amaigrissement.

La vitesse de sédimentation est très augmentée et l'on trouve souvent une anémie « inflammatoire ».

L'ÉVOLUTION EST LONGUE : 18 à 24 mois et plus, mais elle est très favorablement influencée par la corticothérapie, à faible dose, qui en a transformé le pronostic.

Signalons que la pseudo-polyarthrite rhizomélique peut s'associer à une maladie de Horton dont elle partage alors le pronostic plus sévère. Il existe une parenté entre ces deux maladies.

Maladie de Horton ou artérite temporale

Signes

C'est une maladie du sujet âgé, d'origine inconnue, qui se manifeste par :

– une altération de l'état général avec fièvre et amaigrissement ;

– des douleurs diffuses, et surtout des **céphalées** très particulières par leur intensité, leur caractère latéralisé (uni ou bilatéral) dans la région temporale avec hyperesthésie douloureuse au contact ;

– une claudication douloureuse de la mâchoire est aussi très évocatrice ;

– des douleurs et une raideur des ceintures, comme dans la PPR, peuvent lui être associées.

L'**artère temporale** peut être palpée sous forme d'un cordon induré et inflammatoire ou d'un cordon indolore ne battant plus ; la biopsie de cette artère montre une lésion caractéristique : artérite « à cellules géantes ».

Il existe un **syndrome biologique inflammatoire** très important : la vitesse de sédimentation est presque toujours supérieure à 100 mm à la première heure et les protéines de l'inflammation sont très augmentées.

Évolution et traitement

La gravité de cette maladie tient au risque, rare mais imprévisible et redoutable, d'une **cécité** définitive, par atteinte de l'artère ophtalmique ; c'est pourquoi, au cours de l'évolution, le malade et son entourage doivent être attentifs à la survenue éventuelle de troubles, même transitoires, de la vision et alors consulter d'urgence.

LE TRAITEMENT MÉDICAL par les **corticoïdes** est extrêmement urgent ; il est généralement très efficace mais doit être poursuivi longtemps (plusieurs années souvent).

LE RISQUE DE COMPLICATIONS LIÉES À LA CORTICOTHÉRAPIE PROLONGÉE, à des doses parfois élevées, n'est pas négligeable ; l'aggravation de l'ostéoporose sénile avec tassements vertébraux douloureux est de loin le risque le plus fréquent, qui incite à réduire dès que possible la posologie à la dose minimale active.

Lupus érythémateux disséminé

Il survient en règle chez la femme jeune (20 à 30 ans) et peut réaliser plusieurs tableaux tantôt riches en symptômes et de diagnostic facile, tantôt moins, risquant d'égarer le diagnostic.

L'existence de désordres immunologiques communs (anticorps dirigés contre les noyaux cellulaires ou leurs constituants) permet de regrouper les différentes présentations cliniques.

Sa cause est encore inconnue et si l'intervention de complexes antigènes-anticorps paraît certaine (théorie immunologique), la nature virale de l'affection n'en est pas moins possible. Le problème se complique par la survenue d'authentiques *lupus induits, iatrogènes*, c'est-à-dire favorisés par une agression médicamenteuse : on invoque alors un terrain prédisposé.

Signes cliniques

- **Les manifestations cutanées**, fréquentes, apparaissent favorisées par une exposition solaire : elles siègent en effet électivement sur les zones découvertes (face, décolleté, mains), mais peuvent s'étendre à distance. Elles associent à des degrés divers un érythème, une hyperkératose (squames) et une atrophie. Le nom de « **lupus** » est dû à l'éruption du visage qui a la forme d'un masque (loup de carnaval) autour des yeux.
- **Les manifestations articulaires** revêtent des aspects multiples : arthralgies tenaces, mono-, oligo- ou polyarthrite pouvant simuler tantôt un rhuma-

tisme articulaire aigu, tantôt une polyarthrite rhumatoïde (non destructrice).

- **Plus rares, mais leur association est évocatrice**, apparaissent les manifestations pleuropéricardiques (pleurésie, péricardite), parenchymateuse pulmonaire, hépatique ou hématologique (purpura, anémie hémolytique).
- **Mais le pronostic** de la maladie semble dépendre essentiellement des **troubles nerveux et psychiques** et surtout d'une éventuelle **atteinte rénale** (glomérulonéphrite, syndrome néphrotique). C'est pour tenter de dépister une atteinte rénale histologique infraclinique que l'on pratique parfois une biopsie rénale dont les résultats influencent la thérapeutique.

Signes biologiques

Biologiquement, le point commun de toutes ces formes aiguës généralisées ou au contraire chroniques est la présence, dans le sérum du malade, d'anticorps dirigés contre les noyaux cellulaires ou leurs constituants :

- **Anticorps antinucléaires globaux** (ou facteurs antinucléaires), qui sont présents dans le lupus érythémateux aigu disséminé à un taux $\geq 1/100$, mais ne sont pas spécifiques de cette affection.
- **Anticorps anti-ADN natif** dont la présence à un taux élevé est très caractéristique du lupus érythémateux aigu disséminé en poussée.
- **Anticorps antiantigènes nucléaires solubles** : anti-Sm, anti-RNP, etc.

Un syndrome biologique inflammatoire marqué est habituel (VS augmentée, etc.).

Évolution et traitement

L'ÉVOLUTION est très variable ; certaines formes suraiguës évoluent vers la mort en quelques mois ; d'autres, quiescentes, permettent une survie très prolongée, 10 ans et plus.

LE TRAITEMENT, toujours délicat, est guidé par l'existence ou non d'une atteinte rénale (c'est pour tenter de dépister une atteinte rénale histologique infraclinique que l'on pratique parfois une biopsie rénale dont les résultats influencent la thérapeutique) et par la présence de troubles mettant en jeu le pronostic vital.

DANS LES FORMES MINEURES, il fait appel aux antipaludéens de synthèse (nécessitant une surveillance oculaire), et, dans les formes sévères, aux corticoïdes par voie orale voire aux médications immunosuppressives.

DANS LES FORMES QUI METTENT EN JEU LE PRONOSTIC VITAL IMMÉDIAT, ou celles qui échappent aux traitements précédents, des traitements plus agressifs sont envisagés. Il s'agit :

– des plasmaphérèses, dans les vascularites graves et certaines glomérulonéphrites prolifératives diffuses ;

– des assauts cortisoniques (bolus) : par exemple et à titre simplement indicatif : méthylprednisolone (*Solu-médrol*) 7,5 à 15 mg/kg/j, pendant 1 à 3 j, en perfusion, avec une surveillance attentive en raison de risques parfois vitaux.

FICHE TECHNIQUE

BOLUS DE CORTICOÏDES

INDICATIONS

Rhumatismes inflammatoires et maladies auto-immunes en poussée.
Hypercalcémie menaçante.
Compression neurologique (néoplasique).

CONTRE-INDICATIONS

Infection locale ou générale.
Ulcère gastro-duodénal en poussée.
Thrombose veineuse.
Insuffisance cardiaque non contrôlée.

MODALITÉS D'ADMINISTRATION (À ADAPTER SELON L'INDICATION ET LE PATIENT)

Perfusion dans 500 mL de G5 sur 3 heures, 1 à 3 jours consécutifs, de *Solumédrol* (300 mg à 1 g) par exemple, avec relais par voie orale (en général 75 % de la dose initiale à J 4, 50 % à J 5, 25 % à J 6, puis dose moindre adaptée, sur une période à déterminer.
Régime sans sel et apport de potassium.
Une héparinisation du cathéter peut être nécessaire.

SURVEILLANCE INFIRMIÈRE

Pression artérielle très régulièrement.
Noter la survenue éventuelle d'un flush, d'insomnie et d'un état d'excitation.
Nécessité d'un examen clinique lors de la contre-visite, jusqu'au 7e jour.

Périartérite noueuse

Plus rare, elle est caractérisée anatomiquement par des altérations en foyer des petites artères, entourées d'un nodule inflammatoire. Si le mécanisme de ces lésions paraît pouvoir être d'ordre immunologique, la cause initiale reste encore inconnue ; le rôle de l'hépatite B est retrouvé dans certaines PAN.

Signes

Cliniquement, la périartérite noueuse est une maladie déroutante en raison de la diversité de ses symptômes, mais l'**atteinte de l'état général** avec fièvre, fatigue, est presque constante.

Tous les autres signes sont variables, les plus fréquents et évocateurs étant :

– l'atteinte douloureuse des nerfs périphériques : **multinévrites** ;

– les signes cutanés : œdèmes, nodules sur le trajet des artères ;

– les arthrites ;

– l'atteinte rénale ;

– l'hypertension artérielle ;

– un syndrome biologique inflammatoire, non spécifique.

Mais certaines périartérites noueuses se révèlent par des manifestations atypiques isolées, pulmonaires ou digestives par exemple.

Le diagnostic est difficile et repose essentiellement sur l'association des symptômes et la biopsie d'un nodule, quand il existe, ou sur la biopsie d'un nerf ou d'un fragment d'un muscle.

Évolution et traitement

L'évolution de la périartérite noueuse est variable. Elle est parfois lente avec des poussées espacées et régressives. Le plus souvent elle est sévère, entraînant une insuffisance rénale, une hypertension artérielle, une cachexie. La corticothérapie et les immunosuppresseurs (*Endoxan*) sont susceptibles de freiner l'évolution.

Dans les formes sévères on fait appel aux assauts cortisoniques (bolus), aux échanges plasmatiques (plasmaphérèses). L'association corticothérapie courte, médicaments antiviraux et échanges plasmatiques semble être efficace en cas de PAN associée à une hépatite chronique B.

Sclérodermie

La cause de la maladie est inconnue. Elle atteint surtout l'adulte et plus souvent la femme.

La sclérodermie réalise un durcissement du tissu conjonctif ; les manifestations de la maladie peuvent être extrêmement diffuses, mais **prédominent sur la peau**.

Le début se fait habituellement au niveau des doigts par des **accès de cyanose**.

Puis la peau se durcit, s'amincit, les doigts deviennent effilés et enraidis. Progressivement, la sclérose va gagner les membres, le thorax, la face, donnant à la malade un faciès de momie. Les mouvements deviennent difficiles, les articulations étant comme bridées par la sclérose de la peau.

Les organes profonds peuvent être atteints et notamment l'**œsophage**, cause de gêne à la déglutition, le poumon avec risque d'insuffisance respiratoire, et le cœur.

Un **syndrome de Raynaud** s'installe, avec parfois gangrène de l'extrémité des doigts.

L'évolution est longue. Elle peut être marquée par des périodes d'aggravation et de rémission. Les traitements proposés n'ont qu'une efficacité très limitée.

À côté de la forme généralisée, un certain nombre de sclérodermies restent localisées à un territoire et ont de ce fait un pronostic beaucoup plus bénin.

Traitement

Les possibilités thérapeutiques sont limitées au traitement symptomatique des diverses manifestations et aux tentatives de traitement de fond.

Le syndrome de Raynaud pourra bénéficier de la prescription de nifédipine (*Adalate*) ou d'autres inhibiteurs des canaux calciques, et parfois de perfusions de prostacycline dans les cas graves, l'atteinte œsophagienne d'un traitement du reflux et de l'œsophagite, l'atteinte rénale et l'hypertension artérielle relèvent au début des inhibiteurs de l'enzyme de conversion.

L'hypertension artérielle pulmonaire devrait bénéficier de l'introduction du Bosentan (*Tracleer*, anti-endothéline), ainsi que la prévention des ulcérations digitales.

Polymyosite et dermatomyosite

La polymyosite est une affection rare, caractérisée cliniquement par une atrophie musculaire douloureuse, et une altération profonde de l'état général.

Elle porte le nom de dermatomyosite quand s'y associent des signes cutanés.

Sa cause reste inconnue. Parfois, des dermatomyosites sont associées à des tumeurs malignes, à une infection par le VIH, qu'il faut rechercher.

Signes cliniques

L'atteinte musculaire frappe surtout de façon symétrique les racines des membres et comporte d'abord de vives douleurs, une diminution de la force musculaire et ensuite une atrophie des muscles avec rétraction. L'atteinte de la musculature pharyngo-laryngée est un signe de gravité.

L'atteinte cutanée est faite d'un érythème accompagné d'un œdème, du visage, des mains, des membres supérieurs.

L'état général est profondément altéré.

Diagnostic

Il repose sur l'aspect histologique caractéristique d'une biopsie musculaire.

Il existe un syndrome inflammatoire biologique non spécifique ; les enzymes musculaires (aldolase, créatine-kinase) sont souvent augmentées.

Évolution et traitement

L'évolution est variable, mais souvent grave. Faute de traitement étiologique, la corticothérapie est la base du traitement.

Elle est instituée, par voie orale, à forte dose dans les poussées, pendant plusieurs mois en général, le traitement pouvant être indéfiniment prolongé (la prévention de l'ostéoporose induite est nécessaire).

Dans les formes cliniquement sévères, on utilise la corticothérapie par bolus IV, en particulier en cas d'atteinte respiratoire.

Des traitements complémentaires peuvent être institués : le méthotrexate (surveillance du même type que dans la polyarthrite rhumatoïde), parfois l'azathioprine, ou la cyclophosphamide, la ciclosporine, etc. Dans certains cas, on peut utiliser des injections intraveineuses d'immunoglobulines humaines, ou des échanges plasmatiques.

Arthropathies métaboliques

Goutte

La goutte est une maladie métabolique liée à l'accumulation d'**acide urique** dans les humeurs et les tissus (surtout dans les articulations).

L'ACIDE URIQUE est le produit terminal de la dégradation des purines (ou bases puriques) qui proviennent :

– d'une synthèse qui s'effectue à l'intérieur de l'organisme ;

– de la dégradation dans l'organisme des constituants essentiels des noyaux cellulaires : les acides nucléiques ;

– enfin de l'alimentation qui apporte également des acides nucléiques.

L'acide urique ainsi formé s'élimine en partie dans les urines (uraturie, qui est normalement de 200 à 600 mg/jour).

Le taux sanguin normal (uricémie) est de 50 à 70 mg/litre (ou 300 à 420 µmol/L) ; il est plus élevé chez l'homme que chez la femme.

Chez le goutteux, il existe une **surcharge urique** : l'uricémie est élevée au-dessus de 70 mg/litre. Toutefois **tous les sujets ayant une surcharge urique ne feront pas nécessairement des crises articulaires**.

Étiologie

Goutte primaire, la plus fréquente

C'est une **maladie héréditaire frappant les hommes** de plus de 40 ans, bien plus rarement les femmes et alors surtout après la ménopause. Elle est due à un excès de la synthèse des bases puriques dans l'organisme. L'alimentation trop abondante, trop riche en viande ou en graisse, l'alcoolisme, ne peuvent provoquer à eux seuls la goutte, mais ils la favorisent et l'aggravent.

Goutte secondaire, plus rare

Deux mécanismes sont en cause :

- **Soit la dégradation excessive des cellules** au cours de certaines maladies du sang (leucémies), mais aussi au cours des traitements anticancéreux (ces médicaments, en détruisant les cellules cancéreuses, libèrent les acides nucléiques qu'elles contiennent).
- **Soit la diminution de l'élimination urinaire de l'acide urique** par maladie rénale (insuffisance rénale chronique) ou sous l'influence de certains médicaments (diurétiques).

Crise de goutte

Elle est due à la précipitation à l'intérieur d'une articulation de cristaux d'acide urique, qui entraînent une réaction inflammatoire aiguë. Elle peut survenir sans raison apparente, mais est souvent déclenchée par des erreurs de régime (voir traitement), un surmenage physique, un traumatisme, une intervention chirurgicale, la prise de certains médicaments (diurétiques).

Signes précurseurs

(Ou prodromes), ils précèdent parfois de quelques heures l'accès de goutte aiguë : vague gêne douloureuse de l'articulation qui sera touchée; sensation de lourdeur d'un membre inférieur, nervosité, insomnie, troubles digestifs.

Accès typique à la racine du gros orteil

Il réalise une **arthrite aiguë** de la 1re articulation métatarso-phalangienne (photo 10.4A).

- **La douleur** a un début extrêmement brutal et souvent nocturne; elle atteint son maximum en quelques heures pour devenir atroce, exacerbée par le moindre contact, notamment les draps, entraînant une insomnie et rendant tout mouvement impossible.
- **Localement,** il existe des signes inflammatoires très nets : le gros orteil atteint est gonflé, rouge, luisant, chaud. Une fièvre plus ou moins franche accompagne habituellement ce tableau clinique.
- **En l'absence de traitement,** la crise dure quelques jours (5 à 10, avec recrudescence nocturne), puis les signes inflammatoires locaux disparaissent ainsi que la douleur. À la suite de la crise, la fonction articulaire reste parfaitement normale.
- **Sous l'influence de la colchicine,** médicament quasi spécifique de la crise de goutte aiguë, les signes disparaissent beaucoup plus rapidement (en quelques heures). Ceci représente un véritable test diagnostique dans les formes où le diagnostic clinique demeure douteux.
- **Plus rarement** la première crise atteint une autre articulation que le gros orteil (genou, cheville, mains, etc.) ou même plusieurs articulations simultanément.
- **Enfin, en dehors des jointures,** l'inflammation goutteuse peut encore intéresser les tendons,

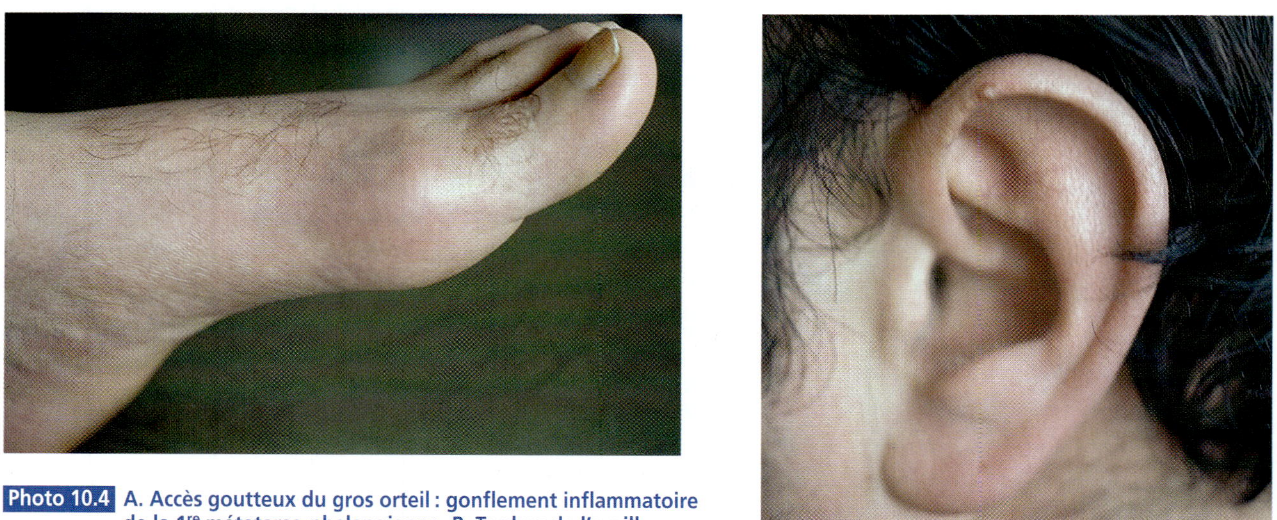

Photo 10.4 A. Accès goutteux du gros orteil : gonflement inflammatoire de la 1re métatarso-phalangienne. B. Tophus de l'oreille.

DÉMARCHE INFIRMIÈRE

PATIENT ATTEINT DE CRISE DE GOUTTE

M. G., 65 ans, a été hospitalisé pour une arthrite aiguë du genou droit. Son genou a été ponctionné et l'on a mis en évidence dans le liquide synovial des cristaux d'acide urique. Depuis 3 ans, il a fait plusieurs accès de goutte du gros orteil traités par la colchicine; il a eu pendant quelques mois du Zyloric comme traitement de fond, mais il l'a interrompu récemment de lui-même car il n'avait pas eu de crise depuis 3 mois. Quel est votre comportement ?

EXPLIQUER AU MALADE LES OBJECTIFS DU TRAITEMENT

Il faut expliquer que le traitement de la crise aiguë et celui de la maladie goutteuse ont des objectifs différents : ils se complètent mais ne remplacent pas.

• ***Le traitement de la crise aiguë*** repose sur la colchicine et/ou les anti-inflammatoires non stéroïdiens :

– La **colchicine** est administrée par voie orale, 3 à 4 comprimés à 1 mg le premier jour, puis à dose décroissante les 5 à 8 jours suivants. Il ne faut jamais prendre 2 comprimés à la fois car elle entraîne souvent des troubles digestifs et notamment une diarrhée. Celle-ci peut être atténuée par la diminution des doses et par des antidiarrhéiques. La colchicine à forte dose est très toxique et doit être gardée hors de portée.

– Les **anti-inflammatoires non stéroïdiens** sont en général utilisés en cas de forte intolérance digestive à la colchicine, ou d'inefficacité, et sont contre-indiqués en cas d'ulcère gastro-duodénal.

• ***Le traitement de fond,*** qui est de celui de la maladie goutteuse, permet d'éviter le retour des accès aigus et empêche, s'il est correctement suivi par le patient, l'apparition des complications.

– Le *Zyloric* qui a été choisi ici diminue la formation de l'acide urique dans l'organisme et fait baisser l'uricémie; mais cet effet n'est que transitoire. Son arrêt intempestif est suivi d'une remontée rapide, en quelques jours, de l'uricémie.

– Il existe pendant les premiers mois de sa prescription un risque accru de voir survenir des crises de goutte, qui peuvent être prévenues ou traitées par la colchicine. C'est pour cela qu'on ne commence pas sa prescription en même temps qu'une crise de goutte (dont, de surcroît, il n'est pas le traitement).

• ***Le régime*** est un complément non négligeable. Certains aliments ou boissons, même lorsqu'ils sont pris de façon épisodique, sont susceptibles de déclencher une crise de goutte; le goutteux doit apprendre à les reconnaître et les éviter.

DANS TOUS LES CAS LE PATIENT DOIT ÊTRE AVERTI :

– qu'une uricémie normale ne le met pas à l'abri d'une crise de goutte, même si elle en diminue considérablement la fréquence;

– que certaines circonstances sont susceptibles de déclencher une crise : ***interventions chirurgicales,*** voyages, traumatismes, certains aliments spécifiques à un malade, d'où l'utilité, parfois, d'administrer préventivement de la colchicine;

– qu'il ne doit pas interrompre ses médicaments, sans avis médical, même en cas de crise de goutte intercurrente qui doit être traitée par la colchicine.

notamment le tendon d'Achille et les bourses séreuses.

Signes biologiques

L'élévation de l'uricémie est pratiquement constante (supérieure à 70 mg/L chez l'homme et 60 mg/L chez la femme).

Lorsque le diagnostic reste incertain, la ponction de l'articulation (si elle est possible) permet de trancher de manière formelle en révélant des **cristaux d'acide urique** dans le liquide synovial.

Évolution

Dans certains cas, la maladie se résume à des accès goutteux aigus limités à une seule jointure ou touchant d'autres articulations, avec une fréquence variable, imprévisible.

Chez d'autres patients, en plus des accès articulaires, vont apparaître au fil des années des complications sérieuses. On parle alors de « **goutte chronique** » dont les manifestations sont les suivantes.

DÉMARCHE INFIRMIÈRE

PATIENT HOSPITALISÉ POUR BILAN D'UNE GOUTTE

Comprendre les éléments du bilan qui va être fait :

BILAN CLINIQUE

• ***Recherche des facteurs favorisants de la crise actuelle***

– arrêt intempestif du *Zyloric*;

– écart alimentaire;

– traitement diurétique ou par les antivitamines K;

– traumatisme, intervention chirurgicale, etc.

• ***Recherche d'une éventuelle cause d'hyperuricémie***

– traitement diurétique;

– maladies associées : insuffisance rénale, leucose, etc.

BILAN BIOLOGIQUE :

– uricémie deux jours de suite, car il peut y avoir des variations sur 24 heures;

– uraturie des 24 heures pour s'assurer qu'il n'y a pas d'hyperuraturie spontanée, facteur de lithiase rénale et de colique néphrétique, et mesure du pH urinaire;

– fonction rénale, qui peut être perturbée à cause de la goutte ou à l'opposé l'avoir favorisée; dosages de la créatininémie, de l'urée, éventuellement clairance de la créatininémie; protéinurie des 24 heures;

– glycémie, cholestérol, triglycérides, car il y a assez souvent plusieurs troubles métaboliques associés;

– hémogramme.

BILAN RADIOLOGIQUE :

– des articulations déjà atteintes pour voir s'il y a déjà des signes radiologiques d'arthropathie uratique chronique;

– se souvenir que la lithiase urinaire uratique est « radiotransparente ».

Tophus

Ce sont des tuméfactions blanchâtres, dures, de volume variable, bien visibles et palpables au niveau du bord libre de l'oreille (photo 10.4B), en arrière du coude, en avant de la rotule, sur le dos des mains.

Lorsqu'ils sont très volumineux, ils peuvent aboutir à des déformations inesthétiques et entraîner une gêne fonctionnelle. Enfin, ils peuvent s'ulcérer à la peau et laisser échapper une matière blanche, crayeuse, faite de cristaux d'acide urique.

Arthropathies goutteuses

(Ou arthropathies uratiques), elles sont dues aux dépôts d'acide urique à l'intérieur des articulations (pied, genoux, etc.) et à leur voisinage immédiat.

Les jointures atteintes sont déformées, gonflées de façon irrégulière, enraidies, douloureuses; les radiographies montrent des lacunes osseuses à l'emporte-pièce assez caractéristiques, avec parfois destruction plus importante des épiphyses.

Complications rénales

- **La lithiase rénale**, constituée par des cristaux d'urate, se manifeste par des crises de colique néphrétique et nécessite une urographie intraveineuse pour être visualisée, car la lithiase uratique est « radiotransparente ».
- **La néphropathie interstitielle** se manifeste par une protéinurie (albuminurie) qui peut être isolée, mais aussi s'accompagner d'une insuffisance rénale avec ou sans hypertension artérielle.

PHARMACOLOGIE

TRAITEMENT MÉDICAMENTEUX DE LA GOUTTE

Il faut bien distinguer le traitement de la crise aiguë de celui de la maladie goutteuse; les médications et leurs objectifs sont différents. Le premier a pour but de guérir rapidement les accès, le second a pour but de prévenir leur retour et de pallier les conséquences de l'hyperuricémie chronique (arthropathies, tophus, complications rénales) en faisant baisser l'uricémie au-dessous d'un seuil fixé à 60 mg/L.

TRAITEMENT DE LA CRISE

Produits	*Indications, posologie*	*Effets indésirables*
COLCHICINE Colchicine Houdé *Colchimax* (= colchicine + substances antidiarrhéiques)	Traitement de l'accès goutteux : comprimés à 1 mg, donnés en prise fractionnée (chaque comprimé toutes les 3 à 4 heures), 3 à 4 mg le premier jour, puis diminution décroissante les 5 à 8 jours suivants. Prévention de l'accès goutteux : 1 comprimé/jour	Troubles digestifs. Diarrhée : espacer les prises, diminuer la dose, voire antidiarrhéique. Toxique à dose massive, doit être gardée hors de portée.
Anti-inflammatoires non stéroïdiens	Voir p. 187	Voir p. 187

TRAITEMENT DE FOND

Produits	*Indications, posologie*	*Effets indésirables*
ALLOPURINOL *Zyloric* 100, 200, 300 mg *Epuric* 100 mg *Xanturic* 100 mg	Inhibiteur de la synthèse de l'acide urique. Traitement de l'hyperuricémie, de la goutte, de la lithiase urique et de l'hyperuraturie.	Crise de goutte*. Rares allergies. Troubles digestifs, exceptionnels troubles hématologiques : hémogramme dans les traitements prolongés. Interactions médicamenteuses : ampicilline, vidarabine, azathioprine.

* Les inhibiteurs de la synthèse de l'acide urique risquent de provoquer des crises de goutte au début du traitement, qui sera toujours commencé à distance de la crise, et sous colchicine à dose préventive (1 comp./j). La survenue d'une crise de goutte ne doit pas faire arrêter le traitement de fond.

Signalons enfin qu'il existe très souvent une **acidité urinaire** chez les goutteux (mesurée par le pH urinaire). Cette acidité favorise la formation des cristaux d'urate dans les voies urinaires, donc la formation des lithiases.

Traitement médicamenteux

Il faut bien distinguer le traitement de la crise aiguë de celui de la maladie goutteuse; leurs objectifs sont différents :

- **Le premier** a pour but de **guérir** rapidement les accès; il repose sur la **colchicine** ou les **anti-inflammatoires non stéroïdiens.**
- **Le second** a pour but de **prévenir** leur retour et de pallier les conséquences de l'hyperuricémie chronique (arthropathies, tophus, complications rénales), en faisant baisser l'uricémie au-dessous d'un seuil fixé à 60 mg/L. Il repose sur les **inhibiteurs de la synthèse de l'acide urique.**

Régime

Il ne peut que rarement prétendre à lui seul normaliser l'uricémie. C'est cependant un complément utile qui comprend :

– une restriction calorique globale en cas d'obésité;

– une restriction des aliments générateurs d'hyperuricémie : abats, viandes grasses, gibiers, sardines, anchois, crustacés, caviar, champignons, légumes secs; l'apport lipidique doit également être réduit; la suppression de l'alcool est indispensable;

– une diurèse abondante par ingestion d'un ou deux litres par jour d'eau ordinaire ou minérale, et pour partie alcaline pour élever le pH urinaire (Vichy, Vals).

POINTS CLÉS

1. ▶ La goutte est une des rares affections rhumatismales dont le traitement, très efficace, permet quand il est bien conduit et bien compris par le malade d'éviter le renouvellement des crises.
2. ▶ Toute crise atteignant le gros orteil ne doit pas être qualifiée de goutte sans arguments sérieux. La goutte est rare chez la femme avant la ménopause; la chondrocalcinose, qui est très fréquente, donne des tableaux très voisins et porte aussi le nom de « pseudo-goutte calcaire ».

Chondrocalcinose articulaire

C'est une affection caractérisée par le dépôt de **cristaux de pyrophosphate de calcium** dans le cartilage articulaire; il n'y a pas de stigmate sanguin de la maladie. Celle-ci, qui touche également les deux sexes, augmente de fréquence après 50 ans.

Signes cliniques

Très souvent asymptomatique, elle est alors découverte fortuitement sur des radiographies, la maladie peut se manifester par des signes articulaires.

- **D'une part elle réalise des accès aigus inflammatoires monoarticulaires** ressemblant à ceux de la goutte, d'où le nom de **pseudo-goutte calcaire** qui lui est souvent donné. Ces accès, qui sont fréquents au gros orteil, au poignet, surviennent volontiers après un traumatisme ou une intervention chirurgicale, et *chez la femme ce diagnostic doit être évoqué avant celui de la goutte*.

Lorsque l'accès touche une grosse articulation, comme le genou, l'analyse du liquide synovial permet d'y mettre en évidence les cristaux de pyrophosphate de calcium.

- **D'autre part, elle réalise des arthropathies chroniques** qui peuvent aboutir à la destruction plus ou moins rapide de l'articulation, entraînant un handicap fonctionnel parfois sévère.

Signes radiographiques

Ils sont très caractéristiques sous forme d'un **liséré calcique**

– qui double les extrémités osseuses (genoux);

– ou incruste et rend visibles le ligament triangulaire du carpe (poignets) (figure 10.5), les ménisques des genoux, et la symphyse pubienne qui sont les localisations préférentielles.

Évolution et traitement

Les anti-inflammatoires non stéroïdiens sont très efficaces sur l'accès aigu de chondrocalcinose et souvent aussi la colchicine.

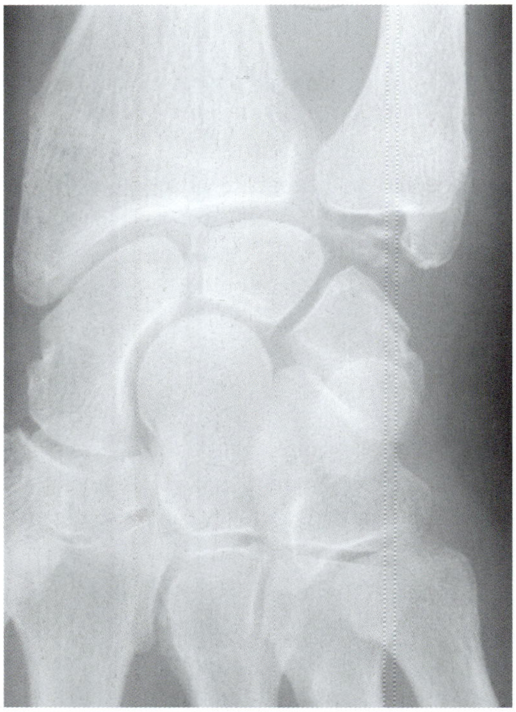

Photo 10.5 Radiographie de chondro-calcinose articulaire : incrustation du ligament triangulaire, entre le cubitus et les os du carpe.

Il n'y a pas, comme dans la goutte, de traitement de fond de la chondrocalcinose articulaire dont la cause est inconnue. Dans un petit nombre de cas, elle est associée à d'autres maladies comme l'hyperparathyroïdie, l'hémochro-matose.

Arthrose des membres

Cliniquement, l'arthrose des mains est la plus fréquente des localisations, suivie de l'arthrose des genoux, puis de l'arthrose de la hanche. L'arthrose de l'épaule, du coude, du poignet sont très rares, celle de la cheville exceptionnelle, et sont en général secondaires à un traumatisme local.

Coxarthrose (arthrose de la hanche)

Cette localisation très fréquente de l'arthrose touche environ 1 % de la population.

Signes cliniques

LES DOULEURS d'apparition progressive, sont caractéristiques par :

– leur siège et leur irradiation : douleur de l'aine irradiant à la face antérieure de la cuisse ; douleur de la région trochantérienne irradiant à la face externe de la cuisse ; douleur fessière irradiant à la face postérieure de la cuisse ; douleur isolée du genou parfois ;

– leur rythme mécanique : apparues et aggravées à l'appui, à la fatigue, à la marche qui peut être limitée ; calmées par le repos et le décubitus.

Cette douleur entraîne une impotence fonctionnelle d'importance variable, au début fatigabilité anormale, douleur au démarrage, au lever d'une chaise, puis gêne pour marcher et boiterie.

L'EXAMEN CLINIQUE montre :

– une limitation douloureuse des mouvements de la hanche (rotations externe et interne, flexion croisée, abduction et adduction, extension), et son retentissement fonctionnel : difficulté à porter le pied sur le genou opposé, à mettre ses chaussettes et ses chaussures, à couper les ongles des pieds ;

– une boiterie, particulièrement nette après quelques années d'évolution ;

– parfois une attitude vicieuse du membre inférieur : en flessum (flexion de la cuisse sur le bassin) et en rotation externe.

DÉMARCHE INFIRMIÈRE

MALADE OPÉRÉ DE PROTHÈSE DE HANCHE POUR COXARTHROSE

Au retour de la salle d'opération, en salle de réveil et en salle, prendre connaissance du compte rendu opératoire, des antécédents du malade, des soins ou de la surveillance particuliers demandés.

SURVEILLANCE POST-OPÉRATOIRE IMMÉDIATE

• ***Soins généraux***

– Prévenir en cas d'agitation du malade qu'il faut rassurer lors de son réveil.

– Surveillance du pouls, de la tension artérielle (toutes les demi-heures ou heures le 1er jour), dont les chiffres seront transcrits sur la pancarte; la chute de la tension artérielle, l'accélération du pouls étant les témoins d'un choc nécessitant un traitement rapide et l'appel du médecin anesthésiste.

– Surveillance de la respiration, d'une sonde d'oxygénothérapie éventuelle.

– Prise de la température, qui peut s'élever le 1er jour.

– Surveillance de la diurèse et d'une éventuelle sonde urinaire.

– Contrôle de l'efficacité du traitement antalgique (avec l'anesthésiste).

• ***Soins locaux***

– Le malade est en décubitus dorsal strict, le membre opéré étant en extension et en rotation nulle (rotule « au zénith »), éventuellement maintenu dans cette position par un sac de sable le long de la face externe du pied et de la cheville, pour éviter la rotation externe.

– Vérifier l'absence de saignement au niveau du pansement.

SURVEILLANCE ULTÉRIEURE ET SOINS

• ***Soins locaux***

– Surveillance des drains de Redon : vérifier leur bonne fixation, le vide; les changer toutes les 6 heures et noter le volume en signalant les pertes importantes; prévenir le chirurgien en cas d'obturation. Ablation selon prescription, en général entre le 2e et le 3e jour, selon le saignement recueilli.

– Pansement sec et occlusif, aseptique, en évitant les souillures par l'urine.

– Ablation des fils ou des agrafes, selon prescription, dès cicatrisation.

• ***Soins généraux***

– Prévention des thrombophlébites et embolies pulmonaires : voir p. 78.

– Prévention des escarres : voir p. 79.

– Prévention de l'encombrement broncho-pulmonaire : voir p. 80.

– Aider au bon fonctionnement vésical et intestinal : voir p. 80.

• ***Soins propres à la mise en place d'une prothèse de hanche***

– Prudence lors des manœuvres pour changer les draps et alèses, maintenir une légère abduction des hanches par un triangle d'abduction, ou des coussins, entre les genoux, se faire aider.

– Prévention des positions vicieuses dans le lit.

– Début assez précoce de la rééducation au lit : exercices de posture en légère flexion au début, puis contractions statiques musculaires, mise au fauteuil avant la remise en charge et la reprise de la marche (jamais seul, et avec des cannes béquilles).

PRÉPARATION DE LA SORTIE

– Rendez-vous pour le cliché de contrôle avant la prochaine consultation.

– Prescriptions médicamenteuses (antalgiques, éventuellement antivitamines K en relais de l'héparine).

– Remettre une ***fiche de conseils pratiques*** au patient : continuer la rééducation à domicile ou en maison de repos, interdiction de croiser les jambes (risque de luxation de la prothèse), éviter de trop fléchir le tronc et de porter des charges lourdes; pas d'injection intramusculaire du côté de la prothèse (voir p. 171).

Signes radiographiques

L'examen radiographique comporte un cliché du bassin de face debout et des clichés de chaque hanche de face et en « faux profil » :

D'UNE PART, il montre les **signes de l'arthrose** (figure 10.3 et photo 10.6) :

– pincement localisé de l'interligne qui traduit l'usure cartilagineuse ;

– ostéophytose marginale, fémorale et cotyloïdienne ;

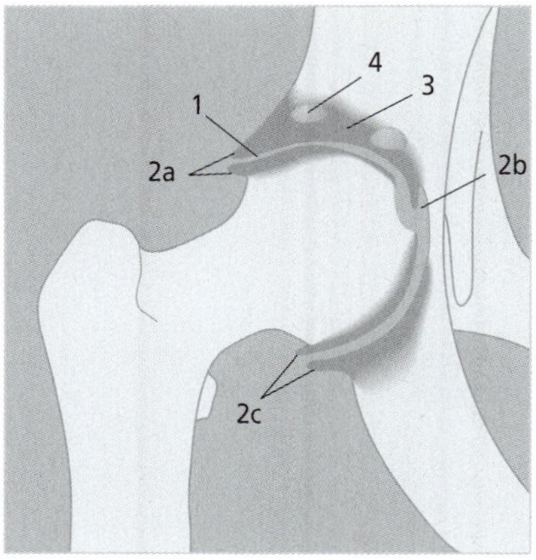

Fig. 10.3 Coxarthrose primitive.

1. Pincement de l'interligne articulaire. 2. Ostéophytose (a. polaire supérieure; b. moyenne, dessinant un « double fond »; c. polaire inférieure dessinant un « seuil ». 3. Ostéosclérose. 4. Petites géodes creusées dans la zone condensée.

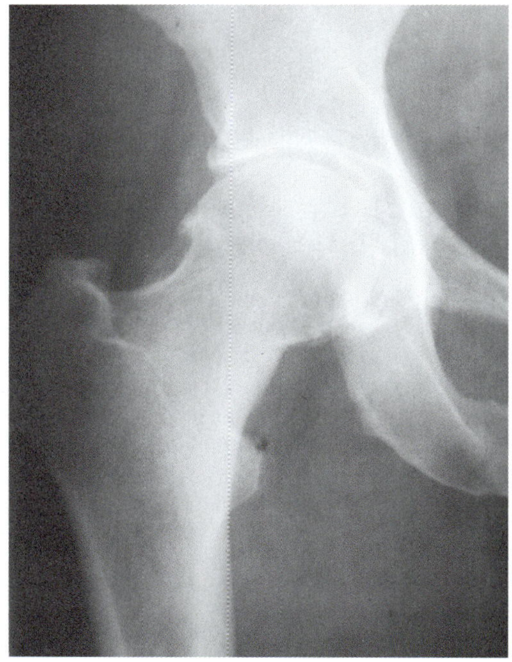

Photo 10.6 Radiographie d'une coxarthrose.

– ostéocondensation de part et d'autre du pincement et dans laquelle des géodes peuvent se creuser.

D'AUTRE PART, il permet de distinguer :

- **Les coxarthroses secondaires à une malformation**, essentiellement une subluxation congénitale de la hanche ou une dysplasie congénitale faisant intervenir une insuffisance cotyloïdienne et/ou une coxa valga;
- **Les coxarthroses primitives**, c'est-à-dire sans malformation antérieure décelable.

Évolution

Elle est généralement assez lente et bien difficile à schématiser. Comme il est fréquent en matière d'arthrose, à un moment donné, il n'y a pas de parallélisme strict entre les lésions anatomiques et les douleurs; il est ainsi des formes indolores ou peu douloureuses de coxarthroses radiologiquement évoluées. À l'opposé, il est des formes évolutives particulières par l'importance des douleurs ou par la rapidité de la destruction anatomique (coxarthrose destructrice rapide). D'une façon générale, la limitation des mouvements s'accentue progressivement.

Traitement

Il doit tenir compte de différents facteurs : unilatéralité ou bilatéralité de l'atteinte, stade et mode évolutif, étiologie, secondaire ou non à une malformation; degré d'impotence et retentissement fonctionnel, professionnel ou social.

IL FAIT APPEL LE PLUS SOUVENT :

- **À des mesures d'hygiène physique :** réduire la station debout et la marche, pratique de la natation et de la bicyclette, amaigrissement.
- **Aux médications antalgiques** dont l'aspirine et le paracétamol sont la base.
- **Aux anti-inflammatoires non stéroïdiens,** qui nécessitent une surveillance rigoureuse.
- **À la rééducation,** de préférence en piscine, aux cures thermales.

CEPENDANT, LA CHIRURGIE a une place importante dans le traitement de la coxarthrose.

Il s'agit très schématiquement :

- **D'une part, de la chirurgie corrective des malformations architecturales,** à un stade précoce, alors que les lésions arthrosiques sont débutantes et symptomatiques : ostéotomies de correction, butées ostéoplastiques; elles ralentissent l'évolution.

DÉMARCHE INFIRMIÈRE

CONSEILS PRATIQUES À DONNER À UN PATIENT PORTEUR D'UNE PROTHÈSE DE HANCHE À SA SORTIE

– La rééducation, qui peut se faire à domicile, sera poursuivie, de façon à renforcer les muscles fessiers et à obtenir une bonne stabilité.
– L'aide d'une canne, ou d'une canne anglaise, prise de la main opposée au côté de la prothèse, est utile au début seulement.
– Bien préciser qu'**un mouvement particulier est interdit, de façon définitive : l'association de flexion + adduction + rotation interne de la hanche opérée**, c'est-à-dire la hanche fléchie, avec le genou du côté opposé : croisement de jambe.

PENDANT ENVIRON DEUX MOIS

– Pour se coucher : surélever les pieds du lit d'environ 15 à 20 cm (bottins, briques, etc), mettre un oreiller entre les jambes si l'on dort sur le côté.
– S'asseoir les jambes écartées, sur des sièges hauts et fermes, en évitant les sièges bas et mous.
– Pour enfiler les collants, chaussettes, slip, pantalon, écarter les genoux et, si besoin, se faire aider.
– Pour se chausser, éviter les chaussures à lacets, boucles, fermeture éclair, bottes, s'aider d'un chausse-pied long, et préférer les mocassins, les escarpins qui ne nécessitent pas de se pencher en avant.
– Pour la toilette, éviter la baignoire et préférer la douche.
– Pour ramasser les objets à terre, ne pas s'accroupir et se mettre sur le genou du côté opéré. Éviter les objets lourds et s'aider éventuellement pour les petits objets d'une pince télescopique.
– En voiture, éviter de conduire pendant les 2 premiers mois (trajets longs); pour rentrer, s'asseoir dos à la voiture puis pivoter, les 2 jambes en même temps. Reculer le siège le plus possible, et le rehausser éventuellement pour éviter une trop forte flexion de la hanche.
– Pour les rapports sexuels, qui sont permis, respecter les positions interdites.

APRÈS LE DEUXIÈME MOIS

– La vie normale est autorisée.
– La marche et la natation sont possibles; les sports violents sont cependant interdits.
– Toute infection dentaire, urinaire, cutanée ou broncho-pulmonaire doit faire consulter et être traitée, pour éviter que l'infection ne se propage à la prothèse.
– Les injections intramusculaires, du côté opéré, sont interdites.
– Respecter les visites de contrôle post-opératoires, et y apporter tous les clichés précédents.

D'autre part, chez les sujets plus âgés (en général après 65 ans) et lorsque le traitement médical est inefficace, d'arthroplastie ou **prothèse totale de la hanche**, remplaçant à la fois la tête et le cotyle pathologique.

Si cette intervention a profondément bouleversé le pronostic de la coxarthrose, il n'en reste pas moins que la majorité des coxarthroses ressort d'un traitement médical.

Gonarthrose (arthrose du genou)

CERTAINES GONARTHROSES sont secondaires :

– à une mauvaise adaptation des surfaces articulaires d'origine traumatique (fractures du tibia, des condyles fémoraux, de la rotule, entorse grave, lésion méniscale);

– à une déviation axiale du genou : genu valgum ou genu varum, à une subluxation externe de la rotule.

LE PLUS SOUVENT L'ARTHROSE DU GENOU EST DITE PRIMITIVE et cette localisation très fréquente de l'arthrose touche habituellement une femme près de la ménopause; elle est le plus souvent bilatérale.

Signes cliniques

Les **douleurs des genoux** sont caractéristiques par :

– leur apparition progressive;

– leur survenue à la marche (qui peut devenir limitée), dans les escaliers (à la montée et plus

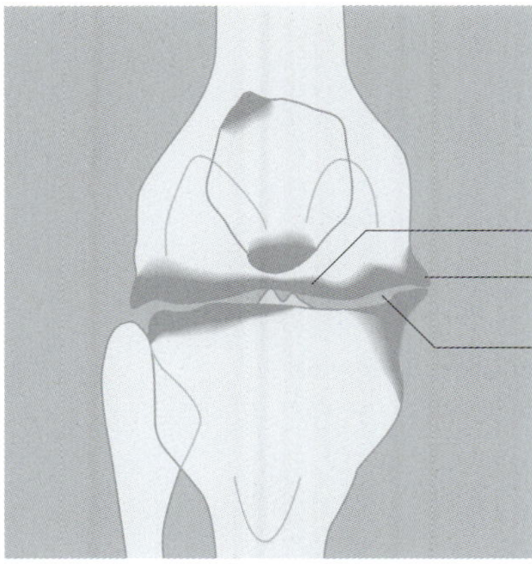

Fig. 10.4 **Arthrose du genou (de face).**
1. Pincement de l'interligne fémoro-tibial.
2. Ostéophytose. 3. Ostéosclérose.

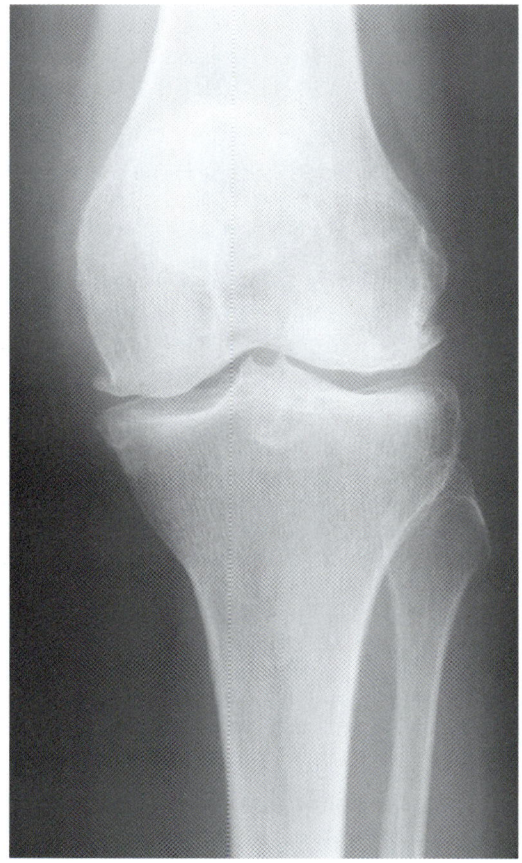

Photo 10.7 **Arthrose du genou (de face).**
Gonarthrose fémoro-tibiale bicompartimentale (interne et externe).

encore à la descente), au lever après une station assise prolongée (« douleur de démarrage »), à l'accroupissement;

– leur atténuation par le repos.

À L'EXAMEN CLINIQUE :

Les deux genoux sont gros et déformés dans les formes évoluées. Le gonflement articulaire est habituellement froid et ne s'accompagne d'aucun signe inflammatoire; il est dû à l'hypertrophie des tissus périarticulaires et à la prolifération osseuse (ostéophyte).

Parfois, il existe aussi un épanchement de liquide synovial dans l'articulation; l'analyse montre son caractère « mécanique » : pauvre en cellules, en général moins de 1 000 par mm^3.

Au cours d'une poussée, l'un ou les deux genoux sont douloureux :

– à la palpation qui relève souvent des points douloureux sur l'interligne fémoro-tibial;

– à la mobilisation de la rotule que l'on appuie en même temps sur la trochlée fémorale : c'est le signe du rabot qui se traduit par une sensation de raclement douloureux;

– il existe assez souvent une légère limitation douloureuse des mouvements du genou, en flexion surtout;

– enfin, l'examen du malade debout peut mettre en évidence une déviation de l'axe du membre inférieur : genu valgum (jambes en X) ou genu varum (jambes en O), qui peut être primitive et à l'origine de l'arthrose ou, à l'opposé, être secondaire à l'arthrose.

Signes radiographiques

L'EXAMEN RADIOGRAPHIQUE comporte plusieurs incidences :

- **Cliché de profil,** étudiant l'interligne fémoro-rotulien (ou fémoro-patellaire) où commencent généralement les lésions arthrosiques.
- **Clichés de face,** qui doivent toujours être pris debout, « en charge ». On distingue un compartiment fémoro-tibial interne et un compartiment externe (figure 10.4 et photo 10.7). Les lésions

peuvent atteindre un seul ou les deux compartiments de l'interligne fémoro-tibial. On y retrouve :

– le pincement de l'interligne qui traduit l'usure du cartilage ;

– l'ostéophytose marginale sur le tibia ou les condyles fémoraux, la rotule, avec un aspect souvent acéré des épines tibiales ;

– l'ostéosclérose, de part et d'autre du pincement ; les géodes y sont très rares.

- **Clichés en incidence « axiale » du genou,** qui permettent une meilleure étude de l'interligne fémoro-rotulien dans les lésions débutantes, et qui permettent également de mettre en évidence une malformation ou une malposition de la rotule à l'origine de l'arthrose (subluxation externe).

Évolution

Elle est généralement lente et relativement bien tolérée, mieux que celle de la coxarthrose.

Sur un fond douloureux d'intensité très variable, mais généralement modeste, et intermittent, peuvent survenir des épisodes franchement plus douloureux.

Comme il est fréquent au cours de l'arthrose, il n'y a pas, à un moment donné, de parallélisme entre les lésions radiologiques et la douleur ; toutefois, l'existence d'un genu varum entraîne plus de douleurs.

Traitement

ESSENTIELLEMENT MÉDICAL il fait appel :

- **Aux médications antalgiques** dont l'aspirine et le paracétamol sont la base.
- **Aux anti-inflammatoires non stéroïdiens**, en cures brèves et qui nécessitent une surveillance rigoureuse.
- **Aux injections intra-articulaires de dérivés corticoïdes**, qui doivent être faites avec une très grande asepsie et à une fréquence très espacée ou aux **injections d'acide hyaluronique** (viscosupplémentation).
- **À des mesures d'hygiène physique :** réduire ou fractionner la station debout et la marche ; éviter les escaliers ; cure d'amaigrissement.
- **À la rééducation** et aux cures thermales (crénothérapie).

LE TRAITEMENT CHIRURGICAL a une place plus restreinte, faisant appel :

- **Aux ostéotomies correctrices** d'une grande déviation axiale.
- **À la correction éventuelle d'une subluxation** externe de la rotule.
- Et surtout, dans les cas fonctionnellement sévères, aux **prothèses totales du genou.**

VISCOSUPPLÉMENTATION

Il s'agit de l'utilisation de produits de la famille de l'acide hyaluronique ; celui-ci est un composant normal du liquide synovial (auquel il confère ses propriété visco-élastiques) qui joue un rôle important dans la « lubrification » des surfaces cartilagineuses en contact. De ce fait, ils contribueraient à diminuer la douleur et la gêne et à accroître l'amplitude articulaire.

L'indication principale est l'arthrose du genou. Certains des produits peuvent également être injectés dans la hanche arthrosique, dans l'articulation trapézo-métacarpienne (rhizarthrose du pouce), de préférence sous contrôle radiologique, ou dans d'autres articulations arthrosiques des membres.

Le traitement consiste habituellement, pour le genou, en 3 injections de produit à 1 semaine d'intervalle, par voie strictement intra-articulaire et avec les précautions habituelles d'asepsie, et après évacuation d'un éventuel épanchement.

L'infirmier(e) intervient dans ce type de traitement dans les mêmes conditions que pour une injection intra-articulaire d'un dérivé de la cortisone (voir page 66). Il est lui utile de savoir que :

– Pour la désinfection cutanée, les règles sont les mêmes ; mais il est déconseillé en général d'utiliser les produits à base d'ammoniums quaternaires (chlorure de benzalkonium) ou la chlorexidine qui sont susceptibles d'entraîner une précipitation du produit.

– Une rougeur ou un œdème local modéré peuvent survenir après l'injection ; très rarement une réaction inflammatoire articulaire qui conduirait à évacuer le genou et à prescrire un AINS.

– Un repos physique (simple) est conseillé pendant les 24 heures qui suivent l'injection, et que ces produits ont une action décalée et retardée.

– Ce traitement ne doit pas être renouvelé dans la même articulation avant 6 à 9 mois.

Arthrose des doigts et des orteils

L'arthrose des doigts est très fréquente, et l'on reconnaît souvent à son origine des facteurs familiaux. Elle est habituellement bilatérale, volontiers déformante, mais ses manifestations cliniques sont rarement douloureuses et de façon intermittente ; une gêne fonctionnelle est parfois notée. Aucun traitement médical ne peut prétendre empêcher les déformations, mais les antalgiques et les traitements locaux (gels anti-inflammatoires plus qu'injections locales de corticoïdes) peuvent soulager les poussées douloureuses.

- **La rhizarthrose** (arthrose de la racine du pouce), correspond à l'atteinte de l'articulation trapézo-métacarpienne ; elle entraîne dans les formes évoluées une subluxation en dehors du pouce.
- **Les nodosités d'Heberden** sont la localisation la plus fréquente, sur les articulations interphalangiennes distales (IPD), entre la 2e et la 3e phalange, réalisant une saillie dorsale.
- **Les nodosités de Bouchard** sont la localisation sur les articulations interphalangiennes proximales (IPP), entre la 1re et la 2e phalange.
- **L'arthrose du 1er orteil** porte le nom d'hallux rigidus, ou d'**hallux valgus** lorsqu'elle s'accompagne d'une déviation en dehors de l'extrémité de l'orteil ; elle est favorisée par le port de chaussures à bout trop étroit et à talons hauts.

POINTS CLÉS

1. ▶ Le **pronostic fonctionnel** à long terme d'une arthrose des membres inférieurs, ou d'une arthrose des doigts, est difficile à porter ; il ne faut donc pas être inutilement alarmiste.
2. ▶ Dans les cas où le **handicap fonctionnel** est sévère la mise en place d'une prothèse de la hanche ou du genou transforme habituellement le pronostic, mais toutes les arthroses n'aboutissent pas à la prothèse.

Pathologie dégénérative du rachis

C'est l'affection anatomiquement de loin la plus fréquente, mais il n'y a cependant pas de parallélisme, ni dans le temps ni dans l'intensité, entre les symptômes douloureux et les signes radiologiques.

Rachis lombaire

Deux structures vertébrales sont anatomiquement atteintes à la région lombo-sacrée :

- **Soit les articulations interapophysaires postérieures** (qui sont des articulations diarthrodiales) où les lésions anatomiques sont celles de l'arthrose en général. Il s'y adjoint parfois un affaissement de l'apophyse articulaire inférieure, responsable d'un glissement en avant de la vertèbre sus-jacente : *spondylolisthésis* d'origine arthrosique (par opposition au spondylolisthésis du sujet jeune, par fracture de contrainte de l'isthme de la vertèbre, ou d'origine congénitale : spondylolyse isthmique).
- **Surtout, les disques intervertébraux :** détériorations discales avec *discarthrose*.

À PARTIR DE LA TRENTAINE, les disques sont le siège de lésions dégénératives ; l'anneau fibreux se fissure, ce qui permet l'issue de fragments du nucleus pulposus.

Lorsque ces petits fragments du nucleus migrent vers l'arrière, ils le font selon plusieurs degrés : si le fragment reste bloqué sous le ligament vertébral postérieur (protrusion discale), c'est le tableau douloureux du **lumbago** ; ailleurs, il refoule ou rompt ce ligament (hernie discale) et entre parfois en contact avec une racine nerveuse (figure 10.5). Le conflit disco-radiculaire réalise selon le niveau : une **sciatique** le plus souvent, une **cruralgie** parfois (particulière par l'horaire souvent nocturne de la douleur qui siège à la face antérieure de la cuisse), ou très rarement un syndrome de la queue de cheval.

Ces manifestations aiguës sont plus fréquentes au début de l'évolution de la détérioration discale ; ensuite, il s'agit de **lombalgies chroniques**, sous forme de manifestations traînantes d'intensité moindre. Très souvent cependant, la détérioration discale, même associée à une ostéophytose des berges des plateaux vertébraux (becs de perroquets), n'entraîne **aucun symptôme**.

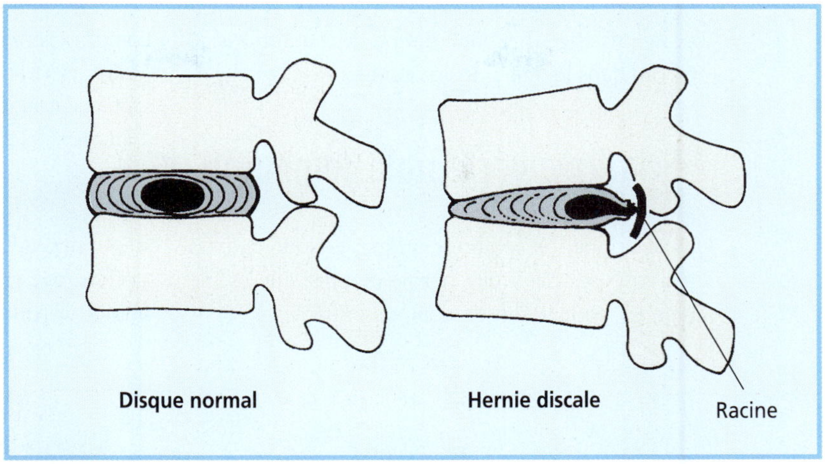

Fig. 10.5 Disque normal et mécanisme de la sciatique par hernie discale.

Rachis cervical

Au rachis cervical, on parle de **cervicarthrose**. Outre la discarthrose qui siège électivement dans son segment inférieur, il existe des lésions d'**uncarthrose** (l'uncus est une saillie osseuse aux coins supéro-externes des vertèbres cervicales), semblables aux lésions arthrosiques habituelles.

Les déformations liées à l'**unco-discarthrose cervicale**, très fréquentes, sont surtout source de raideur, de craquements ou de « bruits de sable », mais peuvent être quelquefois responsables de névralgie cervico-brachiale, avec ou sans hernie discale associée. Exceptionnellement, la moelle épinière peut être comprimée : myélopathie cervicarthrosique.

Rachis dorsal

La **dorsarthrose** habituelle est liée à la sénescence ; parfois, elle est secondaire aux lésions de la **maladie de Scheuermann** (dystrophie vertébrale de croissance) ou au déséquilibre statique de la colonne dorsale. La dorsarthrose est presque toujours indolore.

Lumbago

Signes

Un adulte jeune, à la suite d'un effort de soulèvement (valise, caisse lourde), ressent une vive douleur, parfois un craquement, dans la région lombaire et a des difficultés à se redresser. Cette douleur très intense est médiane et ne s'accompagne pas d'irradiation ; elle est aggravée bien souvent par la toux, l'éternuement, le rire et elle est calmée par le repos.

À L'EXAMEN CLINIQUE, on remarque une importante contracture des muscles paravertébraux lombaires, figeant le sujet dans une attitude déhanchée latéralement et en flexion antérieure. Si l'examen cherche à vaincre cette **attitude antalgique**, la douleur est augmentée.

RADIOLOGIQUEMENT, on peut voir un aspect normal du rachis lombaire ou simplement une attitude antalgique, ou un pincement discal, comme dans la sciatique.

Évolution et traitement

Sous l'influence du repos, strict quand l'impotence est absolue — sur plan dur, en décubitus dorsal, jambes demi-fléchies —, ou simplement « relatif » dans les formes moins invalidantes, des médications antalgiques, la **guérison complète**, va survenir en 5 à 10 jours dans l'immense majorité des cas.

Cet épisode aigu peut rester unique dans l'existence du sujet (véritable « accident de parcours »), mais il expose à la survenue de récidives et d'autres manifestations de la détérioration discale : sciatique, lombalgies chroniques. Rien ne permet d'en prévoir le rythme ni leur éventualité.

Toutefois la prise de mesures de **prévention** est importante, qui comporte des règles d'hygiène physique simples (renforcement de la musculature lombo-abdominale, éviter les mouvements automatiques et brusques du rachis lombaire, la station assise prolongée), l'amélioration des conditions de travail dans le domaine ergonomique.

Sciatique vertébrale commune

La sciatique, ou lombo-sciatique, est due dans la majorité des cas à une hernie discale ; elle est de type L5 pour le disque compris entre les 4e et 5e vertèbres lombaires ou de type S 1 pour le disque compris entre la 5e vertèbre lombaire et le sacrum. *Malgré la hernie elle guérit « médicalement » ou même spontanément dans la majorité des cas, sans nécessité d'intervention chirurgicale.*

Signes cliniques

À LA SUITE D'UN EFFORT DE SOULÈVEMENT OU D'UN MOUVEMENT BRUSQUE EN GÉNÉRAL, le sujet ressent une vive douleur lombaire qui s'accompagne

DÉMARCHE INFIRMIÈRE

MALADE ATTEINT DE SCIATIQUE D'ORIGINE DISCALE

M. S., 35 ans, a été hospitalisé à la 3e semaine d'une lombo-sciatique de trajet S1 droit pour un traitement. Jusqu'à présent il n'a pas pu se reposer et a continué son travail de magasinier. Il lui a été prescrit le repos, du Dafalgan *(paracétamol), du* Voltarène *50 mg, 1 comprimé à chacun des 3 repas, et l'on envisage de lui faire une ou deux infiltrations.*

EXPLIQUER LA MALADIE AU PATIENT

Sa sciatique, de type S 1, est due comme dans la majorité des cas à une hernie discale, ici à partir d'un fragment du disque compris entre la 5e vertèbre lombaire et le sacrum.

L'origine discale de la sciatique se reconnaît sur des arguments cliniques et ne nécessite pas nécessairement d'être visualisée par un scanner.

L'évolution naturelle, aidée par le traitement médical, se fait vers la guérison en 6 à 8 semaines, sans nécessité d'intervention chirurgicale, malgré la hernie dans la majorité des cas.

La surveillance du malade ne nécessite guère de particularités, mais deux symptômes doivent être signalés d'urgence au médecin s'ils apparaissent pendant l'évolution : une paralysie des muscles du pied ou des troubles sphinctériens (troubles de la miction ou de la défécation, traduisant une atteinte des racines nerveuses de la « queue de cheval », ils constituent une urgence chirurgicale).

EXPLIQUER LE TRAITEMENT AU PATIENT

Le **repos** est un des éléments essentiels de la guérison. Il devra être strict pendant le séjour et il faut donc aider le malade pour ses repas, sa toilette, ses besoins.

Les **antalgiques** doivent être pris en fonction de l'intensité de la douleur, à dose suffisante; on leur associe parfois les décontracturants musculaires.

Les **anti-inflammatoires non stéroïdiens** sont prescrits par voie orale ou plus rarement intramusculaire, voire en perfusion. Demander au patient s'il n'a pas d'antécédent ulcéreux ou d'intolérance.

Les **infiltrations** sont souvent utiles. Ce geste qui n'est pas anodin, doit être expliqué au patient pour le rassurer. Il peut s'agir :
- d'infiltrations **épidurales,** qui consistent à injecter un corticoïde près de l'émergence de la racine du cul-de-sac dure-mérien;
- d'infiltrations **intradurales,** selon la technique de Luccherini, où l'on injecte le produit, plus profondément, à l'intérieur du cul-de-sac. Le sujet doit rester en position allongée pendant quelques heures, pour éviter des céphalées (syndrome post-ponction lombaire).

REVENIR SUR LES CONSEILS D'HYGIÈNE QUI AURONT ÉTÉ DONNÉS

La poursuite d'un **repos** relatif est nécessaire après la sortie, parfois aidée par le port d'un lombostat baleiné voire d'un corset en scotch-cast. La durée du repos et de l'arrêt de travail éventuels dépendent de l'intensité et de l'évolution de la douleur : quelques jours à quelques semaines.

La **prévention** de récidives de sciatique ou de lombalgies chroniques comporte des règles d'hygiène physique simples (renforcement de la musculature lombo-abdominale, éviter les mouvements automatiques et brusques du rachis lombaire, la station assise prolongée), l'amélioration des conditions de travail dans le domaine ergonomique. Chez ce patient qui est magasinier, il lui faudra prendre des précautions particulières, rechercher un poste moins exposé au soulèvement de charges au début, voire envisager un reclassement professionnel.

Toutefois cet épisode aigu peut rester unique dans l'existence du sujet, et il faudra aussi en tenir compte.

plus ou moins rapidement d'une **douleur « sciatique »** qui irradie dans tout le membre inférieur, caractéristique par :

- **Son trajet unilatéral** à la face postérieure de la fesse, puis à la face postéro-externe de la cuisse, à la face externe de la jambe, sur le dessus du pied vers le gros orteil, lorsque la hernie comprime la racine L5; ou à la face postérieure de la cuisse, dans le mollet, à la face postérieure de la jambe, au talon, derrière la malléole, à la plante du pied, le long de son bord externe pour la racine S1.
- **Son association à des fourmillements** ou à un engourdissement sur le trajet de la racine à la jambe et au pied.
- **Cette douleur est aggravée par la toux, l'éternuement** et elle est en général calmée par le repos. Son intensité est variable, parfois extrême, à type d'étirement vif, de décharge électrique.

L'EXAMEN CLINIQUE du malade apporte des arguments supplémentaires au diagnostic :

- **Lorsque l'on peut examiner le malade debout, il existe une position antalgique,** d'une part en légère flexion antérieure, d'autre part penché latéralement soit du côté de la sciatique (attitude antalgique directe), soit plus souvent du côté opposé (attitude antalgique croisée).
- **Les muscles paravertébraux** sont le siège d'une contracture douloureuse et les **mouvements** du rachis lombaire sont *limités*; mais ils le sont *de façon élective* pour les mouvements qui s'opposent à l'attitude antalgique.
- **Il est parfois possible de reproduire la douleur sciatique** par la pression localisée de la région paravertébrale à la hauteur du disque intéressé : *signe de la sonnette*.
- **Sur le malade couché,** la surélévation de la jambe étendue réveille la douleur sciatique dans tout le membre inférieur; c'est le *signe de Lasègue* qui a une valeur considérable. La même douleur peut aussi apparaître par surélévation du membre non douloureux (signe de Lasègue croisé).

L'ATTEINTE DE LA RACINE peut encore se traduire :

- **Par des troubles de la sensibilité** superficielle dans le territoire cutané correspondant à L5 ou à S1. On doit s'assurer de l'absence d'anesthésie « en selle » (autour de l'anus) ou de troubles sphinctériens (rétention aiguë d'urine) qui traduisent la compression de plusieurs racines et sont le signe d'un syndrome de la « queue de cheval », circonstance très rare mais véritable urgence chirurgicale.
- **Par une diminution ou une abolition du réflexe achilléen** pour la racine S1.
- **Par des troubles moteurs** appréciables au pied : difficulté à relever le gros orteil ou le pied, voire impossibilité de marcher sur le talon (signe du talon) pour la racine L5; difficulté à étendre le pied, voire impossibilité de marcher sur la pointe (signe de la pointe) pour la racine S1. C'*est l'intensité du déficit moteur qui définit les formes dites paralysantes, et non l'intensité de la douleur.*

L'état général du sujet est généralement bon et il n'existe pas de signes biologiques d'inflammation. Il faut toujours s'en assurer, car toutes les sciatiques ne sont pas d'origine discale.

DÉMARCHE INFIRMIÈRE

PATIENT ATTEINT DE SCIATIQUE DEVANT PASSER UNE IRM

M. L. S., 50 ans, a une sciatique invalidante qui évolue depuis 6 semaines et résiste au traitement médical. Un traitement plus actif est envisagé avec son accord et une IRM a été demandée, le scanner n'ayant pas apporté les renseignements attendus. Quel est votre comportement en réponse aux questions que pourrait poser M. L. S. ?

COMPRENDRE LES OBJECTIFS DE L'EXAMEN :

- confirmer l'existence d'une hernie discale;
- localiser avec précision son niveau : disque L4-L5 ou disque L5-S1;
- préciser son siège : en général médio-latéral dans le canal rachidien, mais parfois foraminal, plus latéral;
- préciser son volume et son caractère éventuellement « exclu », ce qui veut dire que la hernie a perdu le contact avec le reste du disque, ou non, ce qui aura une incidence sur le choix du traitement;
- savoir que de toute façon les résultats devront être confrontés aux symptômes cliniques.

CONNAÎTRE LES PRÉCAUTIONS ET CONTRE-INDICATIONS

Voir p. 63.

EXPLIQUER COMMENT SE PASSE L'EXAMEN

Voir p. 63.

Signes radiologiques

L'EXAMEN RADIOLOGIQUE STANDARD montre : soit un pincement global du disque atteint, soit un bâillement du disque en cause : bâillement électif latéral, du côté de la sciatique ou bâillement postérieur. Il a surtout l'intérêt de s'assurer que la structure osseuse est normale, et qu'il n'y a pas d'autres lésions qu'une arthrose.

La tomodensitométrie (scanner) est actuellement l'examen de choix pour mettre en évidence la hernie discale et la compression de la racine sciatique.

- **Toutefois, cet examen n'est pas indispensable** et on ne doit le demander que si l'on a un doute diagnostique, ou lorsque après un traitement médical prolongé et bien conduit on envisage d'opérer le malade.
- **La hernie discale** réalise une image de volume important qui fait saillie dans le canal rachidien, où elle comprime la racine en cause et parfois refoule le cul-de-sac dural (photo 10.8) ; il faut distinguer cette image caractéristique de la simple protrusion discale, très banale, qui n'a pas la même signification pathologique. La hernie est dite « exclue » quand elle a perdu le contact avec le reste du disque, ce qui peut avoir une incidence thérapeutique.
- **Ajoutons que beaucoup de malades guéris spontanément de leur sciatique** ont encore l'image de hernie sur le scanner ce qui ne doit pas inquiéter ni conduire à une opération, et qu'une telle image est fréquente chez des sujets n'ayant jamais souffert de leur rachis lombaire.

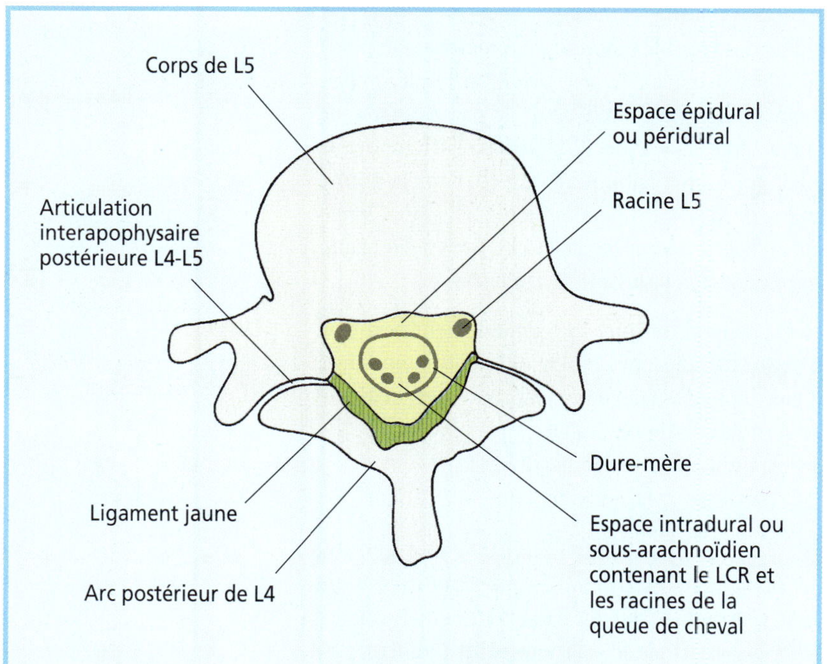

Fig. 10.6 Coupe de l'axe vertébral à la hauteur du corps de la 5e vertèbre lombaire.

L'imagerie par résonance magnétique (IRM) donne aussi des images très intéressantes, mais cet examen est plus coûteux et ne sera réalisé que lorsque le scanner n'est pas contributif ou dans les sciatiques déjà opérées.

Ce n'est qu'exceptionnellement que l'on est amené à faire une **sacco-radiculographie** : cet examen consiste à injecter dans le cul-de-sac de la dure-mère un produit opaque qui dessine les racines et permet de visualiser la hernie discale ; il n'est pas exempt de dangers qui seront évités en laissant le malade assis pendant les 8 heures qui suivent l'examen.

Évolution

Sous l'influence du repos et des médications, **le plus souvent la sciatique va guérir** en quelques semaines (2 à 8 semaines).

Toutefois, du fait des lésions discales qui persistent, le malade reste exposé à faire de nouveaux accidents aigus (lumbago, sciatique) ou à souffrir de lombalgies chroniques, mais il ne s'agit que d'un **risque**, que l'on ne peut pas prévoir ni chiffrer.

Traitement

Le plus souvent médical, il comporte :

- **Le repos,** élément indispensable dans les formes très douloureuses, généralement sur un plan dur, en décubitus dorsal, jambes demi-fléchies. Dans certaines formes moins invalidantes l'immobilisation par corset plâtré peut être utile.
- **Les antalgiques** à dose suffisante, parfois les décontracturants musculaires.
- **Les anti-inflammatoires non stéroïdiens**, habituellement par voie orale, rarement par voie IM, et parfois sous forme de perfusion IV au cours d'une hospitalisation, dans les sciatiques hyperalgiques.
- **Les infiltrations épidurales de corticoïdes,** c'est-à-dire dans l'espace épidural autour du cul-de-sac dure-mérien (figure 10.6), soit au niveau L4-L5, soit au niveau du premier trou sacré. **Les injections foraminales** de corticoïdes, sous contrôle radiologique, sont utiles quand le siège de la hernie est dans le foramen (trou de conjugaison).
- **Voire les infiltrations intradurales** de **corticoïdes** (selon la technique dite de **Lucchierini**) à

l'intérieur du cul-de-sac dure-mérien, après avoir soustrait quelques millilitres de liquide céphalo-rachidien; il est formellement proscrit d'injecter par cette voie des anesthésiques locaux. L'asepsie doit être rigoureuse. Le sujet doit rester en position allongée pendant quelques heures, pour éviter des céphalées (syndrome post-ponction lombaire) (voir chapitre 1 de cet ouvrage).

TRAITEMENT « RADICAL ». Dans les formes qui, après un traitement médical bien conduit, dépassent le délai habituel de guérison (6 à 8 semaines), ou dans certaines formes hyperalgiques ou compliquées, on est amené à discuter d'un **traitement plus « radical ». Son objectif est la guérison de la douleur « radiculaire » sciatique,** qui est alors obtenue dans la grande majorité des cas, mais il ne met pas nécessairement le malade à l'abri de douleurs lombaires ultérieures, car le disque traité est déjà pathologique, ni de sciatique par hernie à un autre étage. En accord avec le patient, en fonction de critères anatomiques et cliniques propres à chaque méthode, le choix se fait entre :

- **Une nucléotomie chirurgicale percutanée ou une chimionucléolyse** par injection intradiscale d'une enzyme, si on en dispose (papaïne, qui présente des risques d'allergie). Ces interventions, qui doivent répondre à des conditions anatomiques précises (hernie de petit volume et non « exclue »), ont des suites plus courtes. Elles se font sous neuroleptanalgésie en salle d'opération et sous contrôle radiologique; le résultat est satisfaisant dans 6 à 8 cas sur 10 (voir chapitre 1 de cet ouvrage).
- **Un traitement chirurgical** : exérèse de la hernie discale et curetage du disque pathologique pour limiter le risque de récidives. L'intervention se fait sous anesthésie générale; le résultat est satisfaisant dans 9 cas sur 10 environ. Les suites opératoires sont simples, avec sortie vers le 10e jour, et reprise de l'activité habituelle, lorsqu'elle n'est pas déconseillée, entre la 4e et la 12e semaine. Ce traitement chirurgical conventionnel peut être fait, après un certain délai et un bilan précis, en cas d'échec des méthodes précédentes.

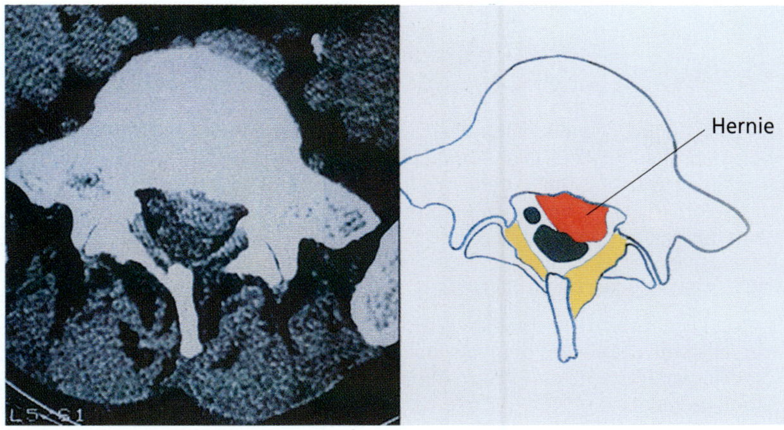

Photo 10.8 **Scanner de hernie discale. Coupe transversale de l'axe vertébral. La hernie discale médio-latérale gauche est volumineuse, comprime la racine gauche que l'on ne voit pas et refoule le cul-de-sac dural qui contient le LCR et les racines de la queue de cheval.**

FICHE TECHNIQUE

PERFUSION D'UN ANTI-INFLAMMATOIRE NON STÉROÏDIEN (AINS)

INDICATIONS

Sciatique hyperalgique.
Rhumatisme inflammatoire en poussée.

CONTRE-INDICATIONS

Sujet âgé de 70 ans ou plus.
Antécédent connu d'allergie à l'aspirine ou à un AINS.
Ulcère gastro-duodénal en poussée.
Sigmoïdite diverticulaire (en particulier en cas de poussée récente avec traitement antibiotique).
Insuffisance hépatique ou rénale sévère.
HTA non contrôlée.
Traitement concomitant par cyclotériam.
Grossesse.

MODALITÉS D'ADMINISTRATION

Perfusion de 500 mL de G5, sur 3 heures, pendant 1 à 3 jours, de *Profénid* 300 mg.
On associe habituellement la prise d'un Inhibiteur de la pompe à protons (IPP) pour prévenir une lésion gastrique, et un antalgique, ou un myorelaxant, par voie orale.

SURVEILLANCE INFIRMIÈRE

Recherche systématique de la survenue de :
- épigastralgies,
- douleurs abdominales,
- éruption cutanée et réaction allergique,
- œdèmes des membres inférieurs.

DÉMARCHE INFIRMIÈRE

PATIENT ATTEINT DE SCIATIQUE DEVANT ÊTRE OPÉRÉ

M. L. S., 50 ans, a une sciatique invalidante mais sans complication neurologique, qui évolue depuis 6 semaines et résiste au traitement médical. Un traitement plus actif est envisagé avec son accord. Quel est votre comportement en réponse aux questions que pourrait poser M. L. S. ?

LUI RAPPELER L'OBJECTIF DU TRAITEMENT

– C'est la guérison de la douleur « radiculaire » sciatique, mais pas nécessairement celle des douleurs lombaires, car le disque traité est déjà pathologique et les autres disques peuvent se manifester ultérieurement.

– Qu'aucune méthode ne peut assurer 100 % de résultats favorables.

LUI EXPLIQUER QUE LA DÉCISION OPÉRATOIRE DÉPENDRA

• ***De lui d'abord*** : seul le patient sait si sa douleur est intense et justifie un traitement plus actif; son accord est donc nécessaire.

• ***De critères anatomiques et cliniques*** propres à chaque méthode ensuite, le choix se faisant entre :

– une **chimionucléolyse** par injection intradiscale d'une enzyme, la papaïne, ou une **nucléotomie chirurgicale percutanée**, qui s'appliquent à une hernie de petit volume et non « exclue »; elles se font sous neuroleptanalgésie en salle d'opération et sous contrôle radiologique;

– un **traitement chirurgical,** conventionnel : ablation de la hernie discale et curetage du disque pathologique pour limiter le risque de récidives; l'intervention se fait sous anesthésie générale.

LE RASSURER SUR L'AVENIR

– Quand les indications opératoires sont bien choisies, le résultat est satisfaisant dans la majorité des cas. Pour la chirurgie conventionnelle, la douleur sciatique disparaît dès le réveil. Pour la chimionucléolyse où les résultats, quoique souvent favorables, sont moins constants, le traitement chirurgical conventionnel peut être fait, après un certain délai et un bilan précis, en cas d'échec.

– Les suites opératoires sont habituellement simples, plus courtes pour la chimionucléolyse. Le lever est rapide, 24 à 48 heures, et l'hospitalisation ne dépasse pas une dizaine de jours pour la chirurgie, 3 à 4 jours pour la chimionucléolyse.

– Le plus souvent aucune immobilisation, aucune contention, aucune rééducation ne sont absolument indispensables en postopératoire. Un repos simple doit être respecté : ne pas porter de charges, maintenir le segment lombaire dans un axe correct. La marche est normalement autorisée.

– La reprise du travail dépend des activités professionnelles. En dehors des métiers de force, elle se fait entre la 4e et la 12e semaine pour une chirurgie conventionnelle et plus précocement pour une chimionucléolyse.

– Cet épisode aigu peut rester unique dans l'existence du sujet, véritable « accident de parcours ». Rien ne permet de prévoir l'éventualité de récidives et d'autres manifestations de la détérioration discale, toutefois la prise de mesures de prévention reste importante.

POINTS CLÉS

1. ▶ La **douleur de la crise de lombo-sciatique** est en général complète, du rachis lombaire à la fesse et la cuisse, et descend au-dessous du genou vers le pied.
2. ▶ Le **repos**, adapté à l'intensité de la gêne fonctionnelle, constitue un élément important du traitement ; la station assise prolongée est souvent un facteur de pérennisation de la crise. Le traitement médicamenteux doit être adapté à la phase évolutive correspondante.
3. ▶ La **solution thérapeutique « radicale », nucléolyse** ou **chirurgie « conventionnelle »** est rarement envisagée avant 6 semaines, et vérification de l'échec des traitements. Elle doit être discutée et expliquée au patient, en lui précisant que son objectif unique est la disparition de la douleur sciatique dans le membre inférieur.
4. ▶ Le **scanner ou l'IRM** n'ont d'intérêt que pour préciser le niveau de la hernie discale lorsqu'on envisage de l'opérer.

Lombalgies chroniques

Signes cliniques

IL S'AGIT DE DOULEURS LOMBAIRES DIFFUSES, médianes ou prédominant d'un côté, irradiant parfois dans une fesse, très caractéristiques par leurs circonstances de survenue :

– à l'effort, à la fatigue physique importante, aux mouvements avec en particulier des douleurs lors du redressement de la colonne lombaire, qui se fait « en deux temps » ;

– après une station debout ou assise prolongée (expositions, cinéma, voiture);

– elles sont calmées par le repos et la nuit, mais le matin, au réveil, il existe fréquemment une raideur douloureuse qui cède après quelques mouvements : dérouillage matinal relativement court.

LEUR INTENSITÉ est très variable d'un malade à l'autre : simple courbature pénible mais supportable chez les uns, elles peuvent être plus intenses et créer un handicap fonctionnel considérable chez d'autres sujets, en particulier s'ils exercent des métiers nécessitant des efforts de soulèvement.

L'ÉVOLUTION DE CES DOULEURS est également variable, mais généralement elle est **discontinue dans le temps**, par poussées qui durent plusieurs semaines à plusieurs mois, parfois aggravée d'épisodes aigus, de lumbago, de sciatique, ou de cruralgie.

Signes radiographiques

L'EXAMEN RADIOLOGIQUE STANDARD montre des images caractéristiques de :

- La discarthrose lombaire (figure 10.7 et photo 10.9) :

– pincement généralement global d'un ou des disques lombaires inférieurs ;

– ostéosclérose des plateaux vertébraux adjacents ;

– ostéophytes aux bords antérieurs ou latéraux des plateaux vertébraux (becs-de-perroquet).

- **L'arthrose interapophysaire postérieure :**

– condensation des articulations interapophysaires ;

– hyperlordose ;

– et parfois spondylolisthésis arthrosique.

Il faut surtout souligner qu'il n'y a pas, à un moment donné, de parallélisme anatomo-clinique : la discarthrose visible radiologiquement n'entraîne pas toujours de manifestation douloureuse, et sa présence ne signe pas obligatoirement la responsabilité de la détérioration du disque dans une lombalgie chronique.

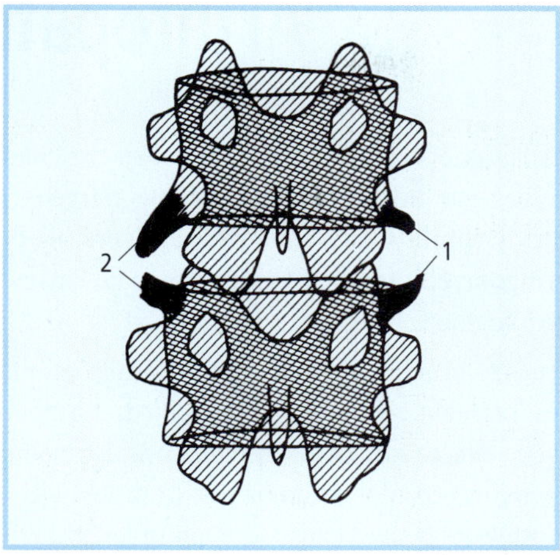

Fig. 10.7 Arthrose vertébrale. 1. ostéophyte débutant ; 2. deux ostéophytes à direction horizontale).

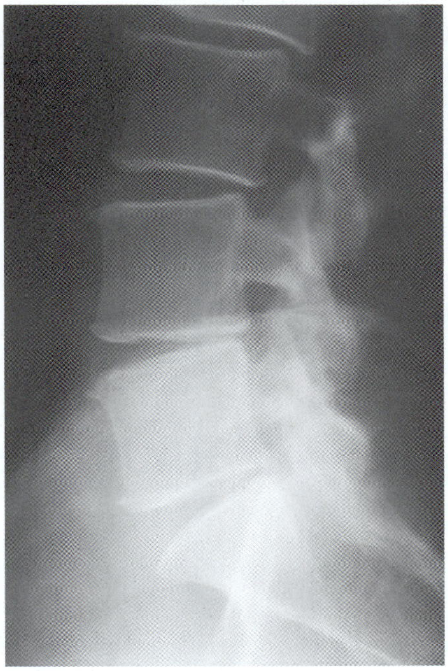

Photo 10.9 Radiographie de discarthrose lombaire étagée : pincements discaux, ostéophytes.

Traitement des lombalgies chroniques

Il comporte :

- **Des antalgiques** ou des anti-inflammatoires (par voie générale ou locale) en période douloureuse.
- **Une rééducation fonctionnelle** par gymnastique vertébrale statique (posturale) et cinétique, destinée à corriger les attitudes défectueuses de la colonne (hyperlordose) et à renforcer la musculature abdominale et lombo-pelvienne (verrouillage).
- **Le port éventuel d'un lombostat** ou d'un corset orthopédique en période de crise.
- **La prise en considération des facteurs psychologiques d'entretien** des manifestations douloureuses est très importante.
- **Enfin, il est parfois nécessaire d'envisager un reclassement professionnel,** lorsqu'il est possible, chez les travailleurs de force notamment (voir chapitre 1 de cet ouvrage, *Conseil aux lombalgiques chroniques*, page 7).

Arthropathies nerveuses

On désigne sous ce nom les maladies articulaires causées par une lésion du système nerveux. Le **tabès** (syphilis du système nerveux central) et la **syringomyélie** sont les deux principales maladies neurologiques en cause.

Le tabès entraîne surtout des arthropathies des membres inférieurs : genoux, hanches, pieds. La syringomyélie affecte surtout les articulations des membres supérieurs (épaules notamment). Dans les deux cas, les atteintes peuvent aussi être multiples.

Le **diabète**, par l'intermédiaire d'une neuropathie, peut entraîner une arthropathie, en particulier au pied.

LA SYMPTOMATOLOGIE clinique de l'arthropathie nerveuse se caractérise par son **indolence complète**, c'est là son caractère essentiel.

Il existe parfois une limitation des mouvements de la jointure affectée, mais elle est purement mécanique; des mouvements anormaux peuvent exister en raison des destructions ligamentaires et osseuses. L'articulation intéressée est le siège d'un gonflement en général important, souvent même d'une déformation visible à l'inspection. Cet aspect contraste avec la discrétion ou l'absence totale de douleurs, et l'impotence fonctionnelle variable, mais souvent modérée. Il s'y associe des troubles vasomoteurs importants (sudation abondante, dilatation veineuse, etc.).

DU POINT DE VUE RADIOLOGIQUE, les lésions sont très évocatrices avec, au niveau de la jointure affectée, l'association :

- **De lésions ressemblant à celles de l'arthrose :** pincement de l'interligne et ostéophytose. Elles s'en distinguent cependant par l'importance considérable de la construction osseuse : « caricature d'arthrose ».
- **De lésions d'ostéoporose** et même d'**ostéolyse** (destruction osseuse) massive avec, dans certains cas, véritable fonte de l'épiphyse intéressée.
- **De calcifications** ou d'**ossifications** autour de l'articulation qui peuvent compléter cet aspect radiologique très particulier. Cet aspect est fréquemment rencontré au cours des **para-ostéoarthropathies nerveuses** que l'on observe chez les sujets alités chroniques, pour coma ou lésions neurologiques graves des membres inférieurs.

L'ÉVOLUTION est extrêmement lente et aucune thérapeutique spécifique ne peut être appliquée aux arthropathies nerveuses.

Pathologie périarticulaire

On emploie parfois le terme de rhumatisme abarticulaire.

Ce sont les **manifestations inflammatoires ou dégénératives** qui frappent les tissus périarticulaires; il en est ainsi :

DES PÉRIARTHRITES où les lésions touchent principalement les tendons périarticulaires (tendinites).

DES TÉNOSYNOVITES qui atteignent les gaines synoviales qui entourent les tendons.

DES HYGROMAS ET BURSITES qui touchent les bourses séreuses périarticulaires (qui permettent le glissement des muscles et tendons).

Périarthrite scapulo-humérale (PASH)

La dénomination « périarthrite scapulo-humérale » (ou PASH), de moins en moins utilisée, concerne l'ensemble des manifestations périarticulaires de l'épaule. Il est préférable d'envisager séparément : la tendinite du sus-épineux, la ténosynovite de la longue portion du biceps, les tendinites et bursites calcaires, les ruptures tendineuses; la rétraction capsulaire ou capsulite rétractile.

Ces tableaux sont très fréquents. L'origine peut en être :

– traumatique (fracture de la tête humérale, luxation de l'épaule),
– avant tout dégénérative, (usure ou nécrose des tendons soumis à des mouvements constants et exposés au frottement dans un espace interosseux anatomiquement étroit) (microtraumatique reconnue ou non),
– parfois le fait de précipitations calcaires (hydroxyapatite),
– voire de certains rhumatismes inflammatoires (enthésopathies).

Tendinite simple de l'épaule

C'est le tableau le plus fréquent, qui correspond habituellement à une atteinte du tendon sus-épineux.

Signes

▶ **La douleur** est ressentie d'une façon diffuse à toute l'épaule et à la face externe du moignon ou du bras ; son intensité est variable, mais ses circonstances de survenue sont caractéristiques : lors des mouvements de l'épaule, et en particulier pour se coiffer, se déshabiller ; il existe souvent une recrudescence nocturne réveillant le malade s'il fait un mouvement involontaire ou s'il s'endort sur l'épaule en cause.

▶ **La mobilité** de l'épaule est habituellement conservée, lorsqu'elle est étudiée avec douceur. L'examen retrouve souvent un point douloureux à la pression sous l'acromion, et une douleur qui apparaît pour un certain angle d'abduction de l'épaule. Enfin, l'étude des mouvements extrêmes et contrariés de l'épaule (abduction et rotation externe) réveille une vive douleur (figure 10.8).

L'EXAMEN RADIOLOGIQUE comparatif peut montrer : une image normale, ce qui n'exclut nullement le diagnostic ; une calcification du tendon sus-épineux ; des signes indirects de détérioration tendineuse. Dans les formes habituelles, il n'est pas besoin d'explorations plus complexes (arthro-scanner, IRM), réservées aux exceptionnelles formes où l'on envisage une intervention chirurgicale.

Évolution et traitement

L'évolution est en règle favorable en quelques semaines ou mois, parfois spontanément ou après un traitement qui consiste surtout en **infiltrations** de dérivés de la cortisone au contact du tendon, ou en **anti-inflammatoires non stéroïdiens** prescrits par voie générale.

L'évolution à long terme est plus difficile à prévoir ; si la « crise » peut rester isolée, elle peut aussi récidiver à des intervalles variables voire se bilatéraliser.

Rupture de la coiffe des rotateurs

La « coiffe des rotateurs », est constituée par la terminaison sur l'humérus des tendons des muscles

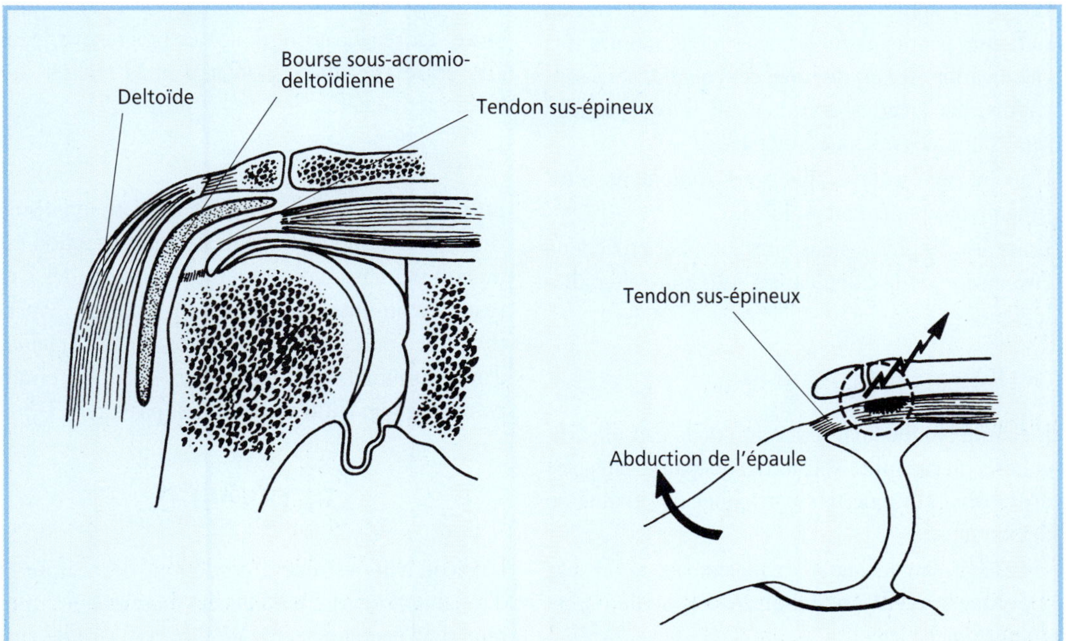

Fig. 10.8 Mécanisme de la périarthrite scapulo-humérale (tendinite du sus-épineux).

petit-rond, sous-épineux, sus-épineux et sous-scapulaire ; ces tendons accolés forment un ensemble aplati, qui adhère à la capsule de l'articulation de l'épaule (figure 4.12, p. 40). Elle est le siège de fréquentes lésions dégénératives qui, selon leur importance (de la petite perforation à la rupture complète), entraînent ou non des signes cliniques, et un handicap fonctionnel variable selon les sujets.

DANS LES FORMES « PARLANTES » :

– elle entraîne une perte de l'abduction active de l'épaule alors que l'abduction passive est conservée ;
– elle s'accompagne d'une image radiologique d'ascension de la tête humérale ;
– elle peut être mise en évidence par une échographie, une arthrographie, un arthro-scanner ou une IRM de l'épaule ;
– mais elle évolue souvent vers une récupération fonctionnelle suffisante pour la majorité des sujets, et ces examens ne seront pas demandés.

En pratique, des lésions de rupture, même importantes, sont très fréquemment retrouvées chez des sujets âgés qui n'ont eu aucune manifestation clinique. Très rarement, et chez un sujet plus jeune, un geste chirurgical peut être envisagé.

Tendinite ou bursite calcaire

La poussée aiguë de calcification d'un tendon ou de la bourse sous-acromiale est responsable d'une douleur extrême, intolérable, insomniante, qui irradie souvent.

Les radiographies, avec des rayons de pénétration suffisante pour explorer les tissus mous, montrent la calcification. Il faut dire que ces calcifications sont parfois découvertes fortuitement sans qu'aucun signe clinique ne les ait annoncées.

L'évolution est favorable sous traitement anti-inflammatoire général ou local.

Dans des cas précis, mais rares, on peut procéder à l'aspiration de la calcification sous contrôle radiologique.

Rétraction capsulaire

L'épaule bloquée par rétraction de la capsule articulaire, ou **capsulite rétractile** ou **épaule gelée**, est un tableau clinique très particulier qui évolue en deux temps :

– au début, simple limitation douloureuse de l'épaule, il évoque souvent une tendinite à laquelle il peut du reste succéder ;
– secondairement, en quelques semaines ou quelques mois, un blocage plus ou moins complet de l'épaule, invalidant mais généralement peu douloureux après la phase initiale, s'installe.

Les clichés simples de l'épaule montrent l'apparition progressive d'une décalcification diffuse et non homogène de la tête humérale.

L'ÉVOLUTION est habituellement réversible en plusieurs mois (jusqu'à 12 ou 18 mois), même spontanément ou aidée par différents traitements. La bilatéralisation peut survenir dans un nombre important de cas. Elle fait parfois partie d'un « syndrome épaule-main ».

Traitement

Pendant la phase douloureuse initiale, le traitement comporte les antalgiques, les AINS, avec les précautions d'usage, ou les injections locales de corticoïdes, qui donnent de bons résultats sur la douleur, sans raccourcir la durée de la maladie.

La masso-kinésithérapie, systématique et prudente pour certains, semble ne pas être utile à ce stade. Elle ne raccourcit pas l'évolution et est trop souvent source de douleurs.

Certains pratiquent une distension synoviale de l'épaule après arthrographie, injection locale d'anesthésique et de corticoïde, et estiment raccourcir l'évolution.

À la phase de raideur, le traitement médicamenteux peut être allégé : antalgiques à dose suffisante. La rééducation, douce et progressive, peut être entreprise, mais le sujet peut la réaliser lui-même activement.

Causes et mécanismes

En dehors des cas secondaires à un traumatisme (fracture, luxation), l'origine de cette affection est inconnue ; dans quelques cas on retrouve des facteurs favorisants : affection thoracique, hyperthyroïdie, prise de barbituriques ou de *Rimifon*, d'antirétroviraux et antiprotéases etc. Un terrain psychologique fait d'anxiété n'est pas rare.

Épicondylite

L'épicondylite est due à des lésions de nécrose et d'inflammation des tendons des muscles qui s'insèrent sur l'épicondyle (figure 4.6, p. 35). Elle survient fréquemment, mais pas exclusivement, chez les joueurs de tennis (« tennis elbow »), les représentants et voyageurs de commerce et chez les sujets exposés à la répétition de mouvements d'extension et de prono-supination de l'avant-bras.

LA DOULEUR est l'élément essentiel; elle siège au coude sur l'épicondyle, saillie externe de l'extrémité inférieure de l'humérus, et est reproduite par la pression de cette région :

– elle irradie souvent à l'avant-bras et au bras;

– elle apparaît lors des mouvements d'extension et de prono-supination de l'avant-bras, et entrave des gestes usuels tels que porter une valise, décapsuler une bouteille, tourner une poignée de porte ou même une clé;

– elle diminue ou disparaît au repos, mais peut avoir une recrudescence au réveil.

L'examen radiographique est le plus souvent normal.

L'ÉVOLUTION sous l'influence du repos et surtout d'infiltrations locales de dérivés de la cortisone (asepsie rigoureuse) est habituellement favorable, mais les récidives ne sont pas rares.

Bursite et hygroma

On appelle **bursite** l'inflammation d'une bourse séreuse, généralement située autour d'une articulation; l'**hygroma** est une variété de bursite caractérisée par son enkystement.

Nous décrirons ici, comme exemples :

Bursite trochantérienne

Appelée aussi tendino-bursite trochantérienne ou **périarthrite de la hanche**, elle est plus fréquente chez la femme.

La douleur siège à la face externe de la hanche, dans la région du grand trochanter; elle irradie à la cuisse et même à la jambe. Elle est provoquée ou augmentée par la marche et est calmée par le décubitus; elle peut subir une recrudescence nocturne, en particulier lorsque la malade se couche sur le côté.

L'EXAMEN retrouve une douleur localisée à l'angle postéro-supérieur du trochanter et une douleur à l'abduction contrariée de la cuisse. La mobilité de l'articulation de la hanche est normale.

LA RADIOGRAPHIE de la hanche montre souvent une calcification au contact du grand trochanter.

L'ÉVOLUTION, souvent chronique en l'absence de traitement, est favorable sous l'influence d'infiltrations locales de dérivés de la cortisone ou d'un traitement anti-inflammatoire; les récidives ne sont pas rares.

Hygroma du coude

C'est l'inflammation de la bourse séreuse située à la face postérieure du coude.

Elle entraîne une douleur vive, augmentée par l'appui et la pression sur le coude; elle s'accompagne de signes inflammatoires locaux : rougeur, chaleur, augmentation de volume. Sous l'influence du traitement anti-inflammatoire, la guérison est rapide. Dans certains cas, l'origine est infectieuse (staphylocoque doré) et l'évacuation chirurgicale peut s'imposer en plus du traitement antibiotique. La goutte peut se manifester par un hygroma.

Parfois, l'hygroma a une évolution chronique favorisée par des microtraumatismes professionnels et conduit à l'exérèse chirurgicale.

Une autre localisation fréquente est **l'hygroma prérotulien**, au genou.

Autres tendinites

La localisation des lésions sur les tendons des muscles réalise des tableaux différents :

- **Tendinites d'insertion** : il en est ainsi de l'épicondylite, de l'épitrochléite, et de la tendinite achilléenne par exemple.
- **Ténosynovites**, lorsque la lésion siège au niveau de la gaine synoviale qui facilite le glissement d'un tendon : ténosynovites du pouce, du poignet, de la cheville.

Tendinite achilléenne d'insertion

Elle est souvent favorisée par le frottement du tendon d'Achille sur une chaussure trop étroite. Elle peut être d'origine goutteuse.

Elle entraîne des douleurs localisées ou parfois diffuses qui entravent la marche, en particulier dans les escaliers; la marche sur la pointe du pied est douloureuse.

LA RADIOGRAPHIE peut être normale ou montrer une calcification au niveau de la bourse séreuse qui sépare le tendon d'Achille du calcanéum.

L'ÉVOLUTION est favorable sous l'influence du repos et d'anti-inflammatoires par voie générale ou parfois d'infiltrations locales de dérivés de la cortisone (asepsie).

Lorsque la lésion siège juste au-dessus de l'insertion, il existe un risque de rupture du tendon. Dans ces cas on évite de faire une infiltration.

Ténosynovite du pouce (de de Quervain)

Très fréquente chez la femme après 40 ans, souvent en relation avec des microtraumatismes professionnels, elle entraîne une douleur d'apparition et d'aggravation progressives à la face externe du poignet, sur la styloïde radiale ; elle est exacerbée par les mouvements d'extension et d'abduction du pouce et par la pression sur la styloïde radiale.

L'EXAMEN retrouve souvent une tuméfaction sous-cutanée allongée verticalement, douloureuse.

LES RADIOGRAPHIES sont en règle normales ; une échographie pourrait montrer l'épaississement du tendon et de la gaine.

L'ÉVOLUTION est souvent traînante, mais elle est améliorée par le traitement médical qui consiste en infiltrations aseptiques de dérivés de la cortisone et en immobilisation locale (attelle).

Syndrome du canal carpien

On désigne sous ce terme des manifestations, très fréquentes chez la femme, liées à la **souffrance du nerf médian** dans son trajet au niveau du poignet, où il passe dans un canal formé en arrière par la gouttière des os du carpe et en avant par le ligament annulaire du carpe (voir figure 16).

Signes

Les signes caractéristiques sont des accès de paresthésies et d'**engourdissement des doigts** (respectant en général le 5e doigt), accompagnés de douleurs très vives pouvant irradier à l'avant-bras, voire au bras.

Ces symptômes, souvent bilatéraux, ont une **recrudescence nocturne** fréquemment génératrice d'insomnie ; la malade est obligée de se lever et d'agiter sa main douloureuse et engourdie pour que les symptômes s'atténuent. Il existe aussi une recrudescence au réveil, avec impression de gonflement des doigts, et lors de la répétition de certains travaux (couture, tricot, repassage).

À L'EXAMEN on constate une diminution de la sensibilité superficielle dans le territoire du nerf médian (face antérieure des 3 premiers doigts et moitié du 4e, face postérieure de l'extrémité des 2e et 3e doigts et moitié du 4e) (figure 25), un réveil des symptômes par la percussion de la face antérieure du poignet (signe de Tinel), parfois un gonflement du canal carpien, et rarement, dans les formes prolongées, une atrophie des muscles de la partie externe de l'éminence thénar.

LE DIAGNOSTIC qui est essentiellement clinique, peut être confirmé par un examen électrique, exceptionnellement nécessaire en pratique courante, qui montre un ralentissement de la vitesse de conduction du nerf médian.

Étiologies

LES ÉTIOLOGIES DE CE SYNDROME sont nombreuses :

Très souvent il survient pendant ou après la ménopause sans que l'on ne décèle d'autre facteur favorisant.

Chez la femme jeune il peut être dû à une polyarthrite rhumatoïde, une ténosynovite non spécifique des fléchisseurs des doigts.

Il se voit aussi au cours ou au décours de la grossesse, dans l'hypothyroïdie, dans l'amylose, ou après des traumatismes du poignet ayant modifié l'anatomie osseuse du canal carpien.

Évolution et traitement

L'ÉVOLUTION est souvent longue, un an ou beaucoup plus, mais se fait par ondes évolutives et les symptômes sont intermittents et d'intensité très variable.

LE TRAITEMENT le plus efficace consiste en des **infiltrations de corticoïdes** dans le canal carpien au moment des poussées douloureuses.

Exceptionnellement, en cas d'échec ou de récidive trop fréquente, ou en cas de déficit moteur, on s'adressera à la chirurgie (section du ligament annulaire).

C'est un geste simple, qui peut se faire par abord chirurgical classique ou surtout par voie endoscopique, par un chirurgien entraîné à ces techniques. Il peut se faire en ambulatoire sous anesthésie loco-régionale ; les suites sont courtes et les résultats sont habituellement très favorables.

Traitements anti-inflammatoires

Généralités

Les anti-inflammatoires sont des médications utilisées pour lutter contre les mécanismes de l'inflammation (voir p. 128), qu'elle soit locale ou généralisée et quelle qu'en soit la cause.

Ils appartiennent à des classes chimiques différentes les unes des autres :

- **anti-inflammatoires stéroïdiens,** représentés essentiellement par des glucocorticoïdes naturels qui sont les hormones surrénaliennes et les glucocorticoïdes synthétiques, beaucoup plus souvent utilisés ;
- **anti-inflammatoires non stéroïdiens,** très nombreux : dérivés pyrazoliques, dérivés aryl-carboxyliques, dérivés indoliques, oxicams, fénamates, et plus récemment coxibs, etc., qui sont souvent doués également d'une action analgésique périphérique et d'une action antipyrétique ;
- **les dérivés salicylés** sont utilisés beaucoup plus pour leur action analgésique que pour leur action anti-inflammatoire plus modeste ;
- **d'autres médications** sont utilisées pour leur effet anti-inflammatoire, citons : sels d'or, antipaludéens de synthèse, colchicine, etc. que nous envisagerons séparément.

Anti-inflammatoires non stéroïdiens

Les anti-inflammatoires non stéroïdiens **(AINS)** sont utilisés très couramment, et pas seulement en pathologie rhumatologique ; aussi leur mode d'action, et surtout leurs effets secondaires doivent-ils être parfaitement connus de l'infirmier(e).

Indications

Ils sont indiqués dans tous les syndromes comportant une inflammation, localisée ou généralisée : soit aiguë, et leur prescription sera alors relativement brève (le temps que guérisse la poussée inflammatoire) ; soit chronique, et ils sont alors souvent utilisés à la dose minimale active, associés ou non à un traitement « de fond » de l'inflammation rhumatismale. Ils ont souvent aussi une action antalgique propre, une action inhibitrice sur l'agrégation plaquettaire (sauf pour les coxibs).

Le mode d'action des médicaments anti-inflammatoires non stéroïdiens est encore incomplètement connu et l'objet de nombreuses recherches. Toutefois l'inhibition des prostaglandines (par le biais des cyclo-oxygénases 2 et 1) et des leucotriènes est à la base de leur action anti-inflammatoire, mais aussi de certains de leurs effets indésirables.

Absorption

La plupart sont absorbés par la muqueuse intestinale (voie orale ou rectale) ; ceux qui sont injectables par voie intramusculaire sont directement acheminés vers le foie. Ils se distribuent à tout l'organisme et en particulier aux nerfs, aux séreuses, et aux organes glandulaires (digestifs). Certains traversent la barrière placentaire, ce qui explique que la grossesse représente une contre-indication habituelle des anti-inflammatoires non stéroïdiens. Métabolisés par le foie, ils sont éliminés par les reins ; leur durée de demi-vie est variable : 6 à 72 heures, selon le produit.

On ne peut définir de hiérarchie précise entre les différents anti-inflammatoires non stéroïdiens, l'essentiel étant d'obtenir un **équilibre entre l'efficacité et la tolérance**.

Effets secondaires indésirables

Leurs effets secondaires indésirables sont, pour certains, communs à toutes les familles chimiques ; il en est ainsi de la **toxicité gastrique** d'autant plus grande que l'action anti-inflammatoire est plus importante et pouvant justifier l'emploi, (systématique pour certains), de protecteurs gastriques ; la toxicité gastrique est augmentée chez le sujet âgé, les sujets tabagiques, et le risque hémorragique doit être constamment présent à l'esprit.

De nouvelles molécules anti-inflammatoires, regroupées dans la classe des coxibs, sont actuellement disponibles ; ce sont des anti-inflammatoires dits inhibiteurs sélectifs.

Alors que les **AINS classiques** en inhibant la cyclo-oxygénase 1, bloquent l'action cytoprotectrice des prostaglandines, ce qui explique leur effet délétère sur la muqueuse gastrique, les **coxibs** agissement sélectivement sur la cyclo-oxygénase 2,

PHARMACOLOGIE

PRÉSENTATION ET POSOLOGIE DES PRINCIPAUX ANTI-INFLAMMATOIRES NON STÉROÏDIENS

Classe	Dénomination commune	Nom commercial	Présentation	Posologie usuelle adulte/24 h
Pyrazolés	PHÉNYLBUTAZONE	*Butazolidine*	comp., 100 mg suppo., 250	100 à 400 mg limité à 8 j
Indoliques	INDOMÉTACINE	*Indocid* *Chrono-Indocid*	gél., 25 mg suppo., 50 et 100 mg gél., 75 mg	50 à 150 mg
	SULINDAC	*Arthrocine*	comp., 100 et 200 mg suppo., 200 mg	200 à 400 mg
Aryl-carboxyliques	KÉTOPROFÈNE *	*Profénid* *Bi-Profénid* *Profénid LP*	gél., 50 mg comp., 100 mg suppo., amp., 100 mg comp., 150 mg comp., gél., 200 mg	100 à 300 mg
	NAPROXÈNE	*Naprosyne*	comp., 250, 500, 750, 1000 mg suppo., 250 et 500 mg	500 à 1 000 mg
	NAPROXÈNE	*Apranax*	comp., 275, 550, 750 mg suppo., 500 mg	500 à 1 000 mg
	IBUPROFÈNE *	*Brufen*	comp., 400 mg suppo., 500 mg	1200 à 2 400 mg
	FLURBIPROFÈNE	*Cébutid* *Cébutid LP*	comp., 50 et 100 mg gél., 200 mg	100 à 300 mg
	DICLOFÉNAC	*Voltarène* *Voltarène LP*	comp., 25 et 50 mg suppo., 100 mg amp., 75 mg comp., 75, 100 mg	50 à 150 mg
	ÉTODOLAC	*Lodine* *Lodine LP*	comp., 100, 200, 300 mg 400 mg	200 à 400 mg
Oxicams	PIROXICAM	*Feldène* *Feldène dispersible*	gél., 10 et 20 mg amp., suppo., 20 mg comp. dispersible, sécable, 20 mg	10 à 20 mg exceptionnellement 40 mg
	PIROXICAM-α-CYCLODEXTRINE	*Brexin* *Cycladol*	comp. sécable, 20 mg	10 à 20 mg except. 40 mg
	TENOXICAM	*Tilcotil*	comp. séc., suppo., amp., 20 mg	10 à 20 mg except. 40 mg
	MELOXICAM	*Mobic*	comp., 7,5 et 15 mg	7,5 à 15 mg
Coxibs	CELECOXIB	*Celebrex*	gél. 100 et 200 mg	100 à 200 mg except. 400 mg

* Certains anti-inflammatoires non stéroïdiens (ibuprofène : *Advil, Algifène, Nurofen*; fénoprofène : *Nalgésic*; diflunisal : *Dolobis*; kétoprofène : *Toprec;* etc.) sont aussi commercialisés à plus faible dose et prescrits à titre antalgique, ce qui mérite d'être connu (en particulier s'ils sont associés à un autre anti-inflammatoire).

PHARMACOLOGIE

PRINCIPAUX EFFETS INDÉSIRABLES DES ANTI-INFLAMMATOIRES NON STÉROÏDIENS (REGROUPÉS)

Organe	Effets indésirables	Sujets à risque	Précautions
Tube digestif	nausées, épigastralgies, douleurs abdominales, diarrhées, ulcère gastrique ou duodénal, hémorragies digestives, perforations digestives	sujets de plus de 65 ans, antécédents de gastrite ou d'intolérance préalable, tabagisme	antiacides ou traitement protecteur (misoprostol), voire traitement antiulcéreux en cas d'ulcère ancien si le traitement est indispensable
Reins	insuffisance rénale fonctionnelle, néphropathie interstitielle, syndrome néphrotique, rétention hydrosodée, hyponatrémie, hypokaliémie, aggravation d'une HTA	sujets âgés, déshydratés, traitements associés : diurétiques, IEC	surveillance de la fonction rénale
Bronches	asthme, bronchospasme	antécédents d'asthme à l'aspirine	interrogatoire
Système nerveux	acouphènes, surdité, vertiges céphalées, vertiges	aspirine à dose toxique indocid	interrogatoire
Peau	réactions allergiques prurigineuses, purpura vasculaire, syndromes de Lyell, de Stevens-Johnson, érythème polymorphe	banales graves	
Hématologie	agranulocytose, thrombopénie, anémie, voire aplasie médullaire. troubles de la crase sanguine	phénylbutazone traitements associés	indications, posologie et durée limitées (8 j.)
Foie	élévation banale des transaminases, hépatite cytolytique, cholestatique, ou mixte		surveillance biologique SGOT, SGPT, γGT, phosphatases alcalines

ne bloquant ainsi que l'action pro-inflammatoire des prostaglandines.

Ces produits, dont l'action anti-inflammatoire reste équivalente à celle des autres AINS, semblent être responsables de moins d'ulcères gastriques, d'hémorragies ou de perforations digestives, (ils ne sont pas exempts cependant de manifestations non spécifiques d'intolérance digestive).

D'autre part, ils n'allongent pas le temps de saignement et interfèrent peu avec les AVK.

De ce fait, les coxibs peuvent, sous stricte surveillance médicale, être associés à la prescription d'AVK et d'*Aspirine* à dose faible dans le cadre d'un traitement antiagrégant plaquettaire.

D'autres sont particuliers à chaque famille, en particulier l'interférence avec les antivitamines K. La toxicité existe quelle que soit la voie d'introduction dans l'organisme. Enfin, rappelons que les anti-inflammatoires non stéroïdiens diminuent l'efficacité des dispositifs intra-utérins.

Dans tous les cas de traitement anti-inflammatoire, l'infirmier(e) peut légitimement demander au malade s'il n'a jamais eu d'ulcère gastro-duodénal ou de gastrite. Au cours du traitement il/elle doit

PHARMACOLOGIE

PRINCIPALES INTERACTIONS MÉDICAMENTEUSES DES ANTI-INFLAMMATOIRES NON STÉROÏDIENS

Association	*Risque de l'interaction*	*Précaution*
+ antivitamines K	augmentation du risque hémorragique	si le traitement est indispensable, adaptation ces AVK au TP
+ diurétiques	insuffisance rénale	hydratation
+ inhibiteurs de l'EC	insuffisance rénale aiguë	éviter l'association
+ ticlopidine	risque hémorragique	éviter l'association
+ aspirine	risque hémorragique	surveillance
+ autre AINS	aggravation du risque gastrique	contre-indication formelle
+ lithium	surdosage	contrôle de la lithémie
+ methotrexate à dose élevée (cancérologie)	toxicité hématologique	contre-indication, (mais pas en rhumatologie : doses faibles, d'où simple surveillance biologique)
pyrazolés + sulfamides antidiabétiques oraux	risque d'hypoglycémie	éviter l'association
dispositifs intra-utérins	risque de grossesse par inefficacité	prévenir la patiente

signaler toute intolérance et ne pas négliger la surveillance de la couleur des selles (melæna traduisant une hémorragie). Il/elle doit s'assurer que le malade prend bien son pansement gastrique avant le repas, ou son protecteur gastrique (anti-H_2, une heure et demi après le repas; inhibiteur de la pompe à protons, au cours du repas), lorsque ces produits ont été prescrits, ce qui n'est pas systématique.

Corticothérapie

Nous n'envisagerons ici que l'emploi de la corticothérapie à titre anti-inflammatoire, c'est-à-dire les produits de synthèse dérivés des glucocorticoïdes naturels.

PARMI LES HORMONES SURRÉNALIENNES, les glucocorticoïdes sont des 11-oxystéroïdes représentés par le **cortisol** ou **hydrocortisone** et la corticostérone (ou composé B), et leurs dérivés 11-cétoniques respectivement la **cortisone** (ou composé E) et la 11-déhydrocorticostérone (ou composé A); le cortisol est le glucocorticostéroïde principal chez l'homme.

À CÔTÉ DE CES GLUCOCORTICOÏDES NATURELS, un certain nombre de produits de synthèse ont été préparés avec pour but principal l'augmentation de l'activité anti-inflammatoire. Ainsi l'introduction :

– d'une liaison en delta sur la cortisone et l'hydrocortisone a conduit à la **prednisone ou deltacortisone** (*Cortancyl*) et à la **prednisolone** (*Hydrocortancyl, Solupred*) dont l'effet anti-inflammatoire est cinq fois supérieur à celui de l'hydrocortisone;

– de méthyl et d'un ion OH ou d'autres molécules a conduit à des produits ayant une action anti-inflammatoire encore plus puissante : méthylprednisolone (*Médrol, Dépo-Médrol*), dexaméthasone (*Dectancyl*), bêta-méthasone (*Betnésol, Célestène*), triamcinolone (*Kénacort, Hexatrione*), cortivazol (*Altim*), pour ne citer que les plus couramment utilisés. **Le Cortancyl reste le produit de référence.**

Corticothérapie par voie générale

L'utilisation en tant qu'agent anti-inflammatoire de ces produits se fait essentiellement par **voie orale**. D'une façon générale, il existe entre les différentes préparations commercialisées, une correspondance approximative : l'action anti-inflammatoire d'un comprimé de *Cortancyl* 5 mg correspond approximativement à celle d'un comprimé de *Célestène* à 0,5 *mg*, ou à celle d'un comprimé de *Triamcinolone* à 4 mg, etc.

La posologie anti-inflammatoire varie en fonction de chaque cas, et se situe en moyenne entre 10 et 30 mg/jour de prednisone (*Cortancyl*).

L'**assaut cortisonique**, ou « **bolus** », est une méthode réservée à des cas très particuliers en milieu hospitalier spécialisé : formes graves de rhumatismes inflammatoires chroniques, de maladies systémiques, formes pouvant mettre en jeu le pronostic vital. Elle consiste à administrer une dose très élevée d'un corticoïde, par exemple 300 à 1 000 mg de *Solumédrol*, en perfusion dans 250 mL de sérum physiologique, pendant 3 heures, 3 jours de suite. Un bilan cardio-vasculaire préalable est indispensable, ainsi qu'une surveillance rigoureuse.

Mécanisme d'action

LE MÉCANISME DE L'ACTION ANTI-INFLAMMATOIRE, complexe, fait intervenir entre autres :

– la diminution de la diapédèse des polynucléaires neutrophiles et de l'exsudation ;

– l'inhibition de la synthèse des médiateurs chimiques de l'inflammation, en particulier les prostaglandines et les leucotriènes.

À CÔTÉ DE LEUR ACTION ANTI-INFLAMMATOIRE, les glucocorticoïdes et dérivés synthétiques ont d'autres actions expliquant à la fois leurs autres utilisations thérapeutiques et leurs effets secondaires indésirables :

– effet **immunodépresseur** ou immunomodulateur, utilisé en thérapeutique rhumatologique et dans les greffes d'organe, mais responsable de l'aggravation de maladies virales bénignes, comme la varicelle, chez les sujets sous corticoïdes ;

– action sur le **métabolisme glucidique** : effet hyperglycémiant (diabète induit) ;

– action sur le **métabolisme protéique** : négativation du bilan azoté par augmentation du catabolisme protéique, responsable entre autres d'**arrêt de la croissance**, d'**atrophie musculaire** et d'**ostéoporose** ;

– action sur le **métabolisme phosphocalcique**, diminuant l'absorption intestinale du calcium, contribuant aussi à l'**ostéoporose** ;

– action **minéralocorticoïde**, favorisant la rétention sodée et l'excrétion urinaire du potassium ;

– action sur le **métabolisme lipidique,** responsable du faciès cushingoïde des traitements prolongés ;

– action **ulcérigène** gastrique ;

– action sur le système nerveux, etc.

Effets secondaires indésirables très nombreux (voir fiche page 192)

▶ **Les accidents de surcharge hormonale sont en général liés à la posologie prolongée ou élevée** nécessaire au traitement : syndrome cushingoïde, rétention sodée, hypokaliémie, diabète, ostéoporose et amyotrophie.

▶ **Les accidents liés au** « **terrain** » ne sont pas nécessairement proportionnels à la posologie et à la prolongation du traitement : accidents digestifs, accidents psychiques : états d'agitation, syndromes maniaques, psychoses hallucinatoires ou obsessionnelles, accidents oculaires, ostéonécrose aseptique de la tête fémorale, etc.

▶ **Les surinfections :** réveil d'une tuberculose ancienne qui doit particulièrement être redouté et surveillé, plus encore chez le sujet âgé ; surinfection à germes banals, assez fréquente, nécessitant alors une antibiothérapie ; mycoses généralisées, aggravation d'une maladie virale (varicelle), sont plus à craindre si la corticothérapie est prescrite dans une hémopathie.

▶ **Les accidents de blocage hypophyso-surrénalien :** l'atrophie surrénalienne est très fréquente pour peu que le traitement soit supérieur à 20 mg/j de *Cortancyl* et prolongé plus de trois semaines. Habituellement, l'insuffisance surrénale qui en résulte est spontanément régressive à l'arrêt du traitement ; il est de règle, pour éviter les phénomènes de rebond et la décompensation de l'insuffisance surrénale, lorsqu'on décide d'arrêter une corticothérapie, de baisser les doses par paliers.

Règles strictes d'utilisation des glucocorticoïdes

LE MOINS SOUVENT POSSIBLE, AUX DOSES LES MOINS ÉLEVÉES POSSIBLES.

ET À CONDITION D'AVOIR ÉLIMINÉ UNE CONTRE-INDICATION.

▶ **Certaines contre-indications sont impératives** : hypertension artérielle sévère, diabète décompensé, psychopathie aiguë, infection qui ne serait pas « couverte » par une antibiothérapie efficace.

▶ **D'autres contre-indications sont relatives** en fonction du rapport risque/bénéfice : antécédent d'ulcère gastro-duodénal, insuffisance rénale, thrombose vasculaire par exemple.

Corticothérapie par voie locale

Risques et effets secondaires

Il ne faut absolument pas méconnaître que cette voie d'introduction des corticoïdes (infiltrations locales juxta-articulaires, injections intra-articulaires) comporte les mêmes risques que ceux de la voie orale, et que **la répétition des injections réalise une véritable corticothérapie parentérale**.

EN FAIT, HABITUELLEMENT, LES PRINCIPAUX EFFETS SECONDAIRES SONT D'ORDRE LOCAL et dominés par le risque infectieux qui représente en réalité une complication.

- **Une réaction douloureuse** dans les toutes premières heures suivant l'infiltration n'est pas exceptionnelle ; brève, elle ne dure guère plus de 24 heures et ne s'accompagne pas de fièvre. Elle est le fait d'une réaction inflammatoire aux produits injectés sous forme de suspension de microcristaux de corticoïde.
- **Une atrophie du tissu cellulaire et graisseux sous-cutané** est possible au lieu même de l'injection et semble le fait de certains produits ou d'injections répétées.

PHARMACOLOGIE

PRINCIPAUX EFFETS SECONDAIRES INDÉSIRABLES DES GLUCOCORTICOÏDES

Organes	*Effets secondaires*	*Précautions*
Squelette	ostéoporose, ostéonécrose épiphysaire	apport calcique, vitamine D
Muscles	atrophie musculaire, myopathie ceinture pelvienne	avec triamcinolone surtout
Tube digestif	flatulences, gastralgies, gastrite, ulcère gastrique ou duodénal, hémorragies digestives, perforations coliques, pancréatites	traitement préventif si antécédent ulcéreux, diverticulose colique
Peau	acné, érythrose du visage, purpura et hématomes, hirsutisme, vergetures, atrophie cutanée, retard à la cicatrisation	prévention des traumatismes cutanés
Endocrinologie	obésité, syndrome cushingoïde, retard de croissance (enfant), insuffisance surrénale	régime hypocalorique
Métabolisme	hyperglycémie, diabète, rétention sodée : risque d'aggravation d'une HTA, d'une insuffisance cardiaque, ou rénale. fuite potassique (crampes)	limiter les sucres « rapides » restriction sodée au-delà de 10 mg/j de *Cortancyl* apport de potassium
Vaisseaux	thrombose vasculaire	
Système nerveux	excitation, insomnie, syndrome maniaque ou dépressif	fractionnement des doses
Œil	cataracte, glaucome	surveillance ophtalmologique
Immunologie	sensibilité aux infections, réveil de tuberculose ancienne anguillulose maligne	radio de thorax Africains, Antillais

◗ **On a accusé les injections locales de corticoïdes de fragiliser les tendons** et de les exposer à la rupture

◗ **L'inoculation accidentelle d'un germe** peut transformer un geste bénin en une redoutable complication, l'**infection articulaire** qui expose à des séquelles fonctionnelles ; le risque est majoré par l'emploi de corticoïdes. C'est dire l'importance de l'asepsie dans la préparation du matériel destiné à l'injection et dans le geste lui-même (voir p. 47).

Produits

On dispose de produits présentés soit sous forme soluble, soit sous forme de suspension. Les produits présentés en **ampoule-seringue** diminuent le risque infectieux en diminuant les manipulations.

PARMI LES PRODUITS EN SOLUTION, citons :

– *Betnésol* injectable, ampoule de 1 mL, dosée à 4 mg ;

– *Célestène* injectable, ampoule de 1 m dosée à 4 mg ;

– *Célestène* injectable, ampoule-seringue de 2 mL dosée à 8 mg.

EN RÈGLE GÉNÉRALE, LES PRODUITS SOUS FORME DE SUSPENSION sont moins rapidement absorbés et par conséquent d'efficacité souvent plus prolongée que les dérivés solubles :

– *Hydrocortancyl*, en flacons de 25 et 125 mg ;

– *Dépomédrol*, en flacon de 1 mL dosé à 40 mg ;

– *Hexatrione*, en ampoule de 2 mL dosée à 40 mg, *Kénacort-retard*, en ampoule de 1 mL dosée à 40 mg ;

– *Altim*, ampoule-seringue de 1,5 mL dosée à 3,75 mg de cortivazol ;

– *Tédarol*, ampoule-seringue de 1 mL ou 2 mL, dosée à 25 ou 50 mg de triamcinolone ;

– *Dépomédrol*, en ampoule-seringue de 1 mL dosée à 40 mg et de 2 mL dosée à 80 mg ;

– *Diprostène*, ampoule-seringue de 1 mL équivalant à 7 mg de bêtaméthasone.

Traitements analgésiques

Les analgésiques (ou antalgiques) sont les médicaments utilisés pour lutter contre la douleur. Il faut séparer :

LES ANTALGIQUES NON MORPHINIQUES, que l'on peut qualifier d'usuels : paracétamol, salicylés, analgésiques de la famille des anti-inflammatoires non stéroïdiens,

Voir Encadré *Pharmacologie*, page suivante.

LES ANTALGIQUES OPIOÏDES FAIBLES, ne donnant lieu, pour un usage normal, ni à accoutumance ni à assuétude : codéine, dextropropoxyphène, qui sont généralement prescrits en association avec les précédents.

Voir Encadré *Pharmacologie*, page suivante.

ASSOCIATIONS D'ANTALGIQUES.

Voir Encadré *Pharmacologie* (ci-contre).

LES OPIACÉS MAJEURS, alcaloïdes naturels de l'opium et dérivés semi-synthétiques de l'opium, analgésiques de synthèse « majeurs », dont la prescription est réglementée (carnet à souches, règle des 7 jours, des 14 jours ou des 28 jours) et qui sont étudiés dans l'ouvrage de la collection consacré à la cancérologie.

PHARMACOLOGIE

ASSOCIATIONS

Association de	*Nom commercial*
Paracétamol + codéine	*Efferalgan codéiné, Dafalgan codéiné, Claradol codéiné, Lindilane, Algisédal, Codoliprane*, etc.
Codéine + paracétamol	*Compralgyl*
Dextropropoxyphène + paracétamol	*Di Antalvic*
Dextropropoxyphène + paracétamol + caféine	*Propofan*
Paracétamol + caféine + poudre d'opium + belladone	*Lamaline* (risque de glaucome, de rétention d'urines)

PHARMACOLOGIE

ANTALGIQUES NON MORPHINIQUES

Groupe	Précautions	Effets indésirables
ACIDE ACÉTYLSALICYLIQUE aspirines, acétylsalicylate de lysine : *Aspégic* de sodium : *Catalgine* carbasalate : *Solupsan*	prudence ou contre-indication en cas de : antécédent d'ulcère, association avec les antivitamines K, métrorragies, allergie antérieure, grossesse	hémorragies digestives occultes ou extériorisées, ulcère gastrique, douleurs abdominales, allongement du temps de saignement et risque de syndrome hémorragique, réactions allergiques, œdème, urticaire, asthme
PARACÉTAMOL *Doliprane,* *Dafalgan,* *Efferalgan*, etc.	peu de contre-indications : allergie préalable, hépatopathie préalable, alcoolisme, dénutrition	rares allergies : érythème, urticaire, rares thrombopénies, exceptionnelles hépatites
ANALGÉSIQUES DE LA FAMILLE DES AINS *Nalgésic, Advil, Nurofen, Toprec*, etc.	voir anti-inflammatoires non stéroïdiens	voir anti-inflammatoires non stéroïdiens
NORAMIDOPYRINE	peu utilisée en rhumatologie	risque d'agranulocytose

PHARMACOLOGIE

ANTALGIQUES NON MORPHINIQUES

Opioïdes faibles	Précautions	Effets indésirables
CODÉINE	conducteurs et utilisateurs de machines, sujets âgés, psychotropes, antidépresseurs sédatifs	somnolence, constipation, nausées, allergies cutanées rares, bronchospasme, vertiges
TRAMADOL *Topalgic, Contramal, etc.* TRAMADOL + PARACÉTAMOL *Ixprim, Zaldiar, etc.*	conducteurs et utilisateurs de machines, sujets âgés, alcool, antidépresseurs sédatifs	somnolence, euphorie, nausées, vomissements, céphalées, vertiges, douleurs abdominales, rash cutané

FICHE TECHNIQUE

PERFUSION DE *PERFALGAN* (PARACÉTAMOL)

Présentation

Solution pour perfusion IV (claire, légèrement jaune) à 10 mg/mL : Flacon de 100 mL, boîte de 12.

À usage unique. Toute solution non utilisée doit être éliminée.

Indications

Traitement de courte durée des douleurs d'intensité modérée, en particulier en période postopératoire et traitement de courte durée de la fièvre.

Mode de préparation

Se laver les mains avant toute manipulation du matériel.

Vérifier le produit visuellement pour détecter toute particule et jaunissement. Il ne doit pas être mélangé avec d'autres médicaments.

Avant la perfusion

Vérifier l'absence de contre-indication : hypersensibilité au paracétamol ou au chlorhydrate de propacétamol, insuffisance hépatocellulaire sévère. Enfants.

Vérifier la posologie prescrite : 1 g de paracétamol par administration, soit un flacon de 100 mL, jusqu'à 4 fois par jour.

Modalités d'administration

La solution de paracétamol est administrée en perfusion intraveineuse de 15 minutes.

Respecter un intervalle d'au moins 4 heures entre deux administrations (6 heures chez l'insuffisant rénal sévère). La dose maximale journalière ne doit pas excéder 4 g.

En fin de perfusion, comme pour toute préparation injectable en flacon de verre, une surveillance étroite est nécessaire (tout particulièrement lors d'une perfusion sur voie centrale, pour éviter tout risque d'embolie gazeuse).

Efficacité

Perfalgan permet un début de soulagement de la douleur dans les 5 à 10 minutes suivant le début de l'administration. Le pic de l'effet antalgique est obtenu en 1 heure et la durée de cet effet est habituellement de 4 à 6 heures.

Surveillance

Certains effets indésirables sont cliniquement décelables :
- malaise, réaction d'hypersensibilité générale,
- hypotension,
- de très rares cas de réactions d'hypersensibilité allant du simple rash cutané ou urticaire au choc anaphylactique ont été rapportés et nécessitent l'arrêt du traitement.

Conservation

À une température ne dépassant pas 30 °C. Ne pas conserver au réfrigérateur, ne pas congeler.

PROTOCOLE DE SOINS

UTILISATION DES SYSTEMES DE POMPES PCA, POMPES POUR ANALGESIE AUTOCONTROLEE PAR LE PATIENT (PCA = *PATIENT CONTROLLED ANALGESIA*)

Il s'agit d'un système de pompe informatisée, verrouillée, permettant au patient de s'administrer lui-même des antalgiques, habituellement des morphiniques, par voie intraveineuse le plus souvent,

– dans les suites immédiates d'une intervention chirurgicale le plus souvent, en général pendant 24 à 72 h. Le contrôle ainsi obtenu de la douleur post-opératoire, permet un lever plus précoce du patient ce qui diminue le risque de complications thrombo-emboliques, et facilite la rééducation lorsqu'elle est nécessaire.

– ou, de façon plus prolongée, au cours d'affections chroniques douloureuses (cancers).

Quelque soit le modèle utilisé :

– Seul le patient est autorisé à appuyer sur la commande d'administration du produit, lorsqu'il a mal, mais ni l'entourage ni l'infirmier(e) n'ont à le faire ; pour les patients qui ne comprendraient pas le mode d'utilisation, prévenir le médecin prescripteur.

– Le programme d'administration informatisé, défini par le médecin prescripteur, est « verrouillé » et ne peut donc pas être modifié ; ceci permet de ne pas dépasser le rythme ou la posologie prévue par le prescripteur. Il comprend une période dite « réfractaire », pendant laquelle, même si le patient appuie sur la commande, aucune dose ne lui est délivrée.

– De cette façon, il n'est pas nécessaire, ni conseillé, de dire au patient qu'il ne doit pas abuser ou trop se servir de la pompe. Il suffit de lui dire d'appuyer sur la commande lorsqu'il ressent une douleur.

Le rôle de l'infirmière dans le Service d'hospitalisation, après que le patient ait quitté la salle d'opération ou la salle de réveil, sera de :

– contrôler la prescription médicale dont le respect est impératif ; en effet, si les conditionnements habituels correspondent à 1 mg/mL de morphine, les produits et concentrations peuvent être différents, selon les Services ou l'objectif recherché ;

– surveiller le patient et évaluer régulièrement le niveau de la douleur, à intervalles réguliers et habituellement définis préalablement ; des feuilles de surveillance, à remplir, peuvent être disponibles ;

– s'assurer du bon fonctionnement de la pompe, et changer les seringues, les poches ou cassettes des pompes, selon le modèle utilisé ;

– dans tous les cas, un système anti-reflux est nécessaire, pour éviter le reflux dans les autres flacons de perfusion, en cas d'obstruction de la voie d'abord. La valve anti-reflux doit être installée le plus près de la voie d'abord, sans qu'aucun robinet « à 3 voies » soit intercalé ;

– de prévenir, en cas de doute sur une prescription, d'anomalie de fonctionnement, de réaction anormale du patient, le médecin responsable.

L'évaluation de la douleur, dont l'intérêt est lié à la comparaison entre des appréciations successives, repose sur l'analyse de plusieurs échelles, selon le degré de communication possible avec le patient :

– l'échelle visuelle analogique (EVA), où le patient interrogé sur le degré de sa douleur, répond en déplaçant le curseur (ou en tirant un trait vertical) sur une ligne horizontale, allant de 0 à 10 ;

– l'échelle numérique (EN), où le patient quantifie verbalement sa douleur, entre 0 (pas de douleur) et 10 (douleur la plus intense qui puisse être) ;

– l'échelle verbale simple (EVS), où le patient choisit entre 4 qualitatifs : douleur absente (0), douleur faible (1), douleur modérée (3) et douleur intense (4) ;

– l'échelle comportementale est réservée aux patients dont l'état ne permet pas une communication verbale simple. On peut noter, schématiquement, 3 niveaux, selon que le patient manifeste ou non un complément d'analgésie, voire qu'il semble crispé, pleure ou crie.

La surveillance porte également sur d'autres paramètres, que l'on essayera de quantifier :

– échelle de sédation, qui apprécie le degré de somnolence : patient éveillé, somnolent par intermittence, somnolent la plupart du temps mais qui peut être réveillé par stimulation verbale ou par stimulation tactile ;

– échelle respiratoire, avec mesure de la fréquence respiratoire (FR/minute) et de sa qualité : régulière, ronflante, irrégulière, voire pauses ou apnées, qui doivent faire alerter d'urgence le médecin responsable ;

– surveillance du pouls, de la pression artérielle ;

– prise d'autres antalgiques que ceux délivrés par la pompe ;

– relevé des effets indésirables : nausées, vomissements, somnolence, troubles respiratoires, troubles de la conscience (visions, cauchemars), prurit, rétention urinaire, retard du transit, qui sont les effets indésirables habituels des dérivés morphiniques ;

– surveillance de la voie d'abord veineuse, et du bon fonctionnement de la pompe.

Anesthésie loco-régionale

L'anesthésie loco-régionale est utilisée de plus en plus souvent en chirurgie orthopédique ; elle contribue à l'amélioration du confort des opérés après l'intervention.

Le principe de l'anesthésie loco-régionale est de réaliser un bloc (blocage) de la conduction nerveuse, **réversible**, par l'application d'un produit anesthésique au voisinage de la moelle, des racines médullaires, des plexus ou des troncs nerveux.

L'anesthésie loco-régionale préserve l'état de conscience des patients, mais, en cas d'insuffisance de l'analgésie, il peut devenir nécessaire de recourir à une anesthésie générale ; l'opéré aura été préalablement averti de cette possibilité par l'anesthésiste.

Plusieurs méthodes sont possibles : anesthésie centrale (rachianesthésie et péridurale) et anesthésie par blocs périphériques.

– La rachianesthésie est la plus utilisée ; le produit anesthésique est injecté dans le liquide céphalo-rachidien, par une ponction lombaire, la quantité et la vitesse d'injection étant fonction du niveau supérieur du bloc souhaité.

– Les principales indications de la technique péridurale sont l'analgésie au cours du travail obstétrical et l'analgésie postopératoire. L'injection se fait dans l'espace péridural entre la dure-mère, méninge adhérente à la vertèbre et le ligament jaune.

– Dans les 2 cas, l'injection se fait soit directement par l'aiguille, soit par l'intermédiaire d'un cathéter, ce qui permet de répéter les injections si nécessaire. L'anesthésie péridurale est plus longue à s'installer que celle de la rachianesthésie, et son efficacité moindre. Toutes deux procurent un bloc central bilatéral et symétrique qui concerne les membres inférieurs et remonte plus ou moins haut sur l'abdomen et le thorax.

– Les principales indications des blocs périphériques sont la chirurgie des membres, la chirurgie oculaire et les interventions peu invasives. Leur durée d'action peut être prolongée par une analgésie entretenue par une perfusion continue sur cathéter. Le repérage des nerfs à bloquer par stimulation électrique, permet des blocs sélectifs et limite le risque de lésion nerveuse traumatique.

La surveillance doit être régulière, portant sur :

– le pouls et la pression artérielle,

– la fréquence respiratoire,

– l'état de conscience du patient,

– l'évaluation de la douleur,

– et être prolongée jusqu'à la récupération complète des blocs, sensitif, moteur et la constatation d'une diurèse.

Des précautions sont prises pour éviter les risques de chute, de lésion d'un membre bloqué non immobilisé.

Bibliographie

Ouvrages

KAPANDJI I.A. – *Physiologie articulaire*. Maloine, Paris, 2005.

RYCKEWAERT A. – *Rhumatologie*. Flammarion, Paris, 1994.

Cofer – *Rhumatologie*. Masson, Paris, 2005.

LACÔTE M. et coll. *Évaluation clinique de la fonction musculaire*. Maloine, Paris, 2005.

MASQUELET A.C. – *Chirurgie orthopédique*. Masson, Paris, 2004.

BARDIN T. et KUNTZ D. – *Thérapeutique rhumatologique*. Flammarion, Paris, 1995.

NORDIN J.Y. et MASQUELET A.C. – *Pathologie chirurgicale de l'appareil locomoteur*. Masson, Paris, 1992.

Revues

Revue du rhumatisme. Elsevier.

Arthritis and rheumatism. Wiley.

Annals of the rheumatic diseases. Oxford University Press.

Journal of rheumatology. Duncan A. Gordon

Rheumatology. Oxford University Press.

Revue de chirurgie orthopédique. Masson.

Journal of bone and joint surgery. British Editorial Society of Bone and Joint Surgery.

The Spine journal. Elsevier.

Sites Internet

Certains sites sont accessibles après enregistrement, d'autres sont accessibles à tout public.

• *Centre hospitalo-universitaire de Rouen :*

http ://www.chu-rouen.fr/ssf/pathol/rhumatismes.html

• *PubMed (Publications indexées pour la base de données MEDLINE) :*

http ://www.ncbi.nlm.nih.gov

• *Revue du Rhumatisme :*

http ://www.elsevier.fr/

• *SFR (Société française de rhumatologie) :*

http ://www.rhumatologie.asso.fr

• *AFLAR (Association française de lutte antirhumatismale) :*

http ://aflar.unice.fr/

• *Association française des polyarthritiques :*

http ://www.polyarthrite.org/

• *Association des paralysés de France :*

http ://www.moteurline.apf.asso.fr/aspetsmedicaux/pathologies/osteoarti/

• *ANDAR (Association nationale de défense contre l'arthrite rhumatoïde)*

http ://www.polyarthrite-andar.com/

• *ANDAR Ile de France :*

http ://orphanet.infobiogen.fr/associations/ANDAR/

• *ACSAC (Association contre la spondylarthrite ankylosante et ses conséquences)*

(http ://orphanet.infobiogen.fr/associations/ACSAC/ACSAC.html

• *SPONDYLIS (ex-section Paris Ile-de-France de l'ACSAC)*

http ://www.spondylis.org/

• *KOURIR (Association pour les enfants atteints d'arthrite chronique)*

http ://www.france-asso.com/kourir/kourir.htm

Glossaire

abduction. — Mouvement qui tend à écarter un membre de l'axe médian du corps.

adduction. — Mouvement qui tend à rapprocher un membre de l'axe médian du corps.

algie. — Douleur.

atélectasie. — Trouble de la ventilation pulmonaire, qui se traduit sur les radiographies par une opacité homogène et rétractile de la zone atteinte.

arthrite. — Toute affection inflammatoire (aiguë ou chronique selon le mode évolutif) qui touche une articulation.

arthropathie. — Nom générique donné à toutes les maladies des articulations (arthrites, arthroses, etc.).

arthrose. — Variété d'affection dégénérative chronique, non inflammatoire, des articulations.

biopsie. — Prélèvement d'un fragment d'organe, en vue d'examen microscopique le plus souvent, dans un but diagnostique ou pronostique.

cal. — Formation osseuse nouvelle qui soude les parties d'un os fracturé.

cal vicieux. — Cal fixant les fragments osseux en mauvaise position.

cervical. — Qui a trait au col anatomique d'un os, ou à la région du cou.

capital. — Qui a trait à la tête (extrémité supérieure) d'un os long.

comminutif. — Brisé en plusieurs fragments.

contrarié (mouvement). — Mouvement auquel s'oppose l'examinateur.

congénital. — Qui existe au moment de la naissance (n'est pas synonyme de héréditaire).

coxa valga. — Anomalie architecturale consistant en une augmentation de l'angle que forment le col et la diaphyse du fémur.

coxa vara. — Anomalie architecturale consistant en une fermeture de l'angle que forment le col et la diaphyse du fémur.

cyphose. — Déformation de la colonne vertébrale dont la convexité postérieure est exagérée (dos rond).

décubitus. — Position allongée du corps, il peut être dorsal (couché sur le dos), latéral ou ventral.

diastasis. — Écartement anormal et permanent de deux surfaces.

engrené. — Se dit de deux fragments osseux fixés après avoir pénétré l'un dans l'autre.

enthèse. — Zone d'attache des tendons, des ligaments sur le squelette au niveau des articulations.

équin. — Déformation du pied qui reste en extension sur la jambe.

étiologie. — Cause.

exquise. — Se dit d'une douleur localisée en un point très précis et limité.

fonctionnel (trouble). — Désigne à la fois un trouble dans le fonctionnement d'un organe, et plus souvent un trouble pour lequel on n'a pas trouvé de lésion d'un organe.

hémarthrose. — Épanchement de sang dans une articulation.

hémiplégie. — Paralysie d'une moitié du corps.

héréditaire. — Transmis par les parents aux descendants, par l'intermédiaire des chromosomes. Une maladie héréditaire peut être congénitale (et elle existe alors dès la naissance) ou non (et elle apparaîtra alors plus tardivement).

hydarthrose. — Épanchement de liquide synovial dans une articulation (épanchement de synovie).

incoercibilité. — Impossibilité de maintenir la réduction d'une fracture (ou d'une luxation).

interligne. — Sur une radiographie, espace radiotransparent qui sépare les surfaces osseuses au niveau d'une articulation et qui correspond à l'épaisseur des cartilages.

irréductibilité. — Se dit d'une fracture (ou d'une luxation) lorsqu'un fragment osseux ne peut être remis en place.

ischémie. — Arrêt de l'apport sanguin au niveau d'un organe.

médullaire. — Qui se rapporte à la moelle osseuse ou à la moelle épinière.

métastase. — Localisation secondaire (à partir d'un foyer primitif) d'une affection infectieuse ou cancéreuse.

mono-arthrite. — Localisation à une seule articulation d'un rhumatisme inflammatoire.

nécrose. — Mortification d'un tissu.

oligo-arthrite. — Localisation à deux ou trois articulations d'un rhumatisme inflammatoire.

organique. — Qui est en rapport avec un organe.

orthopédie. — Terme qui désigne le plus souvent la branche de la chirurgie qui traite l'appareil locomoteur.

ostéopathie. — Maladie du tissu osseux (en général).

paraplégie. — Paralysie des deux membres inférieurs.

passif (mouvement). — Mouvement effectué sur un patient par l'examinateur, sans la participation active du patient.

pénétrée. — Se dit d'une fracture lorsque les fragments osseux sont entrés l'un dans l'autre (ce qui n'implique pas obligatoirement leur engrènement).

périarthrite. — Inflammation des tissus périarticulaires : tendons, bourses séreuses, etc.

phlyctène. — Soulèvement de l'épiderme rempli d'une sérosité transparente.

polyarthrite. — Localisation, simultanée ou successive, à plus de 3 articulations d'un rhumatisme inflammatoire.

pyogène. — Germe qui fait suppurer.

quadriplégie. — (Tétraplégie) Paralysie des quatre membres.

rachis. — Colonne vertébrale.

réduction. — La réduction d'une fracture consiste à remettre les fragments osseux dans leurs rapports normaux.

refend (trait de). — Le trait de refend est un trait de fracture qui se détache du trait principal de la fracture en prenant une direction différente.

rhizomélique. — Qui se rapporte aux racines des membres.

scoliose. — Déviation latérale de l'axe de la colonne vertébrale (dans son plan frontal). Elle dessine une courbure dont la convexité définit le sens (droit ou gauche) et le rayon l'importance (plus le rayon est grand, moins la scoliose est importante).

séquelle. — Suite ou complication tardive d'une affection quelconque.

sinistrose. — État d'un blessé qui cherche à tirer un bénéfice non légitime d'un accident.

sphinctériens (troubles). — Troubles liés à la déficience des sphincters anal et vésical, exposant à des complications parfois redoutables.

spondylarthropathies. — Groupe de rhumatismes inflammatoires évoluant selon un mode et un tableau voisins de la spondylarthrite ankylosante.

subluxation. — Luxation incomplète des éléments osseux d'une articulation qui n'ont perdu qu'une partie de leurs rapports normaux et restent partiellement en contact.

symptôme. — Phénomène anormal provoqué par une maladie ; un même symptôme peut être provoqué par des maladies différentes touchant un même organe.

syndrome. — Groupement de symptômes, qui peuvent se produire en même temps dans des maladies différentes.

tétraplégie. — Paralysie des quatre membres.

traumatisme. — Ensemble des manifestations locales ou générales produites par une blessure résultant de l'action d'un agent extérieur vulnérant.

valgus. — Déviation d'un membre ou d'un segment de membre, en dehors.

varus. — Déviation d'un membre, ou d'un segment de membre, en dedans.

viscéral. — Qui se rapporte à un viscère (organe).

Cahier d'entraînement

SUJETS CORRIGÉS

- Tests de connaissances
- Mini-cas concrets
- Cas concrets types

Table des matières du cahier d'entraînement

TESTS DE CONNAISSANCES

MINI-CAS CONCRETS

CAS CONCRETS TYPES

Anatomie-physiologie

1. Annoter le schéma de la constitution d'un os long.

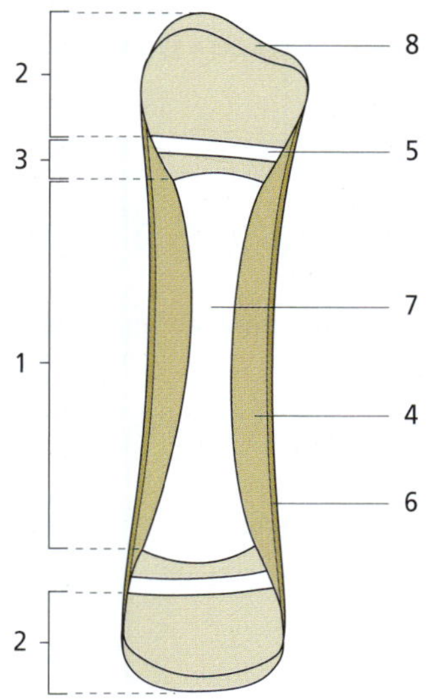

2. Énumérer les structures qui constituent une articulation mobile (diarthrose) comme le genou et indiquer leur rôle essentiel.

3. Définir les mouvements d'abduction et d'adduction.

4. Définir les mouvements de pronation et de supination de la main. Quels sont les deux os impliqués dans ces mouvements ?

5. Quelle est la caractéristique anatomo-physiologique principale des muscles de l'appareil locomoteur ?

6. Quel est le nom de l'apophyse latérale externe de l'extrémité inférieure de l'humérus ? Quel est le nom de l'affection tendineuse qui y est très fréquente ?

7. Quelles sont les structures anatomiques principales qui traversent le canal carpien ?

8. À quoi correspond la « coiffe des rotateurs » de l'épaule ?

9. Quel est le nom du nerf qui assure la sensibilité cutanée du moignon de l'épaule et qui peut être lésé dans les luxations de l'épaule ?

10. Qu'est-ce que le cotyle ?

Sujets

11. Quels sont les os et articulations qui constituent la ceinture pelvienne ?

12. Citer le nom des deux ligaments intra-articulaires du genou.

13. Annoter le schéma de cette vertèbre dorsale.

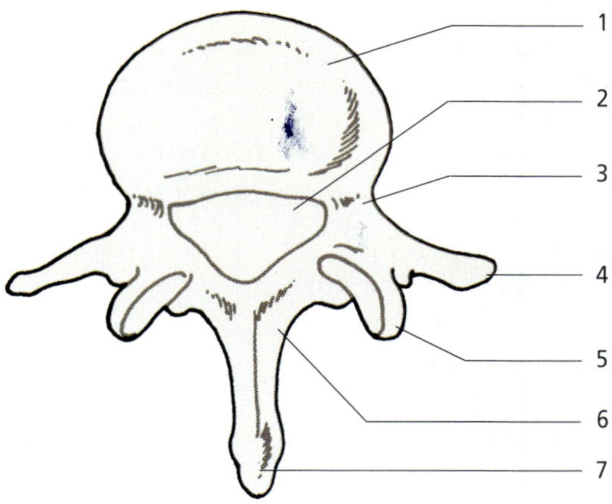

14. Annoter ce schéma d'une coupe de l'axe vertébral à la hauteur du corps de la 5e vertèbre lombaire (L5).

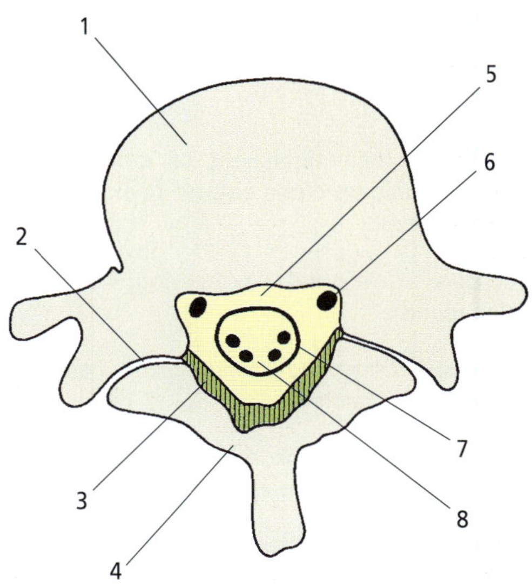

15. Au niveau de quelle vertèbre et comment se termine la moelle épinière ?

CORRIGÉS p. 207-208

Sujets

Physiopathologie clinique

1. Quel est le nom des cellules osseuses responsables : a) des phénomènes de construction osseuse et b) des phénomènes de résorption osseuse ?

2. À quoi sert le cartilage de conjugaison ?

3. Indiquer sommairement le rôle essentiel sur le tissu osseux de :

- l'hormone parathyroïdienne ;
- la thyrocalcitonine ;
- l'hormone somatotrope hypophysaire ;
- les hormones surrénaliennes et médicaments dérivés de la cortisone ;
- la carence œstrogénique ;
- la vitamine D.

4. Quelle est la source principale de la vitamine D ?

5. Dans quelle maladie de l'adulte trouve-t-on du tissu ostéoïde ?

6. Au cours d'une fracture, quels sont les trois principaux facteurs influençant la consolidation osseuse ?

7. Donner simplement la définition d'une spondylo-discite dite à « germe banal ».

8. Donner simplement la définition d'une arthrite septique et dire en quoi elle diffère d'une arthrite « réactionnelle ».

9. Citer les trois principaux mécanismes d'infection articulaire.

10. Indiquer schématiquement ce qui oppose les lésions anatomiques d'une entorse bénigne et d'une entorse grave.

11. À quoi correspond l'expression « ostéopénie physiologique » ?

12. À quoi correspond cliniquement l'expression « ostéoporose maladie » ?

13. Quel est le facteur étiologique principal de l'ostéoporose postménopausique ?

14. Quel est le principal facteur de « risque » médicamenteux favorisant la survenue d'une ostéoporose ?

15. La polyarthrite rhumatoïde, le lupus érythémateux disséminé, la sclérodermie, la polymyosite, sont considérés comme étant des « maladies auto-immunes systémiques ». Qu'entend-t-on par ce terme ?

16. Citer les deux principales maladies rhumatismales au cours desquelles l'inflammation est d'origine métabolique.

17. Quelles sont les caractéristiques essentielles des douleurs rhumatismales de « type inflammatoire » ?

18. Quelles sont les caractéristiques essentielles des douleurs rhumatismales de « type mécanique » ?

CORRIGÉS p. 208-209

Moyens techniques d'exploration

1. À quoi correspondent en imagerie radiologique osseuse les termes :

- ostéophyte ;
- géode ;
- pincement de l'interligne ;
- décalcification ;
- ostéolyse ;
- ostéosclérose.

2. Quel est le risque d'irradiation présenté par l'imagerie par résonance magnétique (IRM) ?

3. À quoi doit veiller l'infirmier(e) chez un patient devant subir une IRM ?

4. À quoi correspond une arthrographie ?

5. Indiquer schématiquement les deux objectifs possibles d'une ponction articulaire.

6. Quelle est la signification diagnostique des réactions de Waaler-Rose et du latex ?

7. Quelle est la signification diagnostique de l'antigène HLA B27 ?

8. Citer les principaux examens biologiques qui permettent d'apprécier le degré d'inflammation et de suivre l'évolution d'un rhumatisme inflammatoire, sans préjuger de son origine.

9. Quel est l'aspect radiologique caractéristique le plus évocateur du myélome multiple ?

10. Quel est le signe biologique principal de la maladie osseuse de Paget ?

11. Quels sont les signes biologiques (sanguin et articulaire) caractéristiques de la goutte ?

CORRIGÉS p. 209-211

Définitions et questions simples de clinique

1. Qu'est-ce qu'une fracture « pathologique » ?

2. Qu'est-ce qu'une fracture « ouverte » ? Quels en sont les mécanismes ?

3. Qu'est-ce qu'une fracture « comminutive » ?

4. Qu'est-ce qu'une ostéosynthèse ? En citer quelques variétés.

5. En quoi consiste la réduction d'une fracture ?

6. En quoi consiste une fracture « irréductible » ?

7. Qu'est-ce qu'une fracture « instable » ?

8. Qu'est-ce qu'une fracture « engrenée » ?

9. Définir une pseudarthrose.

10. Chez un patient alité à la suite d'une fracture, quelles sont les complications évolutives possibles que l'infirmier(e) doit rechercher chaque jour ?

11. Mme P. est tombée sur la paume de la main gauche et consulte avec un poignet douloureux qui évoque une fracture. Quel est le nom de la fracture du poignet la plus fréquente ? Quel geste immédiat doit faire l'infirmier(e) dès l'arrivée ? Quelle sera la surveillance après réduction et immobilisation de la fracture par plâtre ?

12. Qu'appelle-t-on mal de Pott ?

13. Quels sont les cancers qui métastasent le plus souvent sur le tissu osseux ?

14. Quels sont les risques que fait courir à un malade une grande hypercalcémie ?

15. Définir les termes suivants :
- *arthropathie ;*
- *arthrose et arthrite ;*
- *monoarthrite, oligo-arthrite, polyarthrite ;*
- *périarthrite, tendinite, bursite ;*
- *téno-synovite.*

16. Quelles sont les articulations des doigts qui sont préférentiellement atteintes au cours de la polyarthrite rhumatoïde ?

17. Indiquer simplement en quoi consiste et quel est l'objectif d'une synoviorthèse.

18. Quelles sont les articulations le plus souvent atteintes dans la spondylarthrite ankylosante ?

19. De quels rhumatismes inflammatoires les talalgies sont-elles évocatrices ?

20. Énumérer simplement les signes cliniques qui sont les plus évocateurs de maladie de Horton.

21. Quelle est la manifestation cutanée évocatrice du lupus érythémateux disséminé et qui lui a donné son nom ?

22. Quelles sont les manifestations cliniques qui font la gravité du lupus érythémateux disséminé ?

23. Quelle est l'articulation dont l'atteinte inflammatoire est la plus évocatrice d'un accès goutteux ?

24. Citer les trois localisations les plus fréquentes de l'arthrose des articulations des membres et quelques-unes parmi les plus rares.

25. Qu'est-ce qu'un spondylolisthésis ?

26. Une sciatique est dite « paralysante », non pas en fonction de l'intensité de la douleur, mais lorsqu'il existe un déficit moteur important. Quel est le mouvement du pied qui est limité, voire impossible en cas d'atteinte de la racine L 5 et en cas d'atteinte de la racine S 1 ?

27. Quelle est la signification de la constatation, au cours d'une sciatique discale, d'une anesthésie en selle ou de troubles sphinctériens ?

28. Quel est le signe fonctionnel très évocateur du syndrome du canal carpien ?

CORRIGÉS p. 211-214

Pharmacologie

1. Citer les principales familles médicamenteuses non hormonales utiles dans le traitement de l'ostéoporose.

2. Quel est le traitement essentiel de l'ostéomalacie ?

3. Citer le nom des principales médications utilisées dans le traitement de fond de la polyarthrite rhumatoïde.

4. Chez un patient présentant une crise de goutte aiguë, le médecin a prescrit de la colchicine, traitement

Sujets

spécifique de cette affection. Expliquer au patient comment prendre ce médicament. Quelle est la surveillance infirmière ?

5. Quel est la médication la plus utilisée comme traitement de fond dans la goutte et quelles sont les précautions à rappeler au malade ?

6. Quelle surveillance infirmière mettre en place chez un patient à qui il a été prescrit un anti-inflammatoire non stéroïdien ?

CORRIGÉS p. 214

Soins infirmiers

1. Monsieur D., 70 ans, renversé sur la voie publique, est conduit aux urgences sur un brancard; il a très vraisemblablement une fracture de la jambe et son pantalon est souillé de sang. Quel va être votre comportement immédiat en ce qui concerne :

a. la jambe blessée ?

b. le blessé lui-même ?

2. Monsieur F., 50 ans, vient d'être plâtré : botte de marche, pour une entorse grave de la cheville, pour une durée de 5 semaines. Il n'a pas d'antécédent de maladie thromboembolique et on ne lui a pas prescrit de traitement anticoagulant. Quels sont les conseils à donner au blessé ?

3. Monsieur M., 35 ans, à la suite d'un accident de football, a eu des blocages douloureux du genou du fait d'une lésion du ménisque interne. La gêne fonctionnelle a conduit à pratiquer l'exérèse du fragment « en anse de seau » responsable des blocages, par arthroscopie sous anesthésie locorégionale. Quels vont être les soins post-opératoires et les conseils à donner à la sortie jusqu'à la consultation avec le chirurgien ?

4. Mme C., 68 ans, a été opérée d'une coxarthrose par prothèse totale de hanche et doit sortir prochainement du service. Indiquer simplement les conseils et recommandations utiles à la patiente.

CORRIGÉS p. 214-216

Corrigés

Anatomie-physiologie

1. Annoter le schéma de la constitution d'un os long.

1. Diaphyse. **2.** Épiphyse. **3.** Métaphyse. **4.** Corticale (os compact) **5.** Cartilage de conjugaison **6.** Périoste **7.** Cavité médullaire **8.** Cartilage articulaire.

2. Énumérer les structures qui constituent une articulation mobile (diarthrose) comme le genou et indiquer leur rôle essentiel.

Ces structures sont les suivantes :

– le cartilage articulaire, qui recouvre les extrémités osseuses et permet le glissement des surfaces en contact, les ménisques, qui améliorent la congruence articulaire ;

– la capsule articulaire renforcée par des ligaments et qui maintient en contact les deux os ;

– la membrane synoviale qui recouvre l'intérieur de la capsule et délimite la cavité articulaire où elle sécrète le liquide synovial.

3. Définir les mouvements d'abduction et d'adduction.

Ce sont des mouvements qui se font autour d'un axe sagittal vertical passant par l'articulation. L'abduction écarte le membre ou le segment de membre de l'axe médian du corps tandis que l'adduction est le mouvement inverse.

4. Définir les mouvements de pronation et de supination de la main. Quels sont les deux os impliqués dans ces mouvements ?

Le mouvement de pronation porte la paume de la main en avant, le mouvement de supination la porte en arrière. Les os impliqués sont le radius et le cubitus, par l'intermédiaire des articulations radio-cubitales supérieure et inférieure.

5. Quelle est la caractéristique anatomo-physiologique principale des muscles de l'appareil locomoteur ?

Ce sont des muscles « rouges » ou striés, les seuls capables de se contracter volontairement, par opposition aux muscles « blancs » ou lisses (contraction involontaire).

6. Quel est le nom de l'apophyse latérale externe de l'extrémité inférieure de l'humérus ? Quel est le nom de l'affection tendineuse qui y est très fréquente ?

L'apophyse latérale externe est l'épicondyle et l'affection tendineuse est l'épicondylite ou *tennis elbow*.

7. Quelles sont les structures anatomiques principales qui traversent le canal carpien ?

Le nerf médian, les tendons fléchisseurs des doigts entourés de leurs gaines tendineuses.

8. À quoi correspond la « coiffe des rotateurs » de l'épaule ?

La coiffe des rotateurs est appelée ainsi parce qu'elle est constituée par les tendons accolés des muscles qui assurent les mouvements de rotation de l'épaule ; ils forment ainsi une coiffe qui recouvre la tête de l'humérus (les muscles qui la constituent sont : en avant et de bas en haut, le petit rond, le sous-épineux, le sus-épineux ; en arrière, le sous-scapulaire).

9. Quel est le nom du nerf qui assure la sensibilité cutanée du moignon de l'épaule et qui peut être lésé dans les luxations de l'épaule ?

Le nerf circonflexe.

10. Qu'est-ce que le cotyle ?

C'est une cavité recouverte de cartilage articulaire, creusée dans la partie moyenne de l'os iliaque, dans laquelle vient s'articuler la tête du fémur pour constituer l'articulation de la hanche (ou articulation coxo-fémorale).

11. Quels sont les os et articulations qui constituent la ceinture pelvienne ?

Il s'agit des deux os iliaques droit et gauche, unis entre eux en avant par l'articulation pubienne ainsi que le sacrum uni latéralement à chaque os iliaque par l'articulation sacro-iliaque.

12. Citer le nom des deux ligaments intra-articulaires du genou.

Le ligament croisé antérieur et le ligament croisé postérieur.

13. Annoter le schéma de cette vertèbre dorsale.

1. Corps vertébral. **2.** Canal rachidien. **3.** Pédicule. **4.** Apophyse transverse. **5.** Apophyse articulaire supérieure. **6.** Lame. **7.** Apophyse épineuse.

14. Annoter ce schéma d'une coupe de l'axe vertébral à la hauteur du corps de la 5e vertèbre lombaire (L5).

1. Corps de la vertèbre L5. **2.** Articulation interapophysaire L4-L5. **3.** Ligament jaune. **4.** Arc postérieur de la vertèbre L4. **5.** Espace épidural ou péridural. **6.** Racine L5. **7.** Dure-mère. **8.** Espace intradural ou sous-arachnoïdien (contenant le LCR et les racines de la queue de cheval).

15. Au niveau de quelle vertèbre et comment se termine la moelle épinière ?

La moelle épinière se termine à la hauteur de la 2e vertèbre lombaire, par une partie rétrécie, le cône terminal ; elle est prolongée par le *filum terminale* qui forme

Corrigés

avec les dernières racines lombaires et sacrées la « queue de cheval ».

Physiopathologie clinique

1. Quel est le nom des cellules osseuses responsables : a) des phénomènes de construction osseuse; b) des phénomènes de résorption osseuse?

a) Les ostéoblastes.

b) Les ostéoclastes.

2. À quoi sert le cartilage de conjugaison?

Il sert à l'accroissement en longueur des os.

3. Indiquer sommairement le rôle essentiel sur le tissu osseux de :

– l'**hormone parathyroïdienne** : responsable de la résorption osseuse par les ostéoclastes;

– la **thyrocalcitonine** : freine la résorption osseuse (utilisation thérapeutique);

– l'**hormone somatotrope hypophysaire** : stimule la croissance en longueur et en épaisseur des os;

– l'**hormones surrénaliennes et médicaments dérivés de la cortisone** : freinent la construction osseuse et ralentissent la croissance chez le jeune;

– la **carence œstrogénique** : elle suit la ménopause et favorise la déminéralisation squelettique;

– la **vitamine D** : elle entraîne une calcification rapide du tissu ostéoïde (tissu « préosseux ») et elle exalte aussi la résorption osseuse.

4. Quelle est la source principale de la vitamine D?

Elle est formée principalement dans la peau sous l'influence des rayons ultraviolets (exposition solaire).

5. Dans quelle maladie de l'adulte trouve-t-on du tissu ostéoïde?

On le trouve dans l'ostéomalacie (qui correspond au rachitisme chez l'enfant) et qui est en relation avec une carence en vitamine D.

6. Au cours d'une fracture, quels sont les trois principaux facteurs influençant la consolidation osseuse?

Les facteurs influençant la consolidation osseuse sont nombreux, les trois principaux étant :

– la vascularisation qui joue un rôle essentiel;

– l'ouverture de la fracture au moment de l'accident (fracture ouverte) : facteur allongeant les délais de consolidation, en perturbant la vascularisation locale de l'os;

– l'immobilisation rigoureuse du foyer de fracture qui est un autre élément capital. En effet, la persistance de mouvements, même de faible amplitude entre les deux extrémités de l'os fracturé, détruit les éléments du cal au fur et à mesure de leur formation.

NB : signalons également que l'âge a une nette influence : chez l'enfant, la majorité des fractures consolide bien plus vite que chez l'adulte.

7. Donner simplement la définition d'une spondylodiscite dite à « germe banal ».

Les spondylo-discites dites à « germe banal » sont les infections du disque et des vertèbres adjacentes par un pyogène; elles sont actuellement plus fréquentes que les spondylo-discites tuberculeuses (mal de Pott). Si le staphylocoque doré est le germe dit « banal » le plus fréquent, il peut aussi s'agir d'un streptocoque, d'un bacille Gram négatif, etc.

8. Donner simplement la définition d'une arthrite septique et dire en quoi elle diffère d'une arthrite « réactionnelle ».

Les arthrites septiques sont des infections articulaires provoquées par la présence d'un agent infectieux à l'intérieur d'une ou de plusieurs articulations. Dans les arthrites dites « réactionnelles » ou « réactives », la maladie fait suite à une infection virale ou microbienne sans que l'agent infectieux soit présent dans l'articulation (dans l'état actuel de nos connaissances). (Le syndrome de Fiessinger-Leroy-Reiter en est un exemple classique.)

9. Citer les trois principaux mécanismes d'infection articulaire.

Ce sont :

– l'inoculation microbienne directe par plaie articulaire ou après injection intra-articulaire;

– la propagation à partir d'un foyer infectieux voisin;

– la voie hématogène.

10. Indiquer schématiquement ce qui oppose les lésions anatomiques d'une entorse bénigne et d'une entorse grave.

On oppose schématiquement les entorses bénignes, où les lésions ligamentaires consistent en une simple élongation, aux entorses graves, où les lésions ligamentaires consistent en une rupture à la partie moyenne ou en une désinsertion avec arrachement osseux.

Corrigés

11. À quoi correspond l'expression « ostéopénie physiologique » ?

Elle traduit le vieillissement normal du squelette et s'observe chez tous les sujets.

12. À quoi correspond cliniquement l'expression « ostéoporose maladie » ?

Elle traduit la survenue de complications de l'ostéoporose : tassements vertébraux à l'origine de douleurs et de déformations du rachis et fractures des os longs : fractures de l'extrémité inférieure de l'avant-bras, des côtes, du col du fémur ; à l'occasion d'un traumatisme ou d'un effort minime, voire parfois presque spontanément.

13. Quel est le facteur étiologique principal de l'ostéoporose postménopausique ?

C'est la carence en œstrogènes qui caractérise la ménopause.

14. Quel est le principal facteur de « risque » médicamenteux favorisant la survenue d'une ostéoporose ?

Le « risque » de survenue d'une ostéoporose est fréquent à la suite d'une corticothérapie prolongée (plus de 3 mois à dose supérieure ou égale à 7,5 mg/j. de prednisone [*Cortancyl*]).

15. La polyarthrite rhumatoïde, le lupus érythémateux disséminé, la sclérodermie, la polymyosite, sont considérés comme étant des « maladies auto-immunes systémiques ». Qu'entend-t-on par ce terme ?

Ce sont des maladies où la réaction inflammatoire, systémique, c'est-à-dire diffuse, est due à la réaction de l'organisme à un antigène qui provient de l'organisme lui-même ; on parle d'autoantigènes, responsables d'autoanticorps, dont certains peuvent être pathogènes et entraîner une maladie auto-immune. Dans la majorité des cas, la raison pour laquelle l'organisme réagit à un antigène qui lui est propre est inconnue.

16. Citer les deux principales maladies rhumatismales au cours desquelles l'inflammation est d'origine métabolique.

La goutte (acide urique) et la chondrocalcinose articulaire (pyrophosphate de calcium).

17. Quelles sont les caractéristiques essentielles des douleurs rhumatismales de « type inflammatoire » ?

Ce sont des douleurs qui sont souvent plus importantes la nuit, réveillant le malade au milieu de la nuit (indépendamment des mouvements), qui ont une recrudescence matinale au réveil (le « dérouillage matinal » est long) et s'atténuent dans la journée.

18. Quelles sont les caractéristiques essentielles des douleurs rhumatismales de « type mécanique » ?

Ce sont des douleurs qui surviennent lors de la mise en fonction de l'articulation, qui sont calmées et disparaissent au repos articulaire. Elles sont exagérées par l'effort, la fatigue et augmentent en fin de journée. Elles ne subissent pas de recrudescence nocturne (sauf lors de certains mouvements brusques et souvent du retournement), ni d'exacerbation au réveil : le « dérouillage matinal », lorsqu'il existe, est bref.

Moyens techniques d'exploration

1. À quoi correspondent, en imagerie radiologique osseuse, les termes :

***Ostéophyte* ?**

C'est une apposition d'os nouveau qui se développe autour des cartilages, réalisant des images d'épine, de bec (« bec de perroquet »), de crochet. C'est le signe radiographique principal de l'arthrose.

***Géode* ?**

C'est une image radiotransparente au sein de l'os, qui a une taille et un contour variables ; l'encoche est une géode qui siège sur le bord de l'os.

***Pincement de l'interligne* ?**

L'interligne radiologique correspond au cartilage de revêtement et aux ménisques qui sont radiotransparents ; il sépare les extrémités osseuses. Le pincement de l'interligne traduit l'usure du cartilage, quelle qu'en soit la cause ; il peut être localisé ou global.

***Décalcification* ?**

La décalcification (ou déminéralisation) se traduit par une diminution de l'opacité osseuse aux rayons X. Elle peut être localisée à un segment du squelette, ou être multiple ou diffuse. Elle peut être homogène ou non.

***Ostéolyse* ?**

On parle d'ostéolyse radiologique lorsque l'aspect d'une décalcification localisée ne laisse plus persister l'image de la trame osseuse ; il en est souvent ainsi dans les formes ostéolytiques des métastases osseuses.

***Ostéosclérose* ?**

C'est une condensation osseuse qui se traduit par une augmentation de l'opacité osseuse aux rayons X. Elle peut être localisée, multiple ou généralisée.

Corrigés

2. Quel est le risque d'irradiation présenté par l'imagerie par résonance magnétique (IRM) ?

Ce risque est nul. En effet, contrairement au scanner, l'IRM ne fait pas appel aux rayons X.

3. À quoi doit veiller l'infirmier(e) chez un patient devant subir une IRM ?

L'infirmier(e) doit :

– demander au malade s'il est porteur d'un cardio-stimulateur ;

– demander si le malade se sait porteur de matériel métallique (plaques, prothèses, valves cardiaques, clips, cathéter et pompe de chimiothérapie, corps étrangers intraorbitaires, éclats d'obus et de grenaille, etc.) ;

– démunir le malade de tout objet métallique (monnaie, clés, bijoux, montre, épingle à cheveux), de prothèse dentaire ou auditive, de cartes magnétiques (cartes de crédit, carte orange, tickets de métro) ;

– se renseigner pour savoir s'il existe des antécédents allergiques car, dans certains cas, un produit, le gadolinium, sera injecté pour compléter l'examen et se renseigner sur une claustrophobie éventuelle (un anxiolytique pourra être prescrit).

4. À quoi correspond une arthrographie ?

L'arthrographie permet de visualiser les contours et le contenu d'une articulation, par injection d'air ou de produit opaque dans sa cavité. Sont alors dessinés :

– les ménisques (au genou), qui sont normalement radiotransparents ;

– certaines bourses séreuses qui peuvent communiquer avec l'articulation ;

– certains corps étrangers intra-articulaires radiotransparents.

Elle peut être couplée à un scanner qui améliore la qualité des images, soit l'arthro-scanner.

5. Indiquer schématiquement les deux objectifs possibles d'une ponction articulaire.

La ponction articulaire permet l'évacuation et l'examen du liquide articulaire qui ont un intérêt soit diagnostique soit même thérapeutique.

Ces deux objectifs sont :

Dans un but diagnostique, l'examen du liquide synovial prélevé, qui comporte :

– un examen cytologique au microscope, (numération et formule des éléments cellulaires, recherche de cristaux [ou microcristaux]), d'acide urique dans la goutte, de pyrophosphate de calcium dans la chondrocalcinose articulaire ;

– un examen bactériologique qui est indispensable pour mettre en évidence un germe pathogène en cas d'infection articulaire ;

– un examen chimique enfin, avec dosage des protides, dosage éventuel de l'acide urique, réactions du latex et de Waaler-Rose, etc.

Dans un but thérapeutique, la ponction articulaire qui permet :

– l'évacuation du liquide sous tension ;

– un éventuel « lavage articulaire » ;

– l'injection d'un médicament, en général un dérivé de la cortisone (« infiltration intra-articulaire »), parfois de l'acide osmique ou un produit radioactif (« synoviorthèse »).

6. Quelle est la signification diagnostique des réactions de Waaler-Rose et du latex ?

– Les réactions de Waaler-Rose et du latex traduisent la présence du **facteur rhumatoïde** et sont positives dans environ 85 % des cas de polyarthrite rhumatoïde (que l'on dit alors être séropositives), mais leur positivité éventuelle doit toujours être corrélée avec le tableau clinique.

– Ces examens sont habituellement négatifs dans les premiers mois d'évolution de la maladie et ne sont nullement spécifiques. Ils peuvent être positifs chez des sujets âgés indemnes de polyarthrite rhumatoïde et au cours de certaines affections telles que les collagénoses, la cirrhose du foie, etc.

– Le taux de positivité doit être précisé pour avoir une signification (par rapport aux unités et aux valeurs habituelles du laboratoire).

7. Quelle est la signification diagnostique de l'antigène HLA B27 ?

– L'antigène tissulaire HLA B 27, ou antigène leucocytaire ou d'histocompatibilité, est retrouvé dans environ 95 % des cas de spondylarthrite ankylosante et représente un des facteurs (d'ordre génétique) qui contribue à l'apparition de la maladie. Il est également souvent retrouvé au cours du syndrome de Fiessinger-Leroy-Reiter et parfois de certaines formes de rhumatismes inflammatoires caractérisés par une atteinte dite « axiale » de la colonne vertébrale (spondylarthropathies).

– Il existe chez 4 à 6 % de la population et sa présence est donc possible chez un sujet normal : il ne traduit donc pas obligatoirement l'existence d'une spondylarthrite.

Corrigés

8. Citer les principaux examens biologiques qui permettent d'apprécier le degré d'inflammation et de suivre l'évolution d'un rhumatisme inflammatoire, sans préjuger de son origine.

La vitesse de sédimentation globulaire (VS), la fibrinémie et les protéines de l'inflammation (orosomucoïde, haptoglobine et protéine C réactive [CRP]).

9. Quel est l'aspect radiologique caractéristique le plus évocateur du myélome multiple ?

Des lacunes ou géodes « à l'emporte-pièce » sur le crâne, les os longs. Au rachis, l'aspect, moins caractéristique, est fréquemment celui d'une décalcification diffuse avec ou sans tassements vertébraux.

10. Quel est le signe biologique principal de la maladie osseuse de Paget ?

C'est l'augmentation des phosphatases alcalines (d'origine osseuse) sans modification de la calcémie et de la phosphorémie.

11. Quels sont les signes biologiques (sanguin et articulaire) caractéristiques de la goutte ?

Ces signes biologiques sont :

- l'élévation de l'uricémie (au delà de 420 µmol/L ou 70 mg/L chez l'homme et 360 µmol/L ou 60 mg/L chez la femme);
- la présence de cristaux d'acide urique dans le liquide synovial.

Définitions et questions simples de clinique

1. Qu'est-ce qu'une fracture « pathologique » ?

On appelle fracture pathologique une fracture survenant sur un os préalablement altéré ou fragilisé par une déminéralisation diffuse (ostéoporose), une tumeur osseuse bénigne et surtout les métastases osseuses des cancers. La fracture se produit pour un traumatisme souvent minime, voire spontanément.

2. Qu'est-ce qu'une fracture « ouverte » ? Quels en sont les mécanismes ?

Une fracture est dite « ouverte » lorsque la peau en regard est ouverte et que la plaie fait communiquer le foyer de fracture avec l'extérieur, par opposition à la fracture dite « fermée » où le foyer de fracture ne communique pas avec l'extérieur.

On oppose deux mécanismes de fractures ouvertes :

- les fractures ouvertes de dedans en dehors dont le mécanisme est indirect, la peau étant lésée par un fragment osseux;
- les véritables fractures ouvertes qui sont ouvertes de dehors en dedans par le traumatisme qui lèse d'abord le revêtement cutané puis l'axe osseux.

Les deux conséquences majeures des fractures ouvertes sont le risque accru d'infection et le retard à la consolidation osseuse.

3. Qu'est-ce qu'une fracture « comminutive » ?

Une fracture est dite « comminutive » lorsque l'os est fracturé en très nombreux fragments; elle succède en général à un choc direct et très violent. Elle peut poser de délicats problèmes thérapeutiques.

4. Qu'est-ce qu'une ostéosynthèse ? En citer quelques variétés.

C'est une intervention chirurgicale « sanglante » qui consiste à réunir les fragments osseux fracturés par un matériel métallique. Elle implique un montage solide, un matériel neutre et impose une asepsie rigoureuse pour éviter le risque majeur d'infection.

Il en existe diverses variétés :

- enclouage centro-médullaire essentiellement lorsque la fracture est transversale; clou verrouillé; enclouage à foyer fermé par clous souples;
- vissage, en particulier dans les fractures spiroïdes; plaques vissées;
- cerclage métallique;
- fixateur externe qui prend appui sur des fiches introduites dans l'os de part et d'autre et à distance du foyer de fracture, dans les fractures ouvertes ou en cas de lésions septiques.

5. En quoi consiste la réduction d'une fracture ?

La réduction d'une fracture consiste à remettre les fragments osseux dans leurs rapports normaux. Elle est en général obtenue par des manœuvres orthopédiques manuelles simples ou à l'aide de dispositifs instrumentaux, sur table orthopédique, le plus souvent sous anesthésie générale. La réduction peut être progressive par traction, ce qui peut être aussi un mode de contention.

6. En quoi consiste une fracture « irréductible » ?

Dans certains cas, la réduction de la fracture est rendue impossible du fait de l'interposition des parties molles (par exemple un muscle) entre les fragments osseux ou de l'étui

Corrigés

périostique. Cette « irréductibilité » de la fracture doit faire recourir à la « réduction sanglante ».

7. Qu'est-ce qu'une fracture « instable » ?

Une fracture est dite « instable » lorsque sa réduction ne peut être maintenue par un simple appareil plâtré. D'autres procédés de contention sont alors nécessaires, soit par extension continue, soit par ostéosynthèse, intervention chirurgicale « sanglante » qui consiste à réunir les fragments osseux par un matériel métallique.

8. Qu'est-ce qu'une fracture « engrenée » ?

C'est une fracture qui se caractérise par la pénétration des fragments l'un dans l'autre, ce qui entraîne le plus souvent un raccourcissement du membre. La fracture de la tête humérale et la fracture de Pouteau-Colles sont fréquemment engrenées.

9. Définir une pseudarthrose.

La pseudarthrose, qui atteint surtout les diaphyses des os longs, désigne la non-consolidation d'une fracture avec absence de formation du cal osseux. D'une façon générale, la pseudarthrose crée un handicap fonctionnel considérable.

10. Chez un patient alité à la suite d'une fracture, quelles sont les complications évolutives possibles que l'infirmier(e) doit rechercher chaque jour ?

L'infirmier(e) doit rechercher :

– les complications thromboemboliques, qui sont particulièrement à craindre ; les thrombophlébites des membres inférieurs, qui exposent à des séquelles veineuses parfois sévères et surtout à de redoutables embolies pulmonaires ;

– les escarres aux points d'appui (sacrum, fesses, talons) ;

– l'infection broncho-pulmonaire ;

– l'infection urinaire, compliquant les sondages vésicaux rendus parfois nécessaires par l'état du blessé.

11. Mme P. est tombée sur la paume de la main gauche et consulte avec un poignet douloureux qui évoque une fracture. Quel est le nom de la fracture du poignet la plus fréquente ? Quel geste immédiat doit faire l'infirmier(e) dès l'arrivée ? Quelle sera la surveillance après réduction et immobilisation de la fracture par plâtre ?

La fracture de Pouteau-Colles (qui atteint le radius et le cubitus) est la fracture du poignet la plus fréquente.

Dès l'arrivée il faut **retirer d'urgence les bagues,** si la blessée en porte car un gonflement apparaît assez vite.

Il importera ensuite de s'assurer que le plâtre n'est ni trop serré (surveillance de la coloration, la chaleur, la mobilité, la sensibilité des doigts), ni trop large (risque de déplacement secondaire).

12. Qu'appelle-t-on mal de Pott ?

On désigne sous ce nom l'atteinte tuberculeuse du disque et des deux corps vertébraux adjacents (d'où aussi le nom de spondylo-discite tuberculeuse). Le mal de Pott peut siéger à tous les étages de la colonne vertébrale.

13. Quels sont les cancers qui métastasent le plus souvent sur le tissu osseux ?

Toutes les néoplasies peuvent être en cause, mais le plus souvent il s'agit d'un cancer de la prostate, du sein, du poumon ; les cancers du rein, de la thyroïde ont aussi un tropisme particulier pour l'os.

14. Quels sont les risques que fait courir à un malade une grande hypercalcémie ?

Les grandes hypercalcémies, telles qu'on les rencontre dans certaines métastases osseuses des cancers ostéolytiques ou le myélome, entraînent des troubles de la conscience, des troubles digestifs, des perturbations métaboliques (déshydratation, insuffisance rénale fonctionnelle) et font courir un risque vital au patient en raison des troubles du rythme cardiaque qu'elles peuvent provoquer. Un traitement spécifique de l'hypercalcémie (diphosphonates, calcitonine, prednisone [*Cortancyl*] ou diurétiques) peut souvent guérir une poussée d'hypercalcémie.

15. Définir :

– L'**arthropathie** est le nom générique donné à toutes les maladies des articulations (arthrites, arthroses, etc.).

– L'**arthrose** désigne des affections chroniques dégénératives, non inflammatoires, des articulations ; anatomiquement, l'atteinte initiale se traduit par une atteinte dégénérative du cartilage articulaire.

– L'**arthrite** désigne toute affection inflammatoire (aiguë ou chronique selon le mode évolutif) qui touche une articulation ; anatomiquement, l'atteinte initiale se traduit par une inflammation de la membrane synoviale de l'articulation.

– Le mot **monoarthrite** est employé lorsque l'inflammation ne touche qu'une seule articulation, celui **d'oligoarthrite** lorsqu'elle touche deux ou trois articulations et celui de **polyarthrite** lorsque plus de trois articulations sont touchées en même temps ou successivement.

– La **périarthrite** désigne l'atteinte des tissus périarticulaires ; la **tendinite,** celle d'un tendon (les deux mots sont souvent confondus) ; la **bursite**, celle d'une bourse séreuse.

– La **ténosynovite** désigne l'inflammation d'un tendon et de sa gaine synoviale.

Corrigés

16. Quelles sont les articulations des doigts qui sont préférentiellement atteintes au cours de la polyarthrite rhumatoïde ?

Les articulations interphalangiennes proximales (ou IPP) et les métacarpo-phalangiennes (ou MCP) des 2e et 3e doigts surtout.

17. Indiquer simplement en quoi consiste et quel est l'objectif d'une synoviorthèse.

La synoviorthèse médicamenteuse consiste en l'injection dans l'articulation d'isotopes radioactifs ou d'acide osmique (et d'hexatrione, pour certains), visant à la modification ou à la destruction de la synoviale pathologique.

18. Quelles sont les articulations le plus souvent atteintes dans la spondylarthrite ankylosante ?

Ce sont les articulations sacro-iliaques et le rachis (lombaire, dorsal), qui sont des articulations « axiales », avant les articulations « périphériques ».

19. De quels rhumatismes inflammatoires les talalgies sont-elles évocatrices ?

Les talalgies évoquent des spondylarthropathies (spondylarthrite ankylosante, forme axiale du rhumatisme psoriasique).

20. Énumérer simplement les signes cliniques qui sont les plus évocateurs de maladie de Horton.

- Céphalées temporales ;
- douleurs du scalp (cuir chevelu) ;
- raideur douloureuse des ceintures ;
- claudication douloureuse de la mastication ;
- altération de l'état général avec fièvre ;
- cécité brutale ;
- induration d'une artère temporale à la palpation.

21. Quelle est la manifestation cutanée évocatrice du lupus érythémateux disséminé et qui lui a donné son nom ?

Le nom de « lupus » est dû à l'éruption du visage qui a la forme d'un masque (loup de carnaval) autour des yeux.

22. Quelles sont les manifestations cliniques qui font la gravité du lupus érythémateux disséminé ?

Beaucoup plus que des manifestations articulaires, voire pleuro-péricardiques, pulmonaires ou hématologiques, le pronostic de la maladie semble dépendre des troubles nerveux et psychiques et surtout d'une éventuelle atteinte rénale.

23. Quelle est l'articulation dont l'atteinte inflammatoire est la plus évocatrice d'un accès goutteux ?

Chez l'homme, l'accès siège typiquement à la racine du gros orteil où il réalise une arthrite aiguë de la 1re articulation métatarso-phalangienne.

24. Citer les trois localisations les plus fréquentes de l'arthrose des articulations des membres et quelques-unes parmi les plus rares.

L'arthrose des mains (doigts) est la plus fréquente des localisations, suivie de l'arthrose des genoux, puis de l'arthrose de la hanche. L'arthrose de l'épaule, celle du coude et celle du poignet sont très rares, celle de la cheville exceptionnelle : elles sont en général secondaires à un traumatisme local.

25. Qu'est-ce qu'un spondylolisthésis ?

C'est le glissement, généralement en avant, d'une vertèbre lombaire par rapport à la vertèbre sous-jacente. Le spondylolisthésis d'origine arthrosique correspond à un affaissement de l'apophyse articulaire inférieure de la vertèbre ; on l'oppose au spondylolisthésis du sujet jeune, par fracture de contrainte de l'isthme de la vertèbre ou d'origine congénitale : spondylolyse isthmique.

26. Une sciatique est dite « paralysante », non pas en fonction de l'intensité de la douleur, mais lorsqu'il existe un déficit moteur important. Quel est le mouvement du pied qui est limité voire impossible en cas d'atteinte de la racine L 5 et en cas d'atteinte de la racine S 1 ?

– Il existe une difficulté à relever le gros orteil ou le pied, voire une impossibilité de marcher sur le talon (signe du talon), pour la racine L5.

– Il existe une difficulté à étendre le pied, voire une impossibilité de marcher sur la pointe (signe de la pointe), pour la racine S1.

27. Quelle est la signification de la constatation, au cours d'une sciatique discale, d'une anesthésie en selle ou de troubles sphinctériens ?

Au cours d'une sciatique discale, la constatation d'une anesthésie « en selle » (autour de l'anus) ou de troubles sphinctériens (rétention aiguë d'urine) traduit la compression de plusieurs racines ; ce sont les signes cliniques évocateurs d'un syndrome de la « queue de cheval », circonstance très rare mais véritable urgence chirurgicale.

28. Quel est le signe fonctionnel très évocateur du syndrome du canal carpien ?

Des accès de paresthésies et d'engourdissement des doigts (respectant en général le 5e doigt), douloureux, souvent

Corrigés

bilatéraux, ayant une recrudescence nocturne fréquemment génératrice d'insomnie.

Pharmacologie

1. Citer les principales familles médicamenteuses non hormonales utiles dans le traitement de l'ostéoporose.

Les principales familles sont :

- le calcium ;
- la vitamine D ;
- le fluor ;
- les diphosphonates.

2. Quel est le traitement essentiel de l'ostéomalacie ?

C'est la vitamine D.

3. Citer le nom des principales médications utilisées dans le traitement de fond de la polyarthrite rhumatoïde.

- antipaludéens de synthèse (*Nivaquine*, *Plaquénil*)
- sulfasalazyne (*Salazopyrine*),
- methotrexate (*Methotrexate*, *Novatrex*),
- léflunomide (*Arava*),
- immunosuppresseurs (*Endoxan*, *Imurel*, *Chloraminophène*, *Néoral*), parfois,
- « biothérapies » : anti-TNF alpha (étanercept = *Enbrel*, infliximab = *Remicade*, adalimumab = *Humira*), inhibiteurs de l'interleukine 1 (anakinra = *Kineret*).

Les sels d'or (*Allochrysine*, *Ridauran*) et la D-Pénicillamine (*Trolovol*) sont de moins en moins utilisés. La corticothérapie n'est pas considérée comme un traitement de fond.

4. Chez un patient présentant une crise de goutte aiguë, le médecin a prescrit de la colchicine, traitement spécifique de cette affection. Expliquer au patient comment prendre ce médicament. Quelle est la surveillance infirmière ?

Au cours de la crise de goutte, la colchicine est administrée par voie orale, 3 à 4 comprimés à 1 mg le premier jour (les prises étant espacées de 3 à 4 heures au moins), puis à dose décroissante les 5 à 8 jours suivants. Il ne faut jamais prendre 2 comprimés à la fois car la colchicine entraîne souvent des troubles digestifs et notamment une diarrhée. À forte dose, elle est très toxique et doit être gardée hors de portée.

5. Quel est la médication la plus utilisée comme traitement de fond dans la goutte et quelles sont les précautions à rappeler au malade ?

L'allopurinol (*Zyloric*), qui est un inhibiteur de la synthèse des purines (dont provient l'acide urique), diminue la formation de l'acide urique dans l'organisme et fait baisser l'uricémie. Mais cet effet n'est que transitoire : son arrêt intempestif est suivi d'une remontée rapide, en quelques jours, de l'uricémie.

Il existe, pendant les premiers mois de sa prescription, un risque accru de voir survenir des crises de goutte, qui peuvent être prévenues ou traitées par la colchicine. C'est pour cela qu'on ne commence pas sa prescription en même temps qu'une crise de goutte (dont de surcroît il n'est pas le traitement).

6. Quelle surveillance infirmière mettre en place chez un patient à qui il a été prescrit un anti-inflammatoire non stéroïdien ?

- Avant tout, recherche de complications digestives (douleurs abdominales, diarrhées, hématémèse), les AINS pouvant se compliquer d'ulcères gastro-duodénaux ;
- surveillance de la TA (risque d'HTA) ;
- surveillance attentive cutanée (possibilité d'allergies cutanées graves : syndromes de Lyell, de Stevens-Johnson, purpura, etc.).

Soins infirmiers

1. Monsieur D., 70 ans, renversé sur la voie publique, est conduit aux urgences sur un brancard ; il a très vraisemblablement une fracture de la jambe et son pantalon est souillé de sang. Quel va être votre comportement immédiat en ce qui concerne : la jambe blessée et le blessé lui-même ?

Concernant la jambe blessée :

- déshabiller le blessé, en découpant ses vêtements au besoin ;
- recouvrir la plaie avec un pansement stérile, pour limiter le risque majeur que représente ici l'infection ;
- préparer le transport pour l'examen radiologique ;
- ultérieurement raser et nettoyer, généralement sous prémédication ou anesthésie générale, ce qui permettra de le faire plus complètement et d'éviter d'aggraver par la douleur un état de choc.

Concernant le blessé en général :

- s'il s'agit d'un polytraumatisé : contrôler la coloration et la chaleur des téguments, le pouls, la tension artérielle, pour déceler un état de choc qui nécessiterait un traitement d'urgence (dans ce cas établir le groupe sanguin, faire une NFS et/ou un hématocrite ; poser éventuellement un cathéter et préparer une perfusion selon prescription) ;

Corrigés

– assurer la prévention du tétanos (date du dernier rappel de vaccin antitétanique, réaction allergique à une injection antérieure de sérum antitétanique);

– s'enquérir de l'heure du dernier repas, de l'existence de maladies préalables (diabète, goutte, éthylisme, traitements en cours, etc.);

– réconforter et rassurer le blessé, lui expliquer ce qu'on va lui faire.

2. Monsieur F., 50 ans, vient d'être plâtré : botte de marche, pour une entorse grave de la cheville, pour une durée de 5 semaines. Il n'a pas d'antécédent de maladie thrombo-embolique et on ne lui a pas prescrit de traitement anticoagulant. Quels sont les conseils à donner au blessé ?

L'infirmier(e) doit dire au blessé les éléments suivants :

– il doit participer à la surveillance et signaler de lui-même les signes anormaux qu'il constaterait;

– le plâtre conventionnel ne sera solide que 48 heures après sa pose, pendant lesquelles il faudra le laisser à l'air, non revêtu de tissu, jusqu'à ce qu'il soit sec, blanc, dur et sans odeur; pour une résine la consolidation est plus courte (moins d'une heure);

– dès le retour à domicile, toujours surélever le membre de façon que le talon soit plus haut que la fesse; en position assise, avec un coussin, la nuit en surélevant les pieds du lit. Le talon ne devra pas reposer sur un plan dur;

– la marche est permise avec appui dès que le plâtre est sec; éviter les sols humides, glissants;

– faire des contractions musculaires « statiques », qui luttent contre la tendance habituelle à l'amyotrophie, favorisent la circulation veineuse et contribuent à diminuer le risque de phlébite;

– quoique la résine soit imputrescible, il est préférable de ne pas prendre de bain ou de douche sans protection. Afin d'éviter toute accumulation sur la peau, l'utilisation du savon doit être modérée et suivie d'un rinçage soigneux.

3. Monsieur M., 35 ans, à la suite d'un accident de football, a eu des blocages douloureux du genou du fait d'une lésion du ménisque interne. La gêne fonctionnelle a conduit à pratiquer l'exérèse du fragment « en anse de seau » responsable des blocages, par arthroscopie sous anesthésie locorégionale. Quels vont être les soins post-opératoires et les conseils à donner à la sortie jusqu'à la consultation avec le chirurgien ?

Les soins post-opératoires comporteront :

– un pansement simple sur les orifices d'entrée du matériel;

– un bandage souple du genou;

– le refroidissement du genou avec une vessie de glace ou un sac plastique contenant des glaçons, un quart d'heure 4 à 5 fois par jour.

Il faut protéger le genou pour la toilette.

Les fils seront enlevés entre le 8e et le 15e jour, en consultation.

Jusqu'à la consultation avec le chirurgien, le patient ne doit pas chercher à plier le genou au-delà de 90°; les positions à genoux et accroupie sont interdites, la station assise, la marche, la montée et la descente des escaliers sont permises, sans excès, la station debout et la marche prolongées sont à limiter.

Il est conseillé, plusieurs fois par jour, de placer le membre inférieur en extension et en léger porte-à-faux, de faire des exercices de contraction de la cuisse, maintenue tendue pendant une dizaine de secondes, et des mouvements de surélévation du membre inférieur jambe tendue, aussi souvent que possible.

4. Mme C., 68 ans, a été opérée d'une coxarthrose par prothèse totale de hanche et doit sortir prochainement du service. Indiquer simplement les conseils et recommandations utiles à la patiente.

Il existe souvent, dans les services spécialisés, dans ce type de pathologie des fiches de conseils pratiques à remettre aux patients. Ils concernent les précisions suivantes :

– la rééducation, qui peut se faire à domicile, sera poursuivie, de façon à renforcer les muscles fessiers et à obtenir une bonne stabilité;

– l'aide d'une canne ou d'une canne anglaise, prise de la main opposée au côté de la prothèse (utile au début seulement);

– bien préciser qu'**un mouvement particulier est interdit, de façon définitive : l'association de flexion + adduction + rotation interne de la hanche opérée**, c'est-à-dire la hanche fléchie, avec le genou dirigé vers le côté opposé : croisement de jambe (risque de luxation de la prothèse);

– pendant les 2 premiers mois, pour se coucher : surélever les pieds du lit d'environ 15 à 20 cm (bottins, briques, etc.), mettre un oreiller entre les jambes si l'on dort sur le côté;

– s'asseoir les jambes écartées, sur des sièges hauts et fermes, en évitant les sièges bas et mous;

– pour enfiler les collants, chaussettes, slip, pantalon, écarter les genoux et, si besoin, se faire aider;

– pour se chausser, éviter les chaussures à lacets, boucles, fermeture éclair, bottes, s'aider d'un chausse-pied long, et

Corrigés

préférer les mocassins, les escarpins qui ne nécessitent pas de se pencher en avant ;

– pour la toilette, éviter la baignoire et préférer la douche ;

– pour ramasser les objets à terre, éviter de trop fléchir le tronc et ne pas s'accroupir (se mettre sur le genou du côté opéré). Éviter les objets lourds et s'aider éventuellement pour les petits objets d'une pince télescopique ;

– en voiture, éviter de conduire pendant les deux premiers mois (trajets longs) ; pour rentrer, s'asseoir dos à la voiture puis pivoter, les deux jambes en même temps. Reculer le siège le plus possible et le rehausser éventuellement pour éviter une trop forte flexion de la hanche ;

– pour les rapports sexuels, qui sont permis, respecter les interdictions concernant certaines positions.

Après le 2e mois, la vie normale est autorisée :

– la marche et la natation sont possibles ; les sports violents sont cependant interdits ;

– toute infection dentaire, urinaire, cutanée ou bronchopulmonaire doit être traitée et doit pousser le patient à consulter pour éviter que l'infection ne se propage à la prothèse ;

– les injections intramusculaires sont interdites du côté opéré.

Mini-cas concret 1

Mme O., 70 ans, à la suite d'une chute de sa hauteur (son pied a accroché un tapis à son domicile), a été hospitalisée pour une douleur lombaire; les radiographies effectuées aux urgences ont montré un tassement fracture de la 11e vertèbre dorsale sur un rachis franchement ostéoporotique mais sans autre tassement vertébral.

On est en présence d'une femme de 1,63 m pour 67 kg, qui dit qu'elle mesurait auparavant 1,66 m, qui paraît fatiguée en raison des douleurs qui surviennent à chaque changement de position et lorsqu'elle reste trop longtemps debout; lorsqu'elle éternue et lorsqu'elle va à la selle, en poussant, la douleur s'accentue.

L'examen clinique a retrouvé une saillie douloureuse de l'apophyse épineuse de la 11e vertèbre dorsale et la mobilisation du rachis lombaire et dorsal est globalement limitée et douloureuse. Hormis une irradiation en ceinture, la douleur n'irradie pas à distance. Il n'est pas retrouvé de signes neurologiques anormaux, en particulier les réflexes ostéo-tendineux rotuliens et achilléens sont normaux ainsi que les réflexes cutanés plantaires (pas de signe de Babinski).

L'examen somatique est par ailleurs rassurant: pas d'anomalie à la palpation des seins, du foie, des fosses lombaires ni de la thyroïde; pas d'adénopathie; pas de douleurs à la palpation des os du reste du squelette.

Mme O. a été ménopausée très précocement, à 40 ans, après un choc psychologique important (décès accidentel de son mari; elle vit seule depuis). Elle n'a reçu aucun traitement hormonal substitutif. Elle est autonome, mais vit repliée, n'ayant pas eu d'enfants; son alimentation semble plutôt carencée. Elle fume régulièrement une dizaine de cigarettes par jour depuis son deuil.

Un bilan biologique a été demandé, qui comporte NFS et VS, profil protéique, en plus de la glycémie et de la créatininémie. Il est prévu un bilan phosphocalcique comprenant calcémie, phosphorémie, phosphatases alcalines et le dosage dans les urines, recueillies sur 24 heures, de la calciurie et de la phosphaturie, en plus de la glycosurie et de la protéinurie. Tous ces examens vont se révéler normaux.

Les radiographies du rachis faites aux urgences étant de qualité satisfaisante, elles seront complétées seulement par un cliché thoracique et par un cliché du crâne de profil.

Questions

1. Quel est l'intérêt de mesurer précisément la taille de cette malade ?

2. Quels sont, dans le cas de Mme O., la cause principale de son ostéoporose et les facteurs d'aggravation ?

3. Quelles anomalies éventuelles sont recherchées sur le bilan phosphocalcique ?

4. À ce stade « aigu », quelles explications l'infirmier(e) peut-il/elle donner sur le traitement à la patiente ?

CORRIGÉS p. 218

Mini-cas concret 2

Mme G., 60 ans, est porteuse d'une arthrose des deux genoux, habituellement peu invalidante et de ce fait traitée par antalgiques à la demande. Depuis 1 mois elle souffrait davantage de son genou droit, qui avait franchement gonflé, essentiellement à la marche, au lever d'un siège, à la descente des escaliers. Son médecin traitant, après une désinfection soigneuse de la peau, a évacué le genou (20 mL d'un liquide jaune clair, relativement visqueux) et y a injecté 1 ampoule d'*Altim* (corticoïde injectable, en ampoule-seringue). Après un soulagement immédiat lié à la simple évacuation du genou, vers le 4e jour, elle a recommencé à souffrir de son genou de façon progressivement croissante; elle ressent des douleurs au repos, inhabituelles. Lorsqu'elle consulte 10 jours après l'infiltration, son genou droit est de nouveau gonflé, tiède, douloureux et limité lors de la mobilisation. Sa température est à 38 °C.

Ce tableau est très évocateur d'une arthrite septique du genou par inoculation.

Questions

1. Quels sont les gestes techniques que l'infirmier(e) peut prévoir et quel matériel préparer ?

2. L'hypothèse de l'arthrite septique du genou ayant été confirmée, indiquer brièvement les principes du traitement qui sera appliqué.

CORRIGÉS p. 218-219

Mini-cas concret 3

M. F.R., 45 ans, a été renversé sur la voie publique par une voiture, et a été transporté allongé par un ambulancier témoin, aux urgences. Il se plaint de son dos et ne peut se tenir debout. Le chirurgien est indisponible pour l'instant, ainsi que le médecin de garde.

Sujets

Questions

Avant l'arrivée de l'un d'entre eux :

1. Quelles sont les questions à poser au blessé, les gestes à faire et les signes qui pourraient inciter l'infirmier(e) à les faire appeler d'urgence ?

2. Quels sont les gestes à ne pas faire ?

CORRIGÉS p. 219-220

Mini-cas concret 4

M. F.B., 50 ans, a été hospitalisé, à la suite d'un accident de la voie publique, pour une suspicion de fracture du bassin.

Question

Quels sont les symptômes qui doivent attirer votre attention à son arrivée ?

CORRIGÉS p. 220

Corrigés

Mini-cas concret 1

1. Quel est l'intérêt de mesurer précisément la taille de la malade ?

Le tassement vertébral est responsable d'une diminution de la taille. Une mesure correcte est utile dans la surveillance à long terme des malades ostéoporotiques; des variations importantes de la taille peuvent traduire des tassements vertébraux qui se font parfois sans douleurs. Toutefois il faut savoir que la mesure peut varier entre le matin et le soir, que les malades doivent se tenir bien droits, que les toises doivent être bien étalonnées, que les mesures des cartes d'identité et les souvenirs des malades sont en général peu fiables.

2. Quels sont, dans le cas de Mme O., la cause principale de son ostéoporose et les facteurs d'aggravation ?

Le diagnostic d'ostéoporose en rapport avec le vieillissement osseux et aggravée par une ménopause précoce a été retenu; le tabagisme, les carences alimentaires constituent des facteurs d'aggravation secondaires de l'ostéoporose.

3. Quelles anomalies éventuelles sont recherchées sur le bilan phosphocalcique ?

Le bilan biologique étant habituellement normal au cours de l'ostéoporose, on recherche ici des signes en faveur d'une éventuelle ostéomalacie associée à l'ostéoporose, chez cette femme carencée : calciurie abaissée; calcémie normale ou abaissée; phosphorémie habituellement très abaissée; phosphatases alcalines parfois discrètement augmentées.

4. À ce stade « aigu », quelles explications l'infirmier(e) peut-il/elle donner sur le traitement à la patiente ?

Alors que bien souvent la patiente immobilisée est inquiète de son avenir, l'infirmier(e) doit lui expliquer :

- que le traitement du tassement relève du repos : il s'agit d'une fracture (faire la comparaison avec les fractures des membres inférieurs), qui doit consolider dans un délai connu (4 à 6 semaines), et que l'impotence est habituelle pendant 2 à 3 semaines;
- que des antalgiques sont prescrits pour calmer la douleur, qui est très dépendante des mouvements qu'elle effectue et des changements de position;
- que parfois des injections de calcitonine sont faites, dans un but antalgique à ce stade;
- que le traitement « de fond » de l'ostéoporose-maladie sera commencé après cet épisode;
- qu'une aide pour sa toilette, son alimentation sera nécessaire au début;
- que la mise au fauteuil dès que possible est bénéfique pour limiter le risque de complications de décubitus.

Mini-cas concret 2

1. Quels sont les gestes techniques que l'infirmier(e) peut prévoir et quel matériel préparer ?

L'infirmier(e) peut parfaitement prévoir qu'une ponction articulaire sera effectuée et préparer le matériel. L'asepsie doit être rigoureuse pour qu'il n'y ait pas de contamination extérieure pouvant fausser l'interprétation des résultats attendus. On aura à sa disposition :

- un haricot, un plateau stérile, des compresses stériles et du sparadrap;
- éventuellement une paire de gants stériles pour l'opérateur et un champ perforé stérile;

Corrigés

– un désinfectant pour la peau et les bouchons des flacons : alcool iodé, *Bétadine*, ou autre, voire un désinfectant incolore efficace (chlorhexidine en solution à 0,5 %), selon l'habitude du service, ainsi que de l'alcool à 90° ;

– des seringues à usage unique, d'une contenance de 20 mL au moins. Pour évacuer le liquide synovial d'un genou, on utilise une aiguille de 5 à 6 cm de long et d'un calibre de 11/10e de mm (19G). Si l'on pense que le liquide à prélever risque d'être de nature infectieuse, ce qui est ici le cas, il est préférable d'utiliser une aiguille de gros calibre. C'est l'opérateur qui adaptera l'aiguille choisie à la seringue ;

– des flacons stériles, contenant soit de petites billes de verre soit de l'héparine sèche (héparinate de sodium), que l'on agitera après remplissage pour éviter la coagulation trop rapide du liquide ;

– des étiquettes auront été préparées pour adresser le ou les flacons dans les laboratoires qui feront l'analyse cytologique, bactériologique (fondamentale ici), chimique et la recherche de microcristaux (par esprit de système).

2. L'hypothèse de l'arthrite septique ayant été confirmée, indiquer brièvement les principes du traitement qui sera appliqué.

Dans le cas de Mme G., la ponction a retiré un liquide trouble, contenant de nombreux polynucléaires altérés (plus de 50 000/mm^3). L'analyse bactériologique a permis d'isoler le germe en cause : un staphylocoque doré, sensible à la majorité des antibiotiques.

Le traitement de cette affection est une urgence médicale. Il comporte des antibiotiques adaptés à combattre le germe isolé (antibiogramme). Il sera prolongé pendant plusieurs semaines (au début par voie IV, pendant une dizaine de jours, puis par voie orale) en fonction de l'amélioration des signes cliniques et de la diminution de la vitesse de sédimentation et de la CRP, surveillée régulièrement.

L'immobilisation du genou par un plâtre bivalve est également utile dans les premiers jours mais ne sera pas trop longue pour ne pas contribuer à un enraidissement.

Enfin, l'évacuation de l'épanchement articulaire par ponction ou lavage articulaire permet de débarrasser l'articulation des substances toxiques qu'elle contient. Elle permet aussi de vérifier l'efficacité du traitement en analysant le liquide qui se stérilise et devient de plus en plus clair, donc moins riche en polynucléaires.

L'intervention chirurgicale est rarement nécessaire, sauf en cas d'inefficacité du traitement médical.

Mini-cas concret 3

1. Quelles sont les questions à poser au blessé, les gestes à faire et les signes qui pourraient inciter l'infirmier(e) à les faire appeler d'urgence ?

Les deux questions principales concernent l'existence d'un état de choc et la situation neurologique ;

a) Recherche de signes évocateurs d'un état de choc :

– prendre et noter le pouls et la pression artérielle : tachycardie et hypotension évoquant un état de choc ;

– en analyser les autres éléments : faciès, coloration et chaleur de la peau et des extrémités, dyspnée ;

– dans ce cas il faut déterminer d'urgence le groupe sanguin et l'hématocrite, poser un cathéter veineux et préparer le matériel pour une perfusion, qui sera prescrite.

b) Recherche de signes neurologiques anormaux. Demander au blessé :

– s'il peut remuer les jambes spontanément ;

– si sa peau a une sensibilité normale au toucher ;

– s'il a des dysesthésies ou des paresthésies des pieds ;

– palper l'abdomen à la recherche d'un globe vésical (et dans ce cas préparer une sonde vésicale).

Ces signes sont évocateurs de complications neurologiques. Dans ce cas, il faut laisser le blessé sur le brancard et prévenir d'urgence le chirurgien en lui signalant la suspicion de lésion neurologique.

c) D'autres questions peuvent être posées. Demander au blessé :

– s'il a une gêne respiratoire ;

– si, en dehors du rachis douloureux, une autre région de son corps a été blessée.

d) Autres actions à mener :

– surveiller l'évolution du pouls et de la pression artérielle ;

– prévenir le service de radiologie et prévoir le transport ;

– s'enquérir des personnes à prévenir.

2. Quels sont les gestes à ne pas faire ?

Il ne faut pas :

– déshabiller le blessé sans attendre l'arrivée du chirurgien ;

– le mobiliser sans précaution : cela risquerait d'aggraver une lésion neurologique, le blessé ne devant être mobilisé

Corrigés

qu'en rectitude de tout l'axe crâne-rachis-membres inférieurs.

Mini-cas concret 4

Quels sont les symptômes qui doivent attirer votre attention à son arrivée ?

a) Recherche d'un état de choc traumatique :

Elle est essentielle en raison de son risque vital (détailler éventuellement selon l'énoncé de la question). Le choc traumatique se traduit par :

- une pâleur de la peau qui est froide et moite;
- une respiration superficielle et rapide;
- une augmentation du pouls au-dessus de 100 pulsations/min;
- un abaissement ou un effondrement de la tension artérielle;
- un calme qui alterne avec une agitation et une anxiété. Le blessé peut se plaindre d'une soif intense;
- une hémorragie, extériorisée ou non, peut contribuer à dominer cet état de choc.

L'état de choc impose un traitement d'extrême urgence.

b) Recherche des complications urinaires possibles :

- faire uriner le malade et garder les urines afin de les montrer, faire systématiquement une analyse à la bandelette pour rechercher une hématurie;
- si le malade ne peut uriner : préparer le sondage vésical qui sera réalisé par le chirurgien.

c) Parallèlement il faut :

- calmer l'anxiété du malade, psychologiquement ou par thérapeutique, selon prescription;
- le préparer à l'examen radiographique (mobilisation prudente à plusieurs, après l'examen par le chirurgien, transport en brancard ou dans le lit).

Cas concret 1

Mme P.R., 50 ans, est hospitalisée à l'occasion d'une poussée évolutive de la polyarthrite rhumatoïde dont elle est atteinte.

Histoire de la maladie

Mme P.R., enseignante, a commencé à souffrir vers l'âge de 45 ans, par une atteinte inflammatoire symétrique des mains, des poignets et des genoux.

Le diagnostic de polyarthrite rhumatoïde a été confirmé l'année suivante devant cette atteinte symétrique et la positivité des réactions du latex et de Waaler-Rose. Un traitement de fond par le methotrexate à la dose de 7,5 mg/semaine a été prescrit et suivi pendant 2 ans. Une rémission a été obtenue qui a permis d'arrêter tout traitement.

Depuis 1 an maintenant, la maladie a repris son cours et, malgré la reprise du méthotrexate (7,5 mg/semaine) et des anti-inflammatoires non stéroïdiens, les signes inflammatoires de la maladie ne sont plus contrôlés. La raideur et la fatigue matinales l'ont conduite à arrêter son travail depuis 15 jours.

Mme P.R. est donc hospitalisée pour faire le bilan de sa maladie et discuter des possibilités thérapeutiques.

Antécédents

Statut social

Mme P.R. est enseignante, professeur dans un collège situé loin de son domicile; elle met trois quarts d'heure pour se rendre à son travail et autant pour en revenir.

Elle est mariée, mère de deux enfants (un garçon de 15 ans et une fille de 17 ans) dont elle s'occupe.

En temps normal, elle s'occupe de son ménage et fait elle-même les courses, parfois aidée par son mari. Elle n'a pas d'activité sportive.

Antécédents médicaux

En dehors d'une appendicectomie dans l'enfance, Mme P.R. n'a pas eu de maladie notable, en particulier ni allergie, ni gastrite ou ulcère gastro-duodénal, ni tuberculose, ni hypertension artérielle. Elle est encore réglée.

Dans sa famille elle ne connaît aucun cas de polyarthrite rhumatoïde.

Examen à l'entrée

On est en présence d'une patiente fatiguée, qui a mal dormi : elle s'est réveillée deux fois dans la nuit du fait de ses douleurs, s'est rendormie difficilement et s'est réveillée beaucoup plus tôt que d'habitude (à 6 heures). À 10 heures du matin, elle est encore très raide; elle doit se reposer encore à mi-journée. C'est la première fois qu'une poussée est aussi intense.

Elle est anxieuse et demande quand et comment elle va être soulagée, quand et comment elle pourra reprendre son travail ? Quels sont les risques des destructions articulaires et quels sont les autres risques liés à la maladie ? Quels sont les risques des traitements qu'on lui prescrit ? Quel sera son avenir au moment de la retraite et quelle sera son autonomie en vieillissant ? En outre elle pose des questions concernant l'avenir de ses enfants : auront-ils la même maladie qu'elle ?

Les deux mains sont gonflées, chaudes, douloureuses, déformées de façon symétrique : les poignets font une saillie dorsale, les 2e et 3e métacarpo-phalangiennes (MCP) sont gonflées, les 2e, 3e, 5e interphalangiennes proximales (IPP) sont gonflées « en fuseau », et les doigts sont déviés vers le bord cubital. Les deux épaules sont très raides. Mme P.R. a eu beaucoup de difficulté à faire sa toilette ce matin, à s'habiller, à boutonner ses vêtements, se chausser, puis à prendre son petit-déjeuner; elle précise que chez elle il lui est difficile de coudre, de tricoter.

Le cou est très enraidi et douloureux.

Le genou droit est gonflé, chaud, avec un épaississement synovial et un épanchement liquidien qui sera ponctionné. Les pieds sont douloureux mais semblent normaux, hormis un gonflement douloureux de l'articulation métatarso-phalangienne (MTP) des 5e orteils. Elle a une douleur lorsqu'elle se lève du siège où elle est assise et lors des premiers pas.

Les autres articulations « périphériques » sont normales et indolores.

Il n'y a pas d'éruption cutanée, pas de nodules palpables sur les faces d'extension des coudes et genoux, pas de ganglion axillaire. La température est à 38 °C, le soir. L'auscultation cardiaque et pulmonaire est normale; la pression artérielle est trouvée à 140/80 mmHg. L'examen neurologique est normal.

Le traitement en cours ne comporte que du diclofénac *(Voltarène)* 50 mg : 3 comp./j., et du dextropropoxyphène *(Di-Antalvic)* : 6 gélules/j.

Bilan biologique à l'entrée

– Hémogramme : globules rouges : 4 000 000/mm^3, hémoglobine : 10,5 g/L. Volume globulaire moyen : 86 µ^3. Globules blancs : 5 900/mm^3 dont 62 % de polynucléaires neutrophiles. Plaquettes : 480 000/mm^3.

– Vitesse de sédimentation globulaire : 85 mm à la 1re heure.

– Réaction du latex positive (800 u/L, la normale du laboratoire étant < 40) et réaction de Waaler-Rose positive (64 uL, la normale du laboratoire étant < 16).

Sujets

– Bilan hépatique normal (SGOT, SGPT, GGT, phosphatases alcalines, bilirubinémie).

– Créatininémie (90 µmol/L) et urémie (5 mmol/L) normales.

– Absence de protéinurie à la bandelette.

Bilan radiographique

Aux mains, l'aspect est symétrique :

– aspect flou et décalcifié des os du carpe, avec des géodes dans certains d'entre eux;

– sur les 2e, 3e, 4e et 5e interphalangiennes proximales (IPP) : déminéralisation osseuse de part et d'autre de l'interligne articulaire, traduite par une transparence accrue de l'os, et augmentation de l'opacité des parties molles adjacentes;

– sur les 2e et 3e métacarpo-phalangiennes (MCP), on note un discret pincement de l'interligne articulaire, avec microgéodes osseuses.

Aux pieds, on note :

– en dehors d'un aspect déminéralisé global;

– une encoche à la base des 5e métatarsiens (atteinte des 5e métatarso-phalangiennes ou MTP).

Aux genoux :

– seul le genou droit est le siège de modification;

– sous forme d'une visibilité anormale du cul-de-sac sous-quadricipital, traduisant la présence d'un épanchement et d'un épaississement synovial;

– il n'y a pas de pincement de l'interligne ni de géodes osseuses.

Les épaules et le rachis cervical paraissent radiologiquement normaux ainsi que les poumons.

Questions

Compte tenu des éléments ci-dessus et de vos connaissances personnelles :

1. Dégager les problèmes qui se posent actuellement dans le cas de Mme P.R., en particulier en ce qui concerne :

– les éléments cliniques et biologiques qui permettent de porter le diagnostic de polyarthrite rhumatoïde;

– les éléments qui permettent d'apprécier l'intensité de la poussée inflammatoire;

– les éléments cliniques qui permettent d'apprécier le handicap fonctionnel de la patiente;

– les options thérapeutiques, dans leurs très grandes lignes : traitement symptomatique, traitement de fond, traitement local.

2. Préciser les hypothèses de diagnostic infirmier et les éléments de réponse que l'infirmier(e) peut apporter aux questions que pose Mme P.R., en ce qui concerne :

– la douleur et la raideur;

– l'anxiété;

– l'avenir de la malade.

CORRIGÉS p. 224-227

Cas concret 2

Au cours du mois d'août, Mme F.C. est hospitalisée pour une fracture du col survenue le jour même.

Histoire de la maladie

Mme F.C., 75 ans, est tombée à son domicile. En sortant de son lit, sans avoir eu de malaise, son pied a accroché un tapis dont le bord était retourné. Elle n'a pas pu se relever, à cause d'une douleur vive dans l'aine droite et dans le membre inférieur. Après plusieurs minutes elle a commencé à appeler; ses voisins ne l'ont pas entendue tout de suite et ce n'est qu'au bout d'une heure qu'ils ont perçu ses cris. La concierge disposant d'une clé de son appartement, ils ont pu y accéder et, devant l'impotence totale, ils ont fait appel aux pompiers qui ont transporté Mme F.C. à l'hôpital.

L'examen clinique évoquait une fracture du col du fémur (raccourcissement du membre inférieur droit, en légère flexion et rotation externe : le pied paraissant dévié en dehors), qui a été confirmée par l'examen radiographique : fracture trans-cervicale, sur un bassin d'aspect ostéoporotique. Le chirurgien orthopédiste a posé l'indication opératoire d'une prothèse fémorale, sous anesthésie générale.

Antécédents

Statut social

Mme F.C., 75 ans, retraitée de la fonction publique, est veuve depuis 10 ans; elle vit seule à son domicile personnel. Elle a deux enfants qui vivent en deux endroits différents, mais relativement près de chez elle et qui lui rendent régulièrement visite; ils sont actuellement en vacances.

Elle est autonome, fait elle-même ses courses, rend visite à des amis et n'hésite pas à se rendre en promenade lorsque le temps le permet. Elle évite de s'exposer au soleil.

Elle s'alimente régulièrement; toutefois on peut noter que les apports de laitages sont réduits (pas de lait, 1 yaourt ou équivalent par jour, peu de fromage) et que les apports protidiques sont modérés (viande ou poisson, quotidiens, mais sans dépasser 100 g/j.). Du fait de son hypertension elle suit un régime modérément salé.

Antécédents médicaux

Mme F.C. est traitée depuis plusieurs années pour une hypertension artérielle, contrôlée par un diurétique, sous la surveillance de son médecin généraliste. Les chiffres habituellement retrouvés sous traitement sont de 140/80 mmHg.

Elle a eu deux grossesses qui se sont déroulées normalement, ainsi que les suites des accouchements. Elle est ménopausée depuis l'âge de 50 ans, sans avoir reçu de traitement hormonal substitutif.

Elle n'a eu ni allergie, ni ulcère gastro-duodénal, ni phlébite.

Elle reçoit occasionnellement, en été, un traitement veinotonique, qui atténue sa sensation de jambes lourdes, liée à une discrète insuffisance circulatoire veineuse.

Depuis quelques mois, son sommeil est difficile et il lui a été prescrit, en raison d'une anxiété en relation avec les soucis professionnels d'un de ses enfants, un anxiolytique au coucher (lorazépam [*Témesta* 1 mg]).

Elle est souvent constipée et il lui arrive de prendre un laxatif qui lui a été prescrit. Elle a fait assez souvent des infections urinaires à *Escherichia coli.*

Elle n'a pas de passé tabagique, mais a fréquemment des bronchites.

Examen à l'entrée

On est en présence d'une femme de 1,62 m et 55 kg, chez qui la douleur est très modérée, le membre inférieur étant bien immobilisé, paraissant en bon état général mais très anxieuse.

La pression artérielle est retrouvée à 180/90 mmHg aux deux bras, le pouls est à 80 pulsations/min. Elle ne se plaint pas de céphalées.

Le cardiologue appelé en consultation note sur l'ECG un rythme sinusal régulier, de discrets signes d'hypertrophie ventriculaire gauche, mais ne trouve à l'examen aucun signe clinique d'insuffisance cardiaque. Il ne modifie pas pour l'instant le traitement de Mme F.C. qui n'avait pas pris son hypotenseur le matin, après sa chute.

L'anesthésiste relève le nom des différentes médications consommées récemment par la patiente, ne note aucun antécédent allergique, ni aucun foyer bronchopulmonaire.

Les jambes sont de coloration et de volume normal. Il n'y a pas d'excoriation cutanée ni d'hématome extériorisé.

L'examen neurologique est normal; la palpation des seins l'est aussi.

Un bilan biologique est demandé en urgence.

Opération et suites post-opératoires

Mme F.C. sera opérée en fin d'après-midi :

– L'intervention, sous anesthésie générale, consiste en un remplacement de la tête fémorale par une prothèse, permettant une reprise précoce de l'appui.

– L'anesthésie s'est déroulée sans difficulté et après passage en salle de réveil, Mme F.C. est transférée dans le service d'orthopédie, sa pression artérielle étant normalisée (140/80 mmHg).

– La sortie est programmée une dizaine de jours après l'intervention.

– Quelques jours avant la sortie, Mme F.C. a ressenti une vive douleur du poignet gauche, qui a gonflé, est devenu rouge et chaud, sans qu'il y ait eu une perfusion locale. Une radiographie des deux poignets montre une calcification du ligament triangulaire des deux carpes. Un traitement par colchicine est institué qui entraîne la guérison rapidement.

– Mme F.C. rentre à son domicile après un séjour de deux semaines en maison de rééducation.

Questions

1. En vous appuyant sur vos connaissances et les éléments cités dans le texte, dégager les problèmes réels qui se posent dans le cas de Mme F.C. et les problèmes potentiels avec les mesures préventives qui en découlent :

- au moment même de l'hospitalisation;
- au retour de la salle d'opération;
- pendant son séjour hospitalier après l'opération;
- en prévision de son retour à domicile.

2. Quels sont les examens biologiques généralement utiles dans un cas semblable et qui vont être demandés en préopératoire ? Que peut-on en attendre ?

CORRIGÉS p. 227-229

Cas concrets

Corrigés

Cas concret 1

1. Dégager les problèmes qui se posent actuellement dans le cas de Mme P.R., en particulier en ce qui concerne :

Les éléments cliniques et biologiques qui permettent de porter le diagnostic de polyarthrite rhumatoïde

Éléments cliniques en faveur du diagnostic

– Le caractère polyarticulaire de l'atteinte : mains et poignets, épaules, pieds, genou droit et rachis cervical ;

– son caractère symétrique ;

– la localisation élective sur certains doigts : 2e et 3e métacarpo-phalangiennes (MCP) et les 2e, 3e, 5e interphalangiennes proximales (IPP), articulation métatarsophalangienne (MTP) des 5e orteils ;

– la déviation des doigts en « coup de vent cubital » ;

– le caractère inflammatoire de l'atteinte articulaire : les articulations sont gonflées, chaudes, douloureuses, déformées : les poignets font une saillie dorsale, les 2e et 3e MCP sont gonflées, les 2e, 3e, 5e IPP sont gonflées « en fuseau » ;

– l'évolution chronique (sur plusieurs années) et destructrice (présence de géodes et de pincement des interlignes articulaires sur les radiographies des mains), avec début chez une femme jeune.

Éléments biologiques en faveur du diagnostic

– Le syndrome biologique inflammatoire, qui témoigne aussi de l'intensité de la poussée ;

– la positivité franche des réactions du latex et de Waaler-Rose.

Les éléments qui permettent d'apprécier l'intensité de la poussée inflammatoire

Éléments cliniques

– Le grand nombre d'articulations enflammées en même temps ;

– les deux réveils nocturnes, du fait des douleurs ;

– le réveil prématuré, beaucoup plus tôt que d'habitude (à 6 h) ;

– l'importance de la raideur matinale (> 4 h, ici, encore présente à 10 heures du matin) ;

– la fatigue : nécessité d'un repos à mi-journée ;

– la fébricule à 38 °C, le soir.

Arguments biologiques

– L'anémie « inflammatoire » avec hémoglobine à 10,5 g/L ;

– l'augmentation des plaquettes : 480 000/mm^3 ;

– la vitesse de sédimentation globulaire augmentée : 85 mm à la 1re heure ;

– à un moindre degré, l'importance de la positivité des réactions du latex et de Waaler-Rose.

Les éléments cliniques qui permettent d'apprécier le handicap fonctionnel de la patiente

– Aux doigts et mains : déformation et destruction articulaire, diminution de la force musculaire, perte de la force de préhension (difficulté à boutonner et déboutonner, porter un verre, une bouteille, coudre, tricoter, enfiler des chaussures, etc.) ;

– aux épaules, raideur, retentissant sur les possibilités de se vêtir et de se dévêtir, de faire sa toilette ;

– aux articulations des membres inférieurs : genou droit, deux pieds, entravant la marche, la station debout un peu prolongée, le lever d'un siège trop bas.

On en déduit l'aide possible :

– pour son lever ;

– pour sa toilette quotidienne et ses besoins naturels ;

– pour ses prises médicamenteuses : aider à ouvrir les flacons de médicaments, à sortir les comprimés de leur conditionnement ;

– pour son alimentation : couper les aliments, peler certains fruits ;

– pour se vêtir et se dévêtir ; enfiler les vêtements, aider au boutonnage, etc. ;

– pour l'aider à mettre d'éventuelles attelles, le soir au coucher ;

– l'aider éventuellement à la marche.

Les options thérapeutiques, dans leurs grandes lignes : traitement symptomatique, traitement de fond, traitement local

Une véritable stratégie de traitement doit être établie.

Adaptation du traitement symptomatique

Il vise au soulagement immédiat des symptômes et comporte :

Corrigés

– le repos, très important lors d'une poussée;

– les médications antalgiques: aspirine, paracétamol, toujours largement utilisés, à doses suffisantes (pratiquement jamais d'antalgiques morphiniques);

– les anti-inflammatoires non stéroïdiens (AINS), base du traitement symptomatique; dans le cas de Mme P.R. il est envisagé de changer d'AINS;

– parfois les corticoïdes à dose modérée, qu'on évite de prescrire d'emblée et à forte dose, sous peine de voir s'installer un état de cortico-dépendance, et qu'il ne faut pas interrompre brusquement sous peine de rebond de la poussée.

Choix d'un nouveau traitement « de fond » ou « traitement à action lente »

Dans le cas de Mme P.R. dont la maladie a « échappé » à l'action du methotrexate, on va discuter :

– du remplacement du methotrexate par le léflunomide (*Arava*),

– de l'augmentation de sa posologie à 15 mg/semaine,

– de son association à une biothérapie: anti-TNF alpha (étanercept = *Enbrel*, infliximab = *Remicade*, adalimumab = *Humira*), inhibiteurs de l'interleukine 1 (anakinra = *Kineret*).

Le choix se portera sur la prescription d'une perfusion de *Remicade*, associée au methotrexate, en raison de son action rapide (mais qui ne sera commencée qu'après s'être assuré qu'il n'existe pas de foyer infectieux en cours d'évolution, ni d'antécédent de tuberculose non traitée).

Traitements locaux envisagés

– Pour le genou droit: d'abord une ponction évacuatrice, complétée par une synoviorthèse médicamenteuse par injection intra-articulaire d'acide osmique, visant à la modification ou à la destruction de la synoviale pathologique;

– pour les mains et les doigts: des injections intra-articulaires de dérivés corticoïdes dans certaines articulations des doigts, et des attelles des poignets et doigts (orthèses), qui s'opposent aux attitudes vicieuses et aux déformations articulaires, et qui peuvent être portées pendant la nuit.

Dans tous les cas rappeler l'utilité de tenir à jour le carnet de santé, pour relever et comptabiliser les différents traitements et leur posologie, les actes thérapeutiques locaux, etc.

2. Préciser les hypothèses de diagnostic infirmier, et les éléments de réponse que l'infirmier(e) peut apporter, aux questions que pose Mme P. R., en ce qui concerne :

Hypothèses de diagnostic infirmier

Douleur

Liée à la polyarthrite rhumatoïde.

Se manifestant par :

– Raideur et fatigue matinales.

– Arrêt du travail depuis 15 jours.

– Troubles du sommeil à cause de poussées aiguës de douleur.

– Difficulté à se préparer seule le matin.

Anxiété

Liée à la reprise aiguë de la maladie depuis 1 an et à des poussées de plus en plus intenses.

Se manifestant par :

– Mme P.R. se demande quand et comment elle va être soulagée.

– Nombreuses questions sur :

- la reprise de son travail,
- les risques des traitements prescrits,
- l'avenir.

– Inquiétude sur l'aspect héréditaire de cette maladie.

Éléments de réponses

La douleur et la raideur

Les réveils nocturnes, la raideur matinale, les douleurs diurnes, peuvent être contrôlés par :

– une bonne utilisation des antalgiques, en choisissant le moment le plus adapté pour leur prise, par exemple dans la demi-heure qui précède une activité prévue et après celle-ci, et en gardant un antalgique pour le milieu de la nuit éventuellement;

– une utilisation « adaptée » des anti-inflammatoires non stéroïdiens :

- l'horaire de la prise pouvant être modulé selon chaque malade et selon chaque famille d'AINS, la prise a lieu en général au moment des repas, pour améliorer la tolérance gastrique, mais peut parfois se faire en dehors des repas ou au coucher (debout, avec une grande prise d'eau ou d'aliments, pour éviter que le comprimé ne se coince) si l'on veut raccourcir la raideur matinale;
- deux ou trois prises quotidiennes pour les AINS à durée d'action courte et prise unique pour ceux à durée d'action longue étalée sur 24 h;

Corrigés

- la voie orale est la voie habituelle, la voie rectale est parfois employée le soir pour contrôler les réveils nocturnes et la raideur matinale.

L'anxiété

Mme P.R. se demande quand et comment elle va être soulagée. On peut :

– lui expliquer que le repos « en général », (et le repos « obligatoire » pendant l'hospitalisation), constitue un élément important du soulagement;

– lui rappeler les conseils précédents concernant l'adaptation des prises d'antalgiques et d'AINS, qui ont un effet assez rapide mais limité dans le temps;

– lui expliquer que le nouveau traitement de fond va agir en quelques semaines et aidera à la soulager et que si le produit choisi n'est pas efficace, il en existe d'autres qui seront prescrits, voire découverts.

Quand et comment pourra-t-elle reprendre son travail ? On peut lui expliquer que :

– dès que la poussée actuelle sera bien contrôlée elle pourra reprendre ses activités comme auparavant;

– néanmoins diverses mesures d'assistance à domicile, d'adaptation professionnelles mériteront d'être envisagées, en contactant l'assistante sociale et le médecin du travail.

Quels sont les risques des traitements qu'on lui prescrit ? L'infirmier(e) peut rappeler que :

– les antalgiques usuels sont habituellement bien tolérés; le paracétamol donne parfois des anomalies biologiques dans le domaine hépatique. L'aspirine a un risque gastroduodénal, surtout si elle est associée aux AINS (prudence);

– les AINS nécessitent une surveillance attentive, avant tout de leur tolérance digestive. La prescription de protecteurs gastriques n'est jamais systématique chez les sujets de moins de 65 ans, et n'ayant pas eu d'antécédents d'ulcère ou de gastrite; dans le cas contraire on prescrira éventuellement un traitement antiulcéreux. Il n'est pas nécessaire d'expliquer à la patiente tous les autres effets secondaires des AINS, mais il est bon de lui rappeler qu'elle doit toujours signaler au médecin les symptômes anormaux ou nouveaux qu'elle ressentirait;

– le traitement de fond qui sera choisi aura une surveillance adaptée, propre.

L'avenir de la malade

Quels sont les risques des destructions articulaires et les autres risques liés à la maladie ?

Quel sera son avenir au moment de la retraite et quelle sera son autonomie en vieillissant ?

Il est important de rassurer la patiente quant à l'avenir : toutes les polyarthrites rhumatoïdes ne sont pas des formes graves et la prise en charge attentive des patientes (médicamenteuse, orthopédique, par rééducation et réadaptation fonctionnelle, par ergothérapie, assistance extérieure) contribue à améliorer le pronostic fonctionnel et à préserver l'autonomie.

L'infirmier(e) doit rappeler que des rémissions parfois durables sont toujours possibles, que les progrès thérapeutiques liés à la recherche sont constants.

Il/Elle doit aussi évoquer parmi les assistances possibles :

– la prise en charge à 100 % au titre d'une affection de longue durée;

– la carte d'invalidité, voire une carte station debout pénible ou un macaron GIC;

– l'aménagement du logement;

– le matériel adapté au handicap (*cf.* « Quelques conseils pratiques pour la vie quotidienne »);

– les associations de malades.

Néanmoins, un certain nombre de complications sont encore possibles, à connaître :

– handicap « mécanique » lié aux destructions articulaires, indépendamment du caractère inflammatoire (sévère aux hanches);

– risque de rupture tendineuse en relation avec l'atteinte inflammatoire des gaines des tendons et les désaxations des doigts (intérêt des attelles et parfois de la chirurgie avant la rupture);

– risque de localisations extra-articulaires (pulmonaires, neurologiques, etc.).

Ses enfants auront-ils la même maladie qu'elle ?

Même s'il existe une prédisposition génétique à la polyarthrite rhumatoïde, la probabilité que les enfants de Mme P.R. en soient également atteints est infime. La recherche du facteur génétique favorisant (dont la présence ne suffit pas à indiquer qu'il y aura la maladie) n'est pas nécessaire dans son cas et n'aurait d'intérêt que dans le domaine de la recherche scientifique.

Additif : quelques conseils pratiques pour la vie quotidienne

Nous n'en signalons ici que certains, particulièrement utiles, mais les possibilités sont bien plus nombreuses et doivent être adaptées au cas de chaque patient(e). Il existe des brochures éditées par certains services hospitaliers et par les associations de patients atteints de polyarthrite rhumatoïde.

Corrigés

Aménagements dans le logement :
- poignées de porte ou de fenêtre à levier ;
- robinets à levier ;
- barres d'appui pour les sanitaires ;
- sièges avec accoudoirs et suffisamment surélevés ;
- lit suffisamment surélevé.

Aides dites « techniques » :
- tubes grossisseurs pour stylo et brosse à dents, couverts à gros manches, qui facilitent la préhension ;
- utilisation de longs manches pour peigne, brosses, chausse-pieds, ustensiles de cuisine ;
- ciseaux à ressorts ;
- appareils pour enfiler les boutons (utilisation du *Velcro* ou des fermetures « Éclair »), les chaussettes et les bas ;
- ouvre-boîtes électrique, fixé au mur ;
- coupe-comprimés ;
- meubles et ustensiles à roulettes.

Cas concret 2

1. En vous appuyant sur vos connaissances et les éléments cités dans le texte, dégager les problèmes réels qui se posent dans le cas de Mme F.C. et les problèmes potentiels avec les mesures préventives qui en découlent :

Au moment même de l'hospitalisation

- Appréciation de la douleur liée à la fracture : dans le cas de Mme F.C., elle est modérée, dans la mesure où le membre inférieur fracturé est immobile, et des antalgiques usuels peuvent suffire.
- Appréciation du degré d'anxiété de la patiente, en rapport avec :
  - le caractère subit et imprévisible de l'accident dont elle a été victime ;
  - le caractère toujours inquiétant pour les personnes âgées de la notion de fracture du col du fémur ;
  - la nécessité d'une opération chirurgicale ;
  - l'absence de ses enfants qu'il est utile de chercher à prévenir le plus rapidement possible.

La rassurer en lui expliquant que l'opération est très bien codifiée et donne d'excellents résultats, que son but est de permettre une reprise rapide de l'appui et de la marche et de limiter ainsi le risque de complications, de façon à permettre un retour à la situation préalable d'autonomie.

- Appréciation de l'état de santé de la patiente à son arrivée :
  - bon état général apparent ;
  - s'enquérir de ses antécédents à la recherche d'une affection nécessitant des précautions : thrombophlébite, diabète, goutte, allergie, hypertension artérielle, insuffisance cardiaque, insuffisance respiratoire, etc., et les traitements suivis ;
  - l'état cardio-vasculaire est relativement satisfaisant dans le cas de Mme F.C. dont la pression artérielle est redevenue normale ;
  - anomalies éventuelles du bilan biologique.

Au retour de la salle d'opération

- Le transport et l'installation (à plusieurs) exigent des précautions concernant :
  - la malade qui est en décubitus dorsal strict ;
  - le membre opéré, qui doit rester en position neutre, c'est-à-dire en légère abduction, sans rotation (rotule « au zénith ») et en extension. Cette position du membre devra être maintenue lors de la réfection du lit ; un triangle d'abduction ou un coussin entre les cuisses, un sac de sable le long de la face externe du pied et de la cheville, pour éviter la rotation externe, y aideront.
- Les gestes infirmiers habituels sont les suivants :
  - fixer le bras ayant la perfusion ;
  - fixer le collecteur d'urines.
- La surveillance post-opératoire est immédiate :
  - lors de son réveil, rassurer la malade, en cas d'agitation de sa part ;
  - surveiller le pouls, la tension artérielle (toutes les demi-heures ou heures, le 1er jour) ;
  - surveiller la respiration et l'éventuelle sonde d'oxygénothérapie ;
  - prendre la température, qui peut s'élever le 1er jour ;
  - surveiller la diurèse et l'éventuelle sonde urinaire ;
  - vérifier l'absence de saignement au niveau du pansement ;
  - surveiller les drains de Redon ;
  - faire un pansement sec et occlusif, aseptique, en évitant les souillures par l'urine.

Voir « action infirmière » page 96, pour plus de précisions.

Corrigés

Pendant son séjour hospitalier après l'opération

- L'infirmier(e) doit prévenir les complications liées au décubitus, même s'il doit être de courte durée.

Dans le cas de Mme F.C., quatre antécédents sont à relever et doivent faire l'objet d'une surveillance particulièrement attentive :

– l'insuffisance circulatoire veineuse, qui expose au risque de thrombophlébite, donc à celui d'embolie pulmonaire. Un traitement anticoagulant peut être prescrit, généralement par une héparine de bas poids moléculaire (surveillance adaptée). La contraction régulière des mollets et leur massage, la mobilisation des orteils, sont toujours importants ;

– les infections urinaires préalables et donc leur risque de récidive ;

– les antécédents de bronchite, une infection post-opératoire pouvant survenir ;

– l'hypertension artérielle avec discrète hypertrophie ventriculaire gauche, qui pourrait se décompenser en cas de surcharge hydro-électrolytique ou de régime trop salé. Au moment du lever du lit s'assurer de l'absence d'hypotension orthostatique.

Les autres complications liées au décubitus doivent être recherchées par esprit de système.

Voir « action infirmière » pages 78-80, pour plus de précisions.

- Sont propres à la mise en place d'une prothèse de hanche :

– la prévention des positions vicieuses dans le lit, en particulier l'adduction et la rotation interne, susceptibles de luxer la prothèse (ceci devra être rappelé à la patiente au moment de sa sortie) ;

– le début assez précoce de la rééducation au lit et de la mise au fauteuil.

- L'infirmer(e) doit apprécier les conséquences psychologiques et psychomotrices de la chute.

– La chute initiale, voire des chutes préalables, constituent des facteurs d'anxiété et la fracture représente un choc émotionnel ; celui-ci se surajoute aux soucis familiaux de Mme F.C. L'infirmier(e) doit aider à rassurer la patiente.

– L'anxiété peut se manifester quant à la crainte d'une nouvelle chute, d'une nouvelle fracture, de ne plus pouvoir vivre seule, de ne plus être autonome. Enfin l'appréhension de la mort n'est pas rare en raison de la mauvaise « image » de la fracture du col du fémur.

– La chute peut être à l'origine d'une sidération des automatismes acquis avec perturbation des réactions d'adaptation posturale et difficulté à se tenir debout. L'assistance par l'infirmier(e) et/ou le kinésithérapeute lors du premier lever (jamais seule et avec des cannes béquilles) après autorisation par le chirurgien est importante.

– Expliquer que la rééducation, à l'hôpital puis en maison de rééducation, lui permettra de retrouver une marche quasi normale.

- L'épisode d'arthrite du poignet correspond à une crise de chondrocalcinose articulaire.

– Cette situation est assez fréquente en post-opératoire et, chez la femme âgée, elle est beaucoup plus fréquente que la goutte.

– La colchicine en est un traitement classique.

En prévision de son retour à domicile

- L'infirmier(e) doit apprécier les conditions matérielles du retour à domicile, en particulier en ce qui concerne :

– le degré d'autonomie préalable à la chute, satisfaisant dans le cas de Mme F.C. mais qui risque d'être au moins temporairement réduit après l'opération ;

– l'entourage familial et l'assistance qu'il est susceptible d'apporter ;

– l'assistance temporaire éventuelle d'une aide ménagère (voir l'assistante sociale).

Tout doit être fait pour aider la patiente à retrouver son autonomie préalable, sans l'inquiéter excessivement ni lui donner l'impression qu'elle risque de devenir dépendante de cette aide.

- L'infirmier(e) donne à la patiente les conseils pour prévenir le risque de nouvelle chute, car celui-ci est toujours augmenté après une 1re chute :

Dans le cas de Mme F.C. :

– éviter les somnifères et benzodiazépines à effet prolongé ;

– aménager l'environnement : tapis qui glissent, meubles mal placés, etc.

Mais conseiller aussi :

– d'apprécier l'existence éventuelle de troubles de la vue ;

– d'entretenir la force musculaire des membres inférieurs et la marche (le port d'une canne peut s'avérer bénéfique, temporairement ou durablement).

Corrigés

- Il faut la rassurer en ce qui concerne l'ostéoporose découverte sur la radiographie du bassin :

  – Il s'agit d'une ostéoporose « banale » du sujet âgé, postménopausique. (La palpation des seins visait à écarter cliniquement l'éventualité d'un cancer à l'origine de métastases osseuses et la biologie à écarter celle d'un myélome multiple dans sa forme décalcifiante diffuse.)

  – Si la malade a déjà eu une densitométrie osseuse et que le compte rendu mentionne « au-dessous du seuil fracturaire », et même si ce n'est pas le cas, expliquer que ceci ne constitue qu'un facteur de risque de fracture (et que la chute est le facteur principal de fracture).

  Expliquer que l'amélioration du capital osseux passe par :

  – le traitement médicamenteux qui sera prescrit (calcium *per os*, vitamine D en particulier dans le cas de Mme F. C., parfois aussi un diphosphonate);

  – une hygiène de vie améliorée : la marche est très importante pour stimuler la formation osseuse et, dans le cas de Mme F. C., les apports alimentaires calciques, protidiques et vitaminiques D, qui sont ici insuffisants, doivent être augmentés.

2. Quels sont les examens biologiques généralement utiles dans un cas semblable et qui vont être demandés en préopératoire ? Que peut-on en attendre ?

– Groupe sanguin, facteur Rhésus, agglutinines irrégulières; bilan d'hémostase : en prévention du risque de saignement opératoire;

– numération globulaire et des plaquettes, formule sanguine : détection d'une anémie ou d'une thrombopénie méconnues;

– ionogramme sanguin : détection de troubles hydro-électrolytiques éventuels (patiente traitée par un diurétique) à corriger avant l'opération;

– créatininémie, urée : appréciation de la fonction rénale chez une patiente âgée et hypertendue;

– uricémie, éventuellement : qui peut être élevée chez cette patiente sous diurétiques, mais ne serait vraisemblablement pas responsable de l'arthrite survenue en post-opératoire;

– glycémie : détection d'un diabète méconnu;

– bilan phosphocalcique (calcémie, phosphorémie, phosphatases alcalines; calciurie des 24 h), éventuellement : détection d'un éventuel trouble du métabolisme phosphocalcique ayant pu favoriser la déminéralisation ou aggraver l'ostéoporose (hyperparathyroïdie avec hypophosphorémie et hypercalcémie, hypercalciurie; plus rarement encore ostéomalacie, avec hypophosphorémie, hypocalcémie, hypocalciurie);

– profil protéique éventuellement : détection d'une hypoprotidémie traduisant une dénutrition plus importante que prévisible; détection d'un pic monoclonal dans les gammaglobulines pouvant traduire l'existence d'un myélome, associé ou à l'origine de l'ostéoporose;

– analyse des urines à la bandelette : détection d'une glycosurie, d'une protéinurie, voire d'une infection urinaire, à confirmer par un examen cytobactériologique des urines.

Index

406376-(I)-(11,5)-CSB-G90°-NOC

Photocomposition
NORD COMPO

MASSON Éditeur
21, rue Camille-Desmoulins
92789 Issy-les-Moulineaux Cedex 9
Dépôt légal : janvier 2006

Imprimé par
Officine Graphiche
Calderini

Imprimé en Italie